Prof. Dr. med. Markus Metka
Dr. rer. nat. Tuli P. Haromy

Der neue Mann

Prof. Dr. med. Markus Metka
Dr. rer. nat. Tuli P. Haromy

Der neue Mann

Das revolutionäre Anti-Aging-Programm

Mit 21 Abbildungen

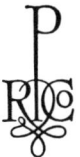

Piper
München Zürich

Redaktionelle Assistenz: Mag. Claudia Hefner
und Dr. Norbert Regitnig-Tillian

Graphiken auf den Seiten 58, 91, 110:
Androx-Referenzlabor: Labor Wagner, Stibbe, Kast,
Bispink, Heizmann + Partner, 31848 Bad Münder

ISBN 3-492-04310-0
© Piper Verlag GmbH, München 2001
Gesamtherstellung: Kösel, Kempten
Printed in Germany

Inhalt

Vorwort und Danksagung

Warum ein Männerbuch?

Gehen Sie ins Internet, und suchen Sie mit der Suchmaschine Yahoo (www.yahoo.com) Meldungen zum Thema »Women Health«. Wir haben 27 Kategorien und 1549 Seiten gefunden. Bei der Frage nach »Men Health« haben wir hingegen lediglich 10 Kategorien und 452 Seiten gefunden.

Gehen Sie in Ihre Buchhandlung, und Sie finden Bücher zu den detailliertesten Problemen für Frauenbeschwerden. Für Männer gibt es gerade einmal ein paar Broschüren zum Thema Viagra. Das Thema Mann und Gesundheit wird offensichtlich immer noch wie ein Randgruppenthema behandelt.

Erst langsam tut sich etwas in Sachen Männergesundheit. Erst langsam beginnt sich die Medizin der »gender specificity« des Mannes und seiner Probleme anzunehmen. Erst langsam beschäftigen sich auch Institutionen mit der Gesundheit des Mannes. In Wien wurde beispielsweise vor kurzem der weltweit erste Männergesundheitsbericht veröffentlicht, nachdem es zuvor schon zahlreiche Frauengesundheitsberichte gegeben hatte. Allmählich beginnt sich in der Medizin ein neues Fach herauszubilden, das sich speziell mit der Gesundheit des Mannes beschäftigt: die Andrologie, die Männermedizin. Ihre Aufgabe wird es sein, Männern ein längeres und vitaleres Leben zu ermöglichen und ihre durchschnittliche Lebenserwartung zu heben.

Denn eines wird jetzt immer klarer: Es ist kein Naturgesetz, daß nicht auch Männer so alt werden können wie Frauen und dabei gesund und vital bleiben können. Speziell die Männer können noch viel für ihre Gesundheit tun. Tun auch Sie etwas dafür!

Ein Männerbuch, das sich mit dem neuen Mann des dritten Jahrtausends beschäftigt, wäre nicht auf der Höhe der Zeit, würde es sich nicht auch mit Anti-Aging-Medizin auseinandersetzen. Wir haben daher die beiden für Männer bedeutendsten Entwicklungen in der medizinischen Forschung für Sie aufbereitet: Männermedizin und Anti-Aging-Medizin. Wenn Sie dieses Buch gelesen haben, werden Sie sehen, daß sich diese beiden Begriffe zu einem faszinierenden Ganzen ergänzen, von dem wahrscheinlich jeder Mann profitieren kann.

Denn jeder kann etwas gegen das Altern tun; das ist die Botschaft, die die Anti-Aging-Medizin anzubieten hat. Sie ist Vorsorge im umfassenden Sinn, die ein längeres und vitaleres Leben zu ermöglichen hilft. Der Arzt ist dabei nicht (nur) mehr dazu da, den Menschen wieder zu heilen, sondern er hilft die Gesundheit zu optimieren.

Langsam beginnen auch Männer die Zeichen der Zeit zu erkennen. Sie kommen in die Praxis des (Männer-)Arztes, um ihren Elan und ihre Vitalität in den goldenen Lebensabschnitt hinüberzuretten. Daß dies möglich ist, haben viele Untersuchungen und Studien gezeigt. Es kommt nur darauf an, sein Schicksal selbst in die Hand zu nehmen. Dieses Buch will Ihnen dafür Anstoß und Begleiter sein.

Danksagung

Dieses Buch widmen wir unseren Eltern Dr. Agnes Metka, Dr. Ernst Metka, Dr. Franz Josef Haromy und Dr. Sigillindis Karla Haromy.

Unser ganz besonderer Dank gilt Mag. Claudia Hefner und Dr. Norbert Regitnig-Tillian für ihre redaktionelle Assistenz.

Wir danken all jenen Personen, die konstruktiv am Zustandekommen dieses Buches mitgewirkt haben. Ganz besonders möchten wir uns bei folgenden Freunden bedanken, die dazu beigetragen haben, daß *Der neue Mann* zu einem vielschichtigen und informativen Sachbuch geworden ist: Dr. Wolfgang Clementi, Prof. DDr. Christian Kratzik (Facharzt für Urologie), Prof. Dr. Wolfgang Metka (Facharzt für plastische und ästhetische Chirurgie), Prof. Dr. Reinhard Weinstabl (Facharzt für Unfallchirurgie).

Für wertvolle Anregungen und Unterstützung geht unser Dank an Friedrich Crepaz, Dr. Günther Forster, Dr. Georg Freude, Dr. Wolfgang Graf, Prof. DDr. Johannes Huber, Klaus Kühne, Dr. Michaela Kuhnt, Prof. Dr. Michael Öttel, Dr. Michaela Smetazko, Andrea Soos, Katharina Steinert.

Folgenden Mitarbeitern des Piper Verlags, die an der Entstehung und Fertigstellung des Buches mitgewirkt haben, gilt unser Dank: Tanja Graf, Markus Dockhorn, Wolfgang Gartmann und Dr. Klaus Stadler.

Wien, im Januar 2001
Markus Metka, Tuli Patrick Haromy

Einleitung

Willkommen in der Anti-Aging-Gemeinde!

Für sein Restaurant hat der Wirt einen ausgefallenen Namen gewählt: »Longevitá«, Langlebigkeit, hat er in das Metallschild über der Tür gravieren lassen, und auf der Speisekarte hat er vermerkt, daß im »Longevitá« ausschließlich Gerichte serviert werden, die seinen Gästen Gesundheit und ein langes Leben bescheren sollen. Der Wirt ist zwar noch keine 50, aber er kann damit rechnen, steinalt zu werden. Denn immerhin ist er der Dorfwirt der verschlafenen italienischen Ortschaft Campodimele rund 100 Kilometer südlich von Rom. Hier leben so viele Hundertjährige wie nirgendwo sonst. Die Lebenserwartung der Bewohner von Campodimele liegt rund 20 Jahre über der im restlichen Europa.

Von den insgesamt 850 Einwohnern sind 120 über 80 Jahre alt und gleich mehrere älter als 100. Jahrzehntelang blieb die Ortschaft in der italienischen Region Lazio unbeachtet, doch seit einigen Monaten reißt der Strom der Wißbegierigen nicht mehr ab, die nach Campodimele pilgern, um das Geheimnis der lebenslustigen Bewohner zu lüften.

Die Bewohner der benachbarten Dörfer sind überzeugt, daß das Trinkwasser im Dorf der Alten besonders mineralstoffreich sein müsse, und reisen nur mit gefüllten Kanistern wieder ab. Andere glauben des

Campodimele:
Die Ortschaft südlich von Rom beheimatet die meisten Hundertjährigen der Welt.

Rätsels Lösung in der gesunden Ernährung der Dorfbewohner gefunden zu haben, denn die Leute von Campodimele essen viel Obst und Gemüse aus den eigenen, fruchtbaren Gärten. Nicht umsonst heißt die Ortschaft »Apfelfeld«. Ihre Gerichte bereiten die Dorfbewohner zumeist aus Mais, Teigwaren, Fisch und Olivenöl zu, alles Zutaten, die bekanntermaßen als besonders gesund gelten. Vielleicht aber, so mutmaßen wieder andere, liegt das wahre Anti-Aging-Geheimnis der Bewohner von Campodimele in den langen Fußmärschen, die sie täglich zu ihren Obstgärten zurücklegen müssen, oder gar in ihrem ausgeglichenen und auffallend lebenslustigen Gemüt?

Wie auch immer, der Rummel um das Dorf der Steinalten hört nicht mehr auf: In Fernsehreportagen werden die Hundertjährigen neuerdings porträtiert, und im Auftrag der Weltgesundheitsorganisation (WHO) erfassen Wissenschaftler penibel ihre Lebensgewohnheiten. Der Auftrag lautet herauszufinden, weshalb die Männer von Campodimele durchschnittlich 93 und die Frauen 92 Jahre alt werden.

Campodimele ist damit einer der ganz wenigen

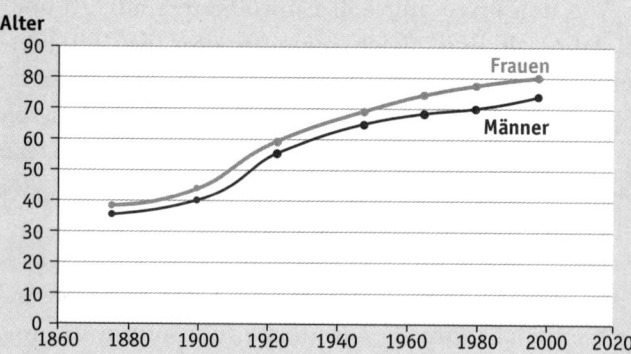

Lebenserwartung in Deutschland

Orte der Welt, in dem das Durchschnittsalter des Mannes über dem der Frauen liegt. Überall anderswo werden Frauen älter als Männer. Doch das Beispiel von Campodimele zeigt, daß es auch anders geht. Mit der richtigen Lebensführung, dem Lifestyle, kann auch das männliche Geschlecht dem Alter ein Schnippchen schlagen.

Zum Vergleich: In Deutschland liegt die Lebenserwartung für Männer im Jahr 2000 bei 74 Jahren und damit ganze 19 Jahre unter der italienischen Rekord-Ortschaft. Die Lebenserwartung für Frauen in Deutschland liegt hingegen bei 80,3 Jahren.

Jedes Jahr steigt die Lebenserwartung wieder um ein paar Monate an. Schon jetzt gibt es mehr als 7000 Deutsche, die bereits ihren 100. Geburtstag gefeiert haben, und jährlich werden es gleich um acht Prozent mehr. Der Trend zum Älterwerden, der auch in allen westlichen Industrienationen zu beobachten ist, läßt sich also noch verstärken – Campodimele ist dafür ein Beweis, besonders für Männer.

Als die heute Über-Hundertjährigen Ende des 19. Jahrhunderts geboren wurden, lag die durchschnitt-

Als die heute Hundertjährigen geboren wurden, lag die Lebenserwartung bei 45 Jahren.

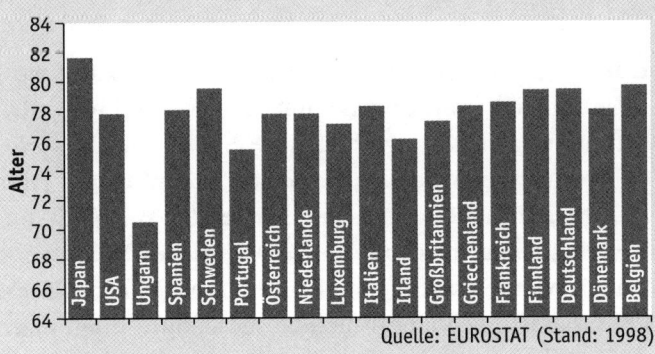

Lebenserwartung in ausgesuchten Ländern weltweit

Alter

Japan, USA, Ungarn, Spanien, Schweden, Portugal, Österreich, Niederlande, Luxemburg, Italien, Irland, Großbritannien, Griechenland, Frankreich, Finnland, Deutschland, Dänemark, Belgien

Quelle: EUROSTAT (Stand: 1998)

15

liche Lebenserwartung noch bei 45 Jahren. Daß wir seit damals ganze 30 Jahre an Lebenszeit gewonnen haben, ist beeindruckend und liegt an einer Vielzahl von Faktoren: Die Bedeutung der Hygiene von Trinkwasser und Wohnungen wurde erkannt, Seuchen wie Tuberkulose und Cholera, die immer wieder in den dichtbesiedelten Städten Mitteleuropas wüteten und einen hohen Tribut forderten, konnten erfolgreich bekämpft und die allgemeine medizinische Versorgung verbessert werden. Die Ernährung wurde reichhaltiger und gesünder. Und nicht zuletzt ist im vergangenen Jahrhundert auch die Allgemeinbildung beträchtlich gestiegen, so daß immer mehr Menschen von ihrem Wissen Gebrauch machen konnten. Dennoch gibt es offensichtlich eine Reihe von Faktoren, die manche Menschen mit Leichtigkeit das Durchschnittsalter der Gesellschaft überspringen lassen können. Die Anti-Aging-Medizin hat sich dabei zur Aufgabe gemacht, genau diese Faktoren zu finden und Therapien für ein langes Leben zu entwickeln.

Anti-Aging-Medizin: die Medizin von morgen

Eine ganze Riege internationaler Wissenschafter beschäftigt sich mittlerweile mit der Erforschung des Alterns und der Langlebigkeit. Sie sind die Pioniere der Anti-Aging-Medizin, die gerade in den letzten Jahren sensationelle Fortschritte erzielen konnte. Daß die Lebensspanne noch um ein beträchtliches Stück verlängert werden kann, gilt heute als gesichert. Unser Potential ist noch längst nicht ausgeschöpft. Folgt man der Logik der sogenannten Siebener-Regel, die besagt,

Die Siebener-Regel: Lebewesen werden siebenmal älter, als ihr Knochengerüst zum Auswachsen braucht.

daß jedes Lebewesen sieben Mal so lang leben kann, wie sein Knochengerüst für das komplette Auswachsen benötigt, könnten die Menschen gemäß ihrem genetischen Potential durchaus auch 120 Jahre alt werden – und mit der »richtigen« Lebensführung sogar 150 Jahre oder noch älter, so prophezeien die Altersforscher.

Im Gegensatz zu früher ist das Wissen über das Anti-Aging und die Strategien, die das Leben verlängern sollen, heute kein exklusives Geheimwissen mehr, sondern steht prinzipiell jedem zur Verfügung. Denn Anti-Aging ist keineswegs eine neue Errungenschaft der modernen Medizin. Aus Überlieferungen wissen wir, daß jede Hochkultur sich mit der Erforschung der Alterungsprozesse auseinandersetzte. Die Fragestellungen waren stets dieselben: Weshalb altern wir? Und mit welchen Strategien kann dieser scheinbar unausweichliche Prozeß verzögert werden? Die dabei entdeckten Tips und Tricks wurden jedoch als geheimes Wissen gehandelt. Sie zu nutzen blieb einzig einer kleinen aristokratischen Schicht vorbehalten. Besonders von der schönen österreichischen Kaiserin Sisi ist bekannt, daß sie dieses Wissen pflegte, ebenso von chinesischen Kaisern der verschiedenen Dynastien und dem biblischen König David.

Einen ganz besonderen Anti-Aging-Kult betrieben die alten Ägypter vor bereits mehr als 4000 Jahren. Sie vermuteten, daß das menschliche Höchstalter bei 110 Jahren liege. Doch das war den Pharaonen noch immer zu wenig: Tutenchamun und seine Vorgänger waren einer regelrechten Sucht nach dem ewigen Leben verfallen und setzten, um ganz sicher zu gehen, gleich auf eine Doppelstrategie. Noch zu Lebzeiten machten sie sich das hervorragende medizinische Wissen ihrer Ärzte zunutze, um das Leben möglichst lang und schön zu gestalten – immer vorausgesetzt, sie fie-

Die Pharaonen betrieben Anti-Aging in Reinkultur.

len nicht einer mörderischen Intrige zum Opfer. Stieß die ärztliche Heilkunst dann an ihre Grenzen, suchten die Pharaonen das ewige Leben in ihrer Religion. Bestattet in großzügigen Grabkammern, sollten die ägyptischen Könige einbalsamiert und in ewiger Jugend konserviert in ein weiteres göttliches Leben überführt werden. Denn ewig jung, so lehren auch die Mythen, bleiben nur die Götter. Hoffnung und Glaube der alten Ägypter erscheinen uns auch heute nicht ungewöhnlich. Die Sehnsucht nach dem ewigen Leben ist eine der grundlegendsten der Menschheit. Alle möglichen Religionen bieten Anti-Aging-Strategien an. Und in den USA lassen sogar reiche Amerikaner ihren ganzen Körper oder – zu einem günstigeren Preis – nur den Kopf einfrieren (»Cryopreservation«). In ihrem Verlangen nach langem Leben setzen sie auf die Fortschritte der Medizin, die sie in der Zukunft hoffentlich zum Leben zurückbringen und verjüngen können wird.

Und die Forscher tun alles, um den Traum von einem gesunden, langen Leben zumindest bis zum 150. Lebensjahr wahr werden zu lassen. Zwar rätseln sie noch, wie und warum jedes Lebewesen altert, bis es stirbt. An die 300 verschiedene Alterungstheorien zirkulieren. Doch eines ist bereits gewiß: Die uns Menschen von der Evolution zugedachte Lebensspanne ist veränderbar, die Anti-Aging-Medizin gibt uns die Möglichkeiten dazu an die Hand. Schon ringeln sich in ihren Laborkäfigen uralte Fadenwürmer der Spezies *Caenorhabditis elegans*, deren genetisches Programm geändert und dadurch ihre Lebensspanne beträchtlich verlängert wurde. Taufliegen ebenso wie Mäuse werden – gentechnisch entsprechend behandelt – doppelt so alt. Der US-Forscher Michael Rose konnte bei seinen Fruchtfliegen erstmals den Nachweis erbringen, daß der Alterungsprozeß von einigen wenigen »Altersgenen« gesteuert wird. Warum sollten die Ergebnisse nicht auch auf den Menschen übertragbar sein, spekulieren die Forscher. Und warum sollten wir ihnen nicht glauben, angesichts der gewaltigen Fortschritte in der Medizin. Denken wir an die ersten Transplantationsversuche, etwa einer Niere im Jahr 1954 oder eines Herzens durch den südafrikanischen Chirurgen Christiaan Barnard im Jahr 1967. Heute gehört eine Nierentransplantation zum Standardrepertoire jeder größeren Klinik.

Als Meilenstein des Anti-Aging wird die kürzlich geglückte Entschlüsselung des menschlichen Genoms gehandelt. Und in Zukunft werden wir von der allumfassenden Reparaturkraft der menschlichen Stammzellen profitieren – seien es nun die ethisch vieldiskutierten embryonalen Stammzellen oder die nicht in Frage gestellten Nabelschnurstammzellen.[1] Diese besonderen Zellen haben das Potential, alle möglichen Gewebearten zu bilden, und sind daher vielseitig einsetzbar. Schon lassen Gewebezüchter in ihren Labors menschliche Ersatzteile wie Knochen, Knorpel oder auch schon ganze Organe, wie beispielsweise die Leber, heranwachsen, und in den USA müssen Frauen bei der Entbindung bereits unterschreiben, wenn sie die Stammzellenentnahme aus der Nabelschnur ablehnen, daß sie ausreichend von den Ärzten über die Möglichkeiten der Stammzellen informiert wurden. So schützen sich die Ärzte vor etwaigen zukünftigen Klagen der herangewachsenen Kinder. Der US-Wissenschafter Michio Kahn ist sogar überzeugt, daß bereits im Jahr 2020 jedem Kind bei der Geburt routinemäßig ein Cocktail aus bestimmten Proteinen und Enzymen gespritzt werden wird, der uns aufgrund seiner Wirkung im Körper doppelt so alt werden läßt. So weit die Visionen.

Stammzellen: Jungbrunnen aus der Nabelschnur.

»Successful Aging«: älter werden und dennoch jung bleiben

Aber wer will denn schon 150 Jahre alt werden, fragen Sie jetzt vielleicht. Ist das überhaupt erstrebenswert, alt und siech im Bett auf den Tod zu warten? Das dachte jedenfalls auch der US-Medizinstudent Thomas Perls zu Beginn seines Studiums, zumindest bis er zu einem Praktikum in einem Seniorenheim eingeteilt wurde. Da mußte Perls schon bald feststellen, daß er *Fit und vital mit* sich geirrt hatte. Die beiden Hundertjährigen des *100 Jahren.* Heims waren so gut wie nie in ihren Zimmern anzutreffen. Wollte der Jungarzt sie untersuchen, mußte er sich von ihnen einen Termin geben lassen, weil sie ständig unterwegs waren. Heute ist Perls ein anerkannter Altersforscher an der Universität von Boston, Massachusetts, und untersucht in Begleitstudien Hundertjährige. Eine seiner wesentlichen Erkenntnisse: Ausgerechnet die Ältesten sind zumeist auch die Fittesten. Ihre Strategien, wie sie sich körperlich und geistig fit halten, wie sie trotz harter Schicksalsschläge ihre Lebensfreude bewahrten, empfiehlt Perls heute allen, die ebenfalls erfolgreich altern wollen: Denken Sie nur an Jeanne Calment, die nachweislich älteste Frau der *»Successful Aging«:* Geschichte. Sie starb 1997 mit 122 Jahren und 5 Mona-*Mit einem Gläschen* ten. Doch die geistig rege Dame wußte Bescheid über *Rotwein 122 Jahre* die Kunst des Alterns. Genüßlich nippte sie abends vor *alt werden.* dem Zubettgehen an ihrem »petit rouge«, ihrem Gläschen Rotwein.

»Successful Aging«, so bezeichnen die Amerikaner denn auch treffenderweise die Kunst, fit und agil ein hohes Alter zu erreichen. Und jetzt, da die Wissenschaft die nötigen Daten geliefert hat, wollen immer mehr das Anti-Aging angehen und sich dieses Wissen aneignen. Denn die Baby-Boomer, also die zwischen

1946 und 1964 Geborenen, kommen in die Jahre. Bereits 2025, so prophezeien Demographen, werde ein Drittel der Bevölkerung in Mitteleuropa der Plus-60-Generation angehören. Und diese neue Generation der jungen Alten will weder einen frühen Tod noch fünf Jahre Siechtum vor dem Tod einfach hinnehmen. Außerdem ist diese Generation bekannt dafür, alles besonders gründlich zu machen. In die Sprechzimmer der Ärzte kommen zunehmend 50jährige mit dem Wunsch, einfach genau so fit wie zum jetzigen Zeitpunkt bleiben zu wollen. Den Anti-Aging-Medizinern kommt nicht die Aufgabe zu, eine Krankheit zu heilen, sondern vielmehr die Gesundheit zu optimieren. Damit ist parallel zur klassischen Reparaturmedizin mit all ihren sensationellen Ansätzen und Fortschritten wie Gen- und Stammzellenforschung ein eigener Zweig der Medizin herangewachsen, der eine vorbeugende, prophylaktische Medizin praktiziert.

Anti-Aging-Medizin ist Vorsorgemedizin.

Alterungstheorien

Die Frage, warum wir altern, kann bis heute nicht definitiv beantwortet werden. Eine ganze Reihe von Alterungstheorien versucht den Alterungsprozeß wissenschaftlich zu beantworten. Insgesamt sind es an die 300 verschiedene Theorien und Spekulationen, die eine Erklärung für das Altern anbieten, wir stellen Ihnen die vier wichtigsten vor.

Die Verschleißtheorie

Eine simple und gewiß durchaus einleuchtende Überlegung ist die Verschleißtheorie. Sie wurde bereits
Ende des 19. Jahrhunderts von dem deutschen Biologen August Weismann aufgestellt. Die Grundüberlegung: Die menschlichen Zellen und Organe funktionieren wie Maschinenteile. Mit der Zeit nützen sie
sich durch ihren Gebrauch jedoch ab. Sie arbeiten
nicht mehr so recht und werden schließlich ganz funk-
tionsunfähig.

Verschleißtheorie: Zellen altern durch Abnützung.

Die Abnützungsprozesse zeigen sich immer bei
allen Zellen und Organen, aber bestimmte Faktoren
können den Prozeß zusätzlich beschleunigen. Einen
besonders schädlichen Einfluß auf den menschlichen
Organismus haben eine falsche Ernährung und Umweltgifte. Zu diesen Zellgiften zählen etwa ein Übermaß an Fett, Zucker, Koffein, Alkohol, Nikotin und
die Ultraviolettstrahlung der Sonne sowie viele andere
Faktoren, die einen negativen physischen oder emotionalen Streß in unserem Körper sowohl auf der Zell-
als auch der Organebene verursachen können.

Während in jungen Jahren ein Großteil – wenn auch
nicht alle – der Abnützungsschäden repariert werden
kann, nimmt diese Reparaturfähigkeit des Organismus
mit zunehmendem Alter ab. Deswegen stecken junge
Menschen eine durchzechte Nacht locker weg, während ältere Personen sich am nächsten Tag oft miserabel
fühlen, so die Argumentation der Verschleißtheorie.

Gemäß dieser Theorie können die Vermeidung der
Schadstoffe aus Nahrung und Umwelt sowie die ergänzende Einnahme von bestimmten Substanzen wie Vitaminen und Spurenelementen die Abnützung der Zellen ein wenig aufhalten.

Einer der Kritikpunkte an der Verschleißtheorie ist,
daß sie nicht den ständig ablaufenden Zellerneue-

rungsprozeß berücksichtigt. In Wirklichkeit werden die meisten Moleküle im Körper im Zweijahresrhythmus ausgetauscht. Die Frage also, warum die Zellen trotzdem zu altern beginnen, kann erst im Zusammenhang mit anderen biochemischen Erklärungsmodellen beantwortet werden.

Die genetische Kontrolltheorie

Gemäß dieser Theorie hat jeder von uns eine Art biologischer Uhr in der DNA (Deoxyribo Nucleic Acid), also der menschlichen Erbsubstanz, eingebaut, deren »Ticken« den Verlauf des Alterungsprozesses bestimmt. Damit hat die Evolution Alterung und Tod schon ins Räderwerk der Gene eingebaut. Der komplette, extrem komplexe Prozeß der Alterung ist ein präzise ablaufender Vorgang, der von einigen wenigen Genen gesteuert wird.

Genetische Kontrolltheorie: Die Lebensuhr ist in den Genen eingebaut.

Bei Würmern der Spezies *Caenorhabditis elegans* konnte bereits eine Art genetischer Schaltstelle gefunden werden, von der aus die Lebenserwartung der Tiere gesteuert wird, und in Experimenten mit Fliegen hat der US-Altersforscher Michael Rose von insgesamt etwa 1400 Genen acht entdeckt, die bei der Alterung überhaupt eine wichtige Rolle spielen. Zwei von ihnen hat Rose schon genauer untersuchen können, und beide kommen auch im menschlichen Körper vor. Eines von ihnen dürfte das Gen für das wichtige Schutzenzym Superoxiddismutase sein, das den menschlichen Körper gegen die Angriffe der freien Radikale verteidigt und somit vor der Entstehung chronischer Krankheiten und Krebs schützt.

Diese sogenannte genetische Kontrolltheorie liefert daher auch eine schlüssige Erklärung, weshalb der Alterungsprozeß bei einigen Menschen schneller abläuft als bei anderen und andere ein sehr hohes Alter erreichen: Denn jeder Mensch ist von Geburt an mit einem individuellen Masterplan in Form eines genetischen Codes ausgestattet. Doch das genetische Erbe könne durchaus auch positiv oder negativ beeinflußt werden, besagt die genetische Kontrolltheorie. Eine ungesunde Lebensweise sowie bakterielle und virale Angriffe lassen die innere Uhr der Zellen schneller ticken und den Organismus rascher altern.

Die Manipulation der Gene zum Zweck der Lebensverlängerung ist nicht unumstritten. Was bei Tieren funktioniere, meinen Kritiker, sei nicht automatisch auf den Menschen übertragbar. Bei Menschen gebe es wesentlich mehr Gene als etwa in Fliegen. Krankheiten wie Krebs könnten durch eine genetische Veränderung hervorgerufen werden.

Die Telomerase-Theorie

Telomerasetheorie: alt werden mit der »Zarendiät«. Im alten Rußland war sie als »Zarendiät« bekannt: Ein reichlicher Verzehr der Delikatesse Kaviar galt nicht nur als besonders exklusiv, sondern auch als besonders gesund. Seit kurzem, genauer seit 1998, wissen wir, daß die Russen nicht so Unrecht hatten, denn Kaviar und generell Eier sind besonders reich an dem Enzym Telomerase, und dieses Enzym scheint den Alterungsprozeß der Zellen aufhalten zu können.

Etwa 50 Mal, so hatte der US-amerikanische Anatomieprofessor Leonard Hayflick herausgefunden, könne sich jede einzelne Zelle teilen, bevor sie stirbt. Lange Zeit galt die »Hayflicksche Grenze« als unumstößlich, bis im Jahr 1998 ein Expertenteam der Geron Corporation im kalifornischen Menlo Park die winzigen Telomere entdeckte. Wie Kappen sitzen sie an den Enden der Chromosomen im Zellkern und registrieren ganz genau, wie oft die Zelle sich teilt. Bei jeder einzelnen Zellteilung werden sie ein wenig kürzer, und nach rund 50 Teilungen sind sie so kurz, daß die Zellteilung verlangsamt und schließlich ganz beendet wird. Die Länge der Telomere könnte daher als eine Art Uhr auf Molekülebene funktionieren. Ist der Countdown der Telomeren abgelaufen, teilen sich die Zellen einfach nicht mehr und sterben ab.

Nun gibt es aber ein Enzym namens Telomerase, welches den Todes-Countdown der Telomere stoppen kann. Telomerase kann die sensiblen Telomere an den DNA-Enden sogar wieder verlängern, so daß die Zellen sich einfach immer wieder teilen können. In Laborversuchen wurden Zellen so mit Hilfe der Telomerase bereits unsterblich gemacht. Das Enzym kommt allerdings nur in Fortpflanzungszellen und Krebszellen vor.

Fieberhaft arbeiten Wissenschaftlern derzeit an der Entwicklung von Telomerase als Anti-Aging-Substanz. Die Frage jedoch, ob eine erhöhte Telomerase-Aktivität in menschlichen Zellen automatisch zu einer Erhöhung des Krebsrisikos führt, ist derzeit noch ungelöst. Andererseits versuchen Forscher ihr neugewonnenes Wissen über die Telomerase auch zur Bekämpfung von Krebs zu nutzen. Sie wollen einen Telomerase-Hemmstoff finden, der die unbegrenzte Teilung der Krebszellen bekämpfen und sie dadurch in normale Zellen umwandeln könnte.

Die Theorie der freien Radikale

Einen aufsehenerregenden Erfolg feierte kürzlich ein Team US-amerikanischer und britischer Experten. Sie hatten an ihre Laborwürmer regelmäßig zwei neu entwickelte Substanzen verfüttert, die das Enzym Superoxiddismutase enthielten. Das Ergebnis der Kur: Die Würmer lebten um beinahe 50 Prozent länger als ihre Artgenossen mit Standardkost.

Durch dieses geglückte Experiment konnte erstmals die Freie-Radikale-Theorie als Alterungstheorie in der Praxis bestätigt werden. Doch was verbirgt sich hinter dieser Theorie?

Freie-Radikale-Theorie: Der Körper altert, weil er rostet.

In den fünfziger Jahren des 20. Jahrhunderts hatte der US-Forscher Denham Harman, damals Professor am Nebraska College of Medicine, eine schlüssige Erklärung für den Alterungsprozeß der Zellen gefunden. Altern, so Harman, ist die Folge einer Überproduktion sogenannter freier Radikale. Als freie Radikale werden jene Moleküle bezeichnet, die als Abfallprodukt bei der Energieumwandlung in den Zellen entstehen. Sie sind ein Verbrennungsrückstand wie Asche. Da ihnen jedoch ein Elektron fehlt, versuchen sie den kompletten Molekülen ein passendes Elektron zu entreißen. Doch der Körper kann diese destruktiven Substanzen nur schwer oder gar nicht selbst abbauen. Freie Radikale existieren nur für den Bruchteil einer Sekunde, aber der Schaden, den sie an den Zellen anrichten, kann irreversibel sein. Ein Oxidationsprozeß setzt ein, der Körper beginnt gleichsam zu rosten. Dieser sogenannte oxidative Streß gilt als Auslöser vieler Krankheiten.

Selbst die DNA ist täglich bis zu 10 000 Attacken der aggressiven Verbrennungsrückstände ausgesetzt. Die Oxidationsprozesse an der DNA haben weitreichende Folgen: Die betroffene Zelle kann sich nicht mehr teilen, der Alterungsprozeß wird vorangetrieben.

Als sogenannte Antioxidantien oder Radikalfänger werden jene Substanzen bezeichnet, die sich den freien Radikalen freiwillig als Opfer anbieten und sie solcherart unschädlich machen, bevor ihr Bombardement echten Schaden anrichten kann. Radikalfänger werden teilweise vom Körper selbst erzeugt, müssen aber größtenteils mit der Nahrung zugeführt werden. Zu ihnen gehören etwa die Vitamine C und E, Betakarotin oder das Enzym Superoxiddismutase, das an die Würmer verfüttert wurde.

Beginn der Anti-Aging-Medizin

In den USA findet die Lehre vom Anti-Aging mittlerweile Anerkennung als eigene medizinische Forschungsrichtung, und auch in Europa beginnt der Anti-Aging-Gedanke langsam Fuß zu fassen. Schon demnächst will sich vor den Toren Wiens, im altehrwürdigen Jugendstilsanatorium von Purkersdorf, eine Gruppe von Ärzten aus den unterschiedlichsten Fachrichtungen zusammenschließen und ein interdisziplinäres Anti-Aging-Zentrum eröffnen. Das Sanatorium hat dabei durchaus schon eine Anti-Aging-Geschichte vorzuweisen. In ihm verkehrten bereits am Anfang des 20. Jahrhunderts der Psychoanalytiker Sigmund Freud und der Hormonpionier Eugen Steinach, die sich damals intensiv mit Anti-Aging beschäftigt hatten (siehe S. 45).

Anti-Aging-Zentrum in einem Traditionshaus vor den Toren Wiens.

Wie rasant sich die Anti-Aging-Bewegung während der letzten zehn Jahre entwickelt hat, zeigt sich auch in den USA. Der Begriff Anti-Aging war bereits in den sechziger Jahren aufgekommen, doch damals war die Anti-Aging-Bewegung noch eng an die Hippie-Kultur geknüpft. Und zur Gesundheitsbewegung der Hippies hielten Schulmediziner skeptisch Distanz. Biologisch-organische Nahrung oder »zurück zur Natur« wurden als Schlagworte und pure Spinnerei abgetan. Die Wende kam 1993, als die American Academy of Anti-

Anti-Aging-Mediziner: von Outlaws zu Trendsettern.

Aging Medicine mit zwölf Ärzten als Gründern ihren Anfang nahm. Diese Organisation hat heute über 10 000 Mitglieder weltweit. Sie veranstaltet alljährlich in Las Vegas einen internationalen Kongreß, der 1995 in einem kleinen Hotel begann und seit dem Jahr 2000 in einem der prunkvollsten Hotelpaläste in Las Vegas stattfindet.

Die Anti-Aging-Medizin ist in den USA mittlerweile zum medizinischen Mainstream geworden. Alt zu werden wird als Ehrensache betrachtet. Denn erstmals gilt als allgemein anerkannt, daß Altern kein unabdingbarer, automatisch ablaufender Prozeß ist, sondern im Gegenteil durchaus aktiv beeinflußbar. Mit Hilfe einer intelligenten Lebensführung kann nicht nur die uns von der Evolution zugedachte Lebensspanne verlängert werden, vielmehr können auch Lebensfreude und -genuß gesteigert werden.

Auch der Hotelbesitzer, ein Mormone, hat von diesem Trend profitiert. Auf seinem Grundstück hat er eine eigene Kongreßhalle für die Anti-Aging-Kongreßteilnehmer errichten lassen. Und weil seine Religion Glücksspiele verbietet, ist das Alexis Park Hotel auch das einzige Hotel in Las Vegas ohne Roulette und Einarmige Banditen.

Europa übernimmt nun diese Anti-Aging-Medizin aus den USA, bewertet die Inhalte und Strukturen aber kritischer und differenzierter. Das neue Fach der Männermedizin spielt dabei eine große Rolle. Die Andrologie hat einen der wesentlichen Schlüssel für das »Successful Aging« in die Hand genommen, nachdem sie ein lange Zeit bestrittenes Faktum nachgewiesen hat. Auch Männer kommen in die Wechseljahre und werden ebenso wie Frauen durch hormonelle Veränderungen massiv negativ beeinflußt.

Andropause:
die Wechseljahre des Mannes

Das Phänomen ist eigentlich schon lange bekannt. Als Napoleon in der Schlacht von Jena auf dem Feldherrnhügel bei einer Lagebesprechung mit seinen Generälen plötzlich einschlief, hatten Medizinbiographen bald den richtigen Begriff für das ungewöhnliche Verhalten des Feldherrn gefunden. Der Franzosenkönig habe unter dem »Climacterium virile«, also dem männlichen Wechsel, gelitten.

Es ist verwunderlich: Trotz der Tatsache, daß der Medizin das Klimakterium des Mannes schon lange

Beschwerden im Wechsel

	Frauen (%)	Männer (%)
Physische Symptome		
Reduziertes Wohlbefinden	65	59
Schweißausbrüche	73	59
Erschöpfung	50	42
Gelenk- und Muskelschmerzen	83	75
Schlafstörungen	69	48
Temperaturempfindlichkeit	61	47
Schwindel	51	36
Psychische Probleme		
Depressive Stimmung	64	26
Entmutigung, toter Punkt erreicht	12	7
Lebenshöhepunkt überschritten	43	34
Konzentrationsprobleme	82	79
Sexuelle Probleme		
Verminderte Libido	48	27
Erektionsprobleme	n.z.	39
Seltener morgendliche Erektionen	n.z.	40

bekannt war, hat sich die Forschung erst vor wenigen Jahren eingehend mit den männlichen Wechseljahren – der sogenannten Andropause (vom griech. »andros« = Mann und »pause« = Ende) – als Krankheit mit dazugehörigen Symptomen, Diagnosemöglichkeiten und Behandlungsmethoden auseinanderzusetzen begonnen. Landauf, landab konnten selbst Mediziner wenig damit anfangen. Über Jahrzehnte, beinahe könnte man sagen über Jahrhunderte, war das Phänomen der männlichen Wechseljahre von der Medizin nicht nur bezweifelt, sondern meist auch vehement bestritten worden. So wurden typische Andropause-Symptome einfach mit der Begründung abgetan, dies sei »eben charakteristisch für das Altern« und dagegen könne man nun einmal wenig tun.

Männer im Wechsel: ein lange verkanntes Problem.

Männliche Wechselbeschwerden sind freilich eine häufige Erscheinung. Vier von fünf Männern, die in die Jahre kommen, kennen das Gefühl der permanenten Erschöpfung, der Gereiztheit, der Lethargie, der Depression. Plötzlich verschwindet die Kreativität, und Arbeiten, die immer leicht von der Hand gingen, erscheinen auf einmal als unüberwindliche Hürden. Gleichzeitig kann auch noch die Freude am Sex nachlassen, und in der Folge werden Erektionen immer seltener. Drei von zehn Männern zeigen schon ab einem Lebensalter von 35 bis 45 Jahren diese Symptome, zwischen 50 und 55 machen sieben von zehn Männern Bekanntschaft mit den Beschwerden der Andropause.

Durch die medizinische Forschung wissen wir heute, daß der männliche Wechsel genauso wie bei der Frau ein hormoneller Wechsel ist. Während bei der Frau die Östrogenwerte im vierten Lebensjahrzehnt in der Menopause rapide gegen Null sinken, versiegt beim Mann langsam, aber stetig das Testosteron, das männliche Geschlechtshormon. Gleichzeitig kommt damit sein gesamter Hormonhaushalt durcheinander, und der Alterungsprozeß beschleunigt sich.

Heute weiß man, daß Männer die Andropause nicht schicksalsergeben hinnehmen müssen. Der neue Mann kann nämlich von den Fortschritten profitieren, die es in den letzten dreißig Jahren bei der Behandlung der Menopause – also den Wechselbeschwerden der Frauen – gegeben hat.

Rund 30 Prozent postmenopausaler Frauen lassen sich mittlerweile erfolgreich mit Hormontherapien behandeln. Man kann sagen, daß dies schon als tatsächliche Anti-Aging-Therapie angesehen werden kann: Im Vergleich zu Frauen, die keine Hormone nehmen, leben Frauen mit Östrogenbehandlung um durchschnittlich 1,5 Jahre länger. Doch nicht nur das: Sie gewinnen damit Vitalität und Lebensfreude zurück und können den – lange Zeit als Naturgesetz angesehenen – Verfallserscheinungen ein Schnippchen schlagen.

Warum Frauen länger leben

Statistisch betrachtet, hat ein Mensch die besten Chancen auf ein hohes Alter, wenn er in Japan geboren ist und wenn er eine Frau ist. Die Lebenserwartung liegt bei 77 Jahren für Männer und bei 84 Jahren für Frauen. Auch in Deutschland werden Frauen durchschnittlich 6,5 Jahre älter als ihre Männer. Sämtliche Untersuchungen kommen zu demselben Ergebnis: Frauen erfreuen sich im hohen Alter einer besseren Gesundheit, sind zumeist fitter und leben sechs bis acht Jahre länger als Männer. Die Zahlen der Internationalen Weltgesundheitsbehörde WHO zeigen, daß in Rußland auf 100 hundertjährige Männer 162 hundertjährige Frauen kommen. In Indien sind es 150 Frauen und in Deutschland kommen auf 100 hundertjährige Männer immerhin noch 120 Frauen.

In keinem Land der Welt – bis auf die kleine regionale Ausnahme in Campodimele – werden Männer älter als Frauen. Doch woran kann das liegen? Die Ursachen sind vielfältig:

Frauen werden aus vielen Gründen älter als Männer.

Im Säuglingsalter und in der Kindheit ist die Sterblichkeitsrate bei Jungen höher als bei Mädchen.

Junge Männer verunglücken häufiger bei Verkehrs- und Freizeitunfällen als junge Frauen.

Männer gehen weitaus sorgloser mit ihrem Körper um als Frauen. Sie ernähren sich oft ungesünder und meiden nach Möglichkeit Arztbesuche und häufig auch Vorsorgeuntersuchungen. Das war zumindest bislang so. Erst seit kurzem ist zu beobachten, daß bei der Generation der neuen »jungen Alten« ein neues Körperbewußtsein heranwächst.

Und dann gibt es da noch die Tatsache, daß Männer schlichtweg von Natur aus weniger Gene als Frauen haben. Die größere Anzahl der Gene könnte im weiblichen Organismus für Reparaturen am genetischen Material verwendet werden. Während Frauen in jeder Zelle zwei X-Chromosomen besitzen, verfügen Männer in jeder Zelle über ein X- und ein Y-Chromosom. Sämtliche wichtigen genetischen Informationen sind jedoch auf dem X-Chromosom festgeschrieben. Schädigungen der X-Chromosomen wirken sich daher bei Männern fatal aus: Fehlbildungen und viele bei Männern häufig auftretende Erbkrankheiten, etwa die Bluterkrankheit, können die Folge sein. Weitere Folgen: Die Rate an mittelschweren Geisteskrankheiten ist bei Männern dreimal so hoch wie bei Frauen, und das Krebsrisiko ist für Männer höher als für Frauen, insbesondere Lippen-, Mund-, Kehlkopf-, Lungenkrebs und Krebs der Geschlechtsorgane. Selbst die Schöpfungsgeschichte müßte gemäß dieser Erkenntnis neu geschrieben werden. Forscher, die sich mit der Entwicklung der Menschheit beschäftigen, sind sogar davon überzeugt, daß bei jedem Entwicklungsschritt der Evolution zuerst immer eine Frau entstanden ist und dann aus ihr ein Mann entstand, indem eines der beiden X-Chromosomen zu einem Y-Chromosom verkürzt wurde. Der erste Mensch war daher in Wirklichkeit eine Eva, aus deren Chromosomen ein Adam geformt wurde.

Wozu Männerärzte?

Während Frauen häufig schon von Jugend an einen Gynäkologen als Arzt ihres Vertrauens haben, kommen Männer meist ohne einen solchen »Gesundheitsbegleiter« aus. Denn bei Männern ist das Gesundheitsbewußtsein (noch) weit weniger ausgeprägt als bei Frauen.

Die Gründe dafür sind nachvollziehbar:

Frauen sind schon durch Schwangerschaft und Geburt mit einer kontinuierlichen medizinischen Betreuung konfrontiert, der Mann nicht.

Männer haben eine andere Einstellung zum Altern. Während den Frauen spätestens mit Ausbleiben der Regel das Altern bewußt wird, setzt es beim Mann schleichend ein. Die medizinische Begleitung erscheint ihm meist nicht wichtig. Es ist durchaus üblich, daß ein Mann einen Urologen erst im Alter von 60 Jahren aufsucht – und zwar dann, wenn der Leidensdruck, etwa durch Schmerzen beim Wasserlassen, schon sehr groß geworden ist.

Schon in der Kindheit wird dem Mann ein typisches Rollenverhalten anerzogen, das sein ganzes Leben bestimmen kann: »Ein Indianer kennt keinen Schmerz«,

»Männer weinen nicht«. Männer reden daher im Freundeskreis auch weit weniger über ihre Befindlichkeit.

Es waren zuerst die Frauen, die diese »Konstanten« anzuzweifeln begannen. Kehrten erfolgreich mit Hormonen behandelte Frauen von lebenslustigen Ausflügen mit gleichaltrigen Freundinnen nach Hause zurück, so fanden sie häufig ihren Mann lethargisch vor dem Fernsehapparat, gereizt, depressiv und mit dem Leben hadernd. Frauenärzte hörten daher von ihren Patientinnen nicht selten eine Bitte um Hilfe: »Sie konnten mir doch so gut helfen. Haben Sie nicht auch etwas für meinen Mann?«

Daß Frauenärzte immer häufiger zur Andrologie – der Männermedizin – finden, ist daher nicht weiter verwunderlich.

Männerärzte: die neuen Gesundheitsbegleiter. Der Bedarf an Männerärzten und männermedizinischen Institutionen ist jedenfalls vorhanden. In den letzten Jahrzehnten wurde für die Erforschung der Gesundheit des Mannes im Vergleich zur Frau weitaus weniger Aufwand betrieben. So werden etwa für die Brustkrebsforschung viermal mehr Mittel ausgegeben als für den Prostatakrebs, der immerhin zu den häufigsten Männerkarzinomen zählt. Auch die medizinische Versorgung läßt nach wie vor zu wünschen übrig. Zwar gibt es in Krankenhäusern eine Prostataambulanz, jedoch weder eine Hormon- noch eine Wechseljahrsambulanz für den Mann. Altern wurde bei Männern fast ausschließlich auf die Fähigkeit, noch eine Erektion zu haben, reduziert. Und Befindlichkeitsstörungen der Männer waren auch in der Medizin nur selten ein Thema. Hier gilt es, bestehende Mißverhältnisse schnell abzubauen.

Die Entwicklung eines neuen Berufsbilds des Männerarztes ist dafür ein Schritt in die richtige Richtung. Doch der neue Spezialist für die männliche

Gesundheit braucht eine ganze Reihe spezifischer, fachübergreifender Qualifikationen, um seinen Patienten wirklich umfassend helfen zu können. Männerärzte brauchen das Wissen eines Endokrinologen, also Hormonexperten, das allgemeinmedizinische Wissen eines Internisten und die urogenitale Kompetenz eines Urologen. Ein Männerarzt müßte also im Prinzip so etwas sein wie der berühmte bayerische Wolpertinger – eine »eierlegende Wollmilchsau«.

Männermedizin ist daher eine interdisziplinäre Medizin, in der das Zusammenarbeiten der unterschiedlichen medizinischen Fachbereiche eine Selbstverständlichkeit sein sollte. In Wien hat sich daher bereits vor einigen Jahren eine Gruppe gebildet, die diesen Ansprüchen gerecht wird. In »Androx – The Society for the Aging Male« wird der interdisziplinäre Ansatz bereits verwirklicht. Urologen, Internisten, Endokrinologen und Psychologen arbeiten dabei

Androx – The Society for the Aging Male: Männermedizin der Zukunft.

Andropause, Menopause, Somatopause

Welche Unterschiede zwischen dem weiblichen Wechsel (Menopause), dem männlichen Wechsel (Andropause) und dem bei Mann und Frau gleichermaßen stattfindenden Wechsel, der Somatopause, bedingt durch das Zurückgehen des Wachstumshormons im Alter, bestehen.

Menopause Bei Frauen	Andropause Beim Mann	Somatopause Bei Männern und Frauen
Östrogen nimmt ab	Testosteron nimmt ab	Wachstumshormon nimmt ab
Körperfett nimmt zu	Körperfett nimmt zu	Körperfett nimmt zu
Psychische Belastbarkeit nimmt ab	Psychische Belastbarkeit nimmt ab	Psychische Belastbarkeit nimmt ab
Herz-Kreislauf-Erkrankungen nehmen zu	Herz-Kreislauf-Erkrankungen nehmen zu	Herz-Kreislauf-Erkrankungen nehmen zu
Osteoporoserate steigt	Osteoporoserate steigt	Osteoporoserate steigt
Brustkrebsrisiko steigt	Prostatakrebsrisiko steigt	Altersprozeß beschleunigt, Alterserscheinungen nehmen zu

gemeinsam an der Erstellung eines individuellen Behandlungsprogramms für jeden einzelnen Mann. So wird nach ausführlicher Anamnese (Patienten-gespräch) der Hormonstatus erhoben, die Knochen-dichte gemessen, die Prostata untersucht und etwa das Gedächtnis getestet. Nach Abschluß der Analyse wird – falls nötig – ein Hormonkonzept erstellt, mit dem fehlende Hormone ergänzt beziehungsweise – eleganter – mit Enzymen zur Ausschüttung angeregt werden können. Zudem wird mit dem Patienten ein Lifestyleplan erarbeitet, mit dem Anti-Aging perfekt in Angriff genommen werden kann.

Die vier Säulen des Alterns

Dem Alter ein Schnippchen schlagen, Älterwerden ist keine Kunst.

Anti-Aging baut im umfassenden Sinn auf vier Säulen auf: auf richtiger Ernährung, dem richtigen Maß an Bewegung, der richtigen Balance der Hormone und dem Vermeiden von Umweltrisiken. Wer alle diese Faktoren berücksichtigt, hat gute Chancen, es den Männern von Campodimele gleichzutun und ein akti-ves Leben voller Genuß und Vitalität bis ins hohe Alter zu führen. Begleiten Sie uns in die Welt des »Neuen Mannes« und die Möglichkeiten, die ihm heute für das Successful Aging zur Verfügung stehen. In den nächsten Kapiteln werden Sie eine Menge Tips und Informationen darüber erhalten.

Sind Sie schon im Wechsel?

Dieser Test kann Ihnen zeigen, ob Sie sich schon
im männlichen Wechsel befinden.

Pro Zeile nur ein Kästchen ankreuzen.
Auswertung siehe nächste Seite.

	nie	selten	manchmal	häufig	oft
Ich bin erschöpft, mir fehlt die Kraft.	☐	☐	☐	☐	☐
Ich bin ängstlich oder nervös.	☐	☐	☐	☐	☐
Ich bin depressiv, habe eine schlechte Stimmung.	☐	☐	☐	☐	☐
Ich bin leicht reizbar und zornig oder schlecht gelaunt.	☐	☐	☐	☐	☐
Ich verliere an Konzentrationsfähigkeit und Erinnerungsvermögen.	☐	☐	☐	☐	☐
Ich habe Beziehungsprobleme mit meiner Partnerin.	☐	☐	☐	☐	☐
Libido und sexuelle Kraft lassen nach.	☐	☐	☐	☐	☐
Ich habe Erektions- oder Potenzprobleme.	☐	☐	☐	☐	☐
Meine Haut, speziell im Gesicht und an den Händen, ist trocken.	☐	☐	☐	☐	☐
Ich habe Rückenschmerzen, Gelenkschmerzen.	☐	☐	☐	☐	☐
Ich schwitze stark (tagsüber oder nachts).	☐	☐	☐	☐	☐
Ich trinke extrem viel.	☐	☐	☐	☐	☐
Ich fühle mich unter Dauerstreß.	☐	☐	☐	☐	☐
Ich bin körperlich nicht fit.	☐	☐	☐	☐	☐
Wie alt fühlen Sie sich?	30	40	50	60	70
Insgesamt angekreuzte Kästchen pro Spalte.	—	—	—	—	—
Multiplizieren Sie die Anzahl der pro Spalte angekreuzten Kästchen mit folgender Ziffer.	0	1	2	3	4
Zwischensummen.	—	—	—	—	—

Addieren Sie die Zwischensummen aller Spalten. Summe: _____

Wenn Sie bereits folgende Krankheiten hatten, addieren
Sie noch je Erkrankung vier Punkte zur Gesamtsumme:
Prostataentzündung oder -operation, Mumps,
Hodenerkrankungen, chronische Harnwegsinfektionen
Ihr persönlicher Andropause-Score: _____

Die Auswertung

0 – 10 Punkte:
Sie können sich freuen. Es ist äußerst unwahrscheinlich, daß Sie bereits in den männlichen Wechseljahren sind.

11 – 20 Punkte:
Es ist möglich, daß bei Ihnen die Andropause bereits eingesetzt hat.

21 – 30 Punkte:
Es sieht so aus, als ob Sie bereits im Klimakterium sind.

31 – 40 Punkte:
Sie sind mitten in den männlichen Wechseljahren. Konsultieren Sie bei Problemen Ihren Arzt.

Über 41 Punkte
Sie sind bereits im fortgeschrittenen Klimakterium.

Quelle: Androx – The Society for the Aging Male

Für weitere Informationen zu Andropause, Anti-Aging und Männergesundheit können Sie sich auch an den Verein ANDROX wenden.

Androx – The Society for the Aging Male and Female
Rotenturmstraße 29
A-1010 Wien
Tel. 0043-1/5 33 08 05
Fax 0043-1/5 32 46 78
e-mail androx@mmc.at
www.androx.com

Hormone:
Botenstoffe der Jugend

Sie sind winzig und hochpotent. Hormone bringen Gänseblümchen zum Blühen und verwandeln unansehnliche Raupen in prächtige Schmetterlinge. Sie lassen Romeo vor Liebe euphorisch werden und Julia Tränen der Freude in die Augen schießen. Ihre Kraft ist im Spiel, wenn ein Milliardär sein Vermögen einer Zufallsbekanntschaft vermacht, und sie können 70jährige wieder in jugendliche Heißsporne verwandeln.

Ein Mann mit 75 Kilogramm Körpergewicht besitzt weniger als ein Gramm an Hormonen in seinem Körper. Nicht mehr also, als ein paar Tropfen im Wasser eines Schwimmbeckens. Hormone bestimmen mit darüber, ob man sich rundum glücklich fühlt oder erschöpft, aggressiv, nervös und fahrig wird.

Hormone beflügeln die sexuelle Phantasie und führen ins Reich von Lust und Liebe. Hormone sind die Dirigenten des Lebens und spielen oft Schicksal – von der Zeugung bis zum Tod.

Die Botenstoffe der Jugend stehen dabei im Dienst der Evolution und sind dazu abkommandiert, Frauen wie Männer in sexuell aktive und attraktive Wesen zu verwandeln – um die es sich lohnt, mit Inbrunst zu werben. Nur derjenige, dessen Hormonhaushalt in Ordnung ist, signalisiert Jugend und kraftstrotzende Sexualität. Doch die Evolution kennt keine Gnade, wenn das Alter kommt.

Wer älter wird, bei dem läßt die Natur die hormonellen Quellen von Kraft, Schönheit und erregendem Verlangen nach Lust und Liebe versiegen. Bei Frauen geschieht dies oft in einem dramatischen Tempo. In der Menopause können ihre Östrogenwerte, die Hormone der Weiblichkeit, nahezu gegen Null sinken. Der Eisprung bleibt aus, die Haut wird welk und die Knochen brüchig. Doch auch der Hormonspiegel des Mannes befindet sich ab seinem 35. Lebensjahr auf einer stetigen Talfahrt. Wenn die Botenstoffe der Jugend plötzlich fehlen, kann einen selbst Claudia Schiffer kalt lassen, und muskulöse Athleten verwandeln sich in müde Krieger, die kaum noch etwas hinter der Ofenbank hervorlocken kann. Erfolgreiche Topmanager in den besten Jahren fallen in das schwarze Loch der Depression. Und während die Lust auf Sex entfleucht, nimmt die Gereiztheit zu. Die Muskeln schwinden, und an den Hüften wächst der Speck.

Ab dem 35. Lebenjahr beginnt die Talfahrt der Hormone.

Erst heute wird langsam klar, daß diese Prozesse des Alterns nicht unbeeinflußbar sind. Das gilt nicht nur für Frauen, sondern gerade auch für Männer. Hormone sind der Schlüssel für ein längeres und sexuell erfülltes Leben. Wer ihr Zusammenspiel richtig beeinflußt, kann seine Lebensspanne deutlich verlängern – und mit vitaler Lebenskraft ausfüllen.

Anti-Aging mit Hormonen: die Geschichte

Anti-Aging: eine Kunst, schon vor Tausenden von Jahren praktiziert.

Anti-Aging mit natürlichen Stoffen wurde schon vor Tausenden von Jahren praktiziert. Vor allem die Könige und Gottkönige zeigten dafür ein starkes Interesse, weshalb ihre Geistlichen und Mediziner die obskursten »Therapien« entwickelten. Doch ab und an, vermutlich rein zufällig, trafen die Ärzte der frühen Kulturgeschichte auch ins Schwarze.

Zu Beginn der Medizingeschichte vermutete man die Ursache des Alterns in einem Mangel oder im Fehlen irgendwelcher Stoffe im Körper. Der griechische Leibarzt des römischen Kaisers Marc Aurel, Galenos, sah etwa alles Übel und alles Gedeihen im Zustand der sogenannten vier Kardinalsäfte Blut, Schleim, gelbe und schwarze Galle. War die Balance zwischen diesen Flüssigkeiten hergestellt, war alles in bester Ordnung. Doch schon ein Samenerguß konnte das instabile Gleichgewicht der Körpersäfte durcheinanderbringen. Der abgehende Samen, so die Vermutung, führe auf Dauer dazu, daß der Geschlechtstrieb erlahme und der Mann zum Greis werde. Um die Jugend zu bewahren, mußte daher nach einem Ersatz des Körpersaftes Ausschau gehalten werden.

Diese ersten Ersatztherapien orientierten sich bei der Suche nach den richtigen Wundermitteln meist am Ähnlichkeitsprinzip: Was Assoziationen zu kraftstrotzender Männlichkeit oder erotisierender Sinnlichkeit hervorrief, wurde begeistert als Aphrodisiakum und Anti-Aging-Therapie übernommen. Im Laufe der Trial & Error-Versuche wurde eine ganze Reihe der verschiedensten Säfte, Kräuter, Extrakte und auch Exkremente durchprobiert, und mit der Zeit fiel auch das eine oder andere Mittel ab, das heute noch Anwendung findet – und auch wirkt (siehe den Abschnitt »Natürliche Alternativen« im Kapitel »Maximizing Manhood«).

Nach der Schöpfungsgeschichte der Bibel war es der Zorn Gottes, der die Menschen aus dem Paradies vertrieb und nach dem Sündenfall sterblich machte. Die ersten Nachfahren von Adam und Eva erreichten noch im wahrsten Sinne des Wortes ein »biblisches Alter«. So zeugte Noah seine drei Söhne angeblich

»Von jedem Baum dürft ihr essen, nur vom Baum der Erkenntnis nicht.«

41

Biblisches Alter: noch im Alter von 500 Jahren und starb erst mit 950
Noah wurde 950 Jahre alt. Jahren. Eine andere Geschichte berichtet, daß der nächste »Zornesausbruch Gottes« den Menschen einen weiteren empfindlichen Verlust an Lebenszeit brachte. Er verkündete, daß Menschen nurmehr 120 Jahre alt werden könnten. Dieses Alter deckt sich mit unserer heutigen »Siebener-Regel«. Diese besagt, daß die Lebenserwartung vieler Lebewesen siebenmal so hoch ist wie jene Zeit, die das Skelett zum Auswachsen benötigt. Auch Moses stirbt nach 120 Jahren.

Man kann davon ausgehen, daß die überlieferte Lebenszeit des Führers der Israeliten ins Gelobte Land auf dem ägyptischen Sonnenjahr beruhte, das im wesentlichen mit der heutigen Zeitrechnung übereinstimmt.

Von diesem Moment an als Mängelwesen eingerichtet, versucht der Mensch seine Lebenszeit wieder auszudehnen – beziehungsweise das Altern zu verzögern. Tatsächlich begegnet einem bereits im Alten Testament, im Ersten Buch der Könige, eine der wirkungsvollsten Hormonstimulationen, welche die Natur *König David gewann* kennt. König David, hochbetagt, frierend und schon *durch die schönste* fast am Leben verzagend, wird als Anti-Aging-Thera-*Jungfrau Israels seine* pie die schönste Jungfrau Israels, Abisag von Sunem, *Vitalität zurück.* in sein Bett gelegt. Alsbald besserte sich sein Zustand so sehr, berichtet die Bibel, daß er wieder wichtige Entscheidungen treffen und auch durchsetzen konnte.

Heute weiß man, daß guter Sex den Testosteronspiegel über Tage in enorme Höhen treiben kann. Zu Zeiten von König David waren die hormonellen Hintergründe freilich noch unbekannt.

Das tat aber der Wirkung von Naturstoffen, welche die alten Ägypter schon 1600 v. Chr. beschrieben, keinen Abbruch. Papyrussammlungen aus dieser Zeit berichten über Aufputschmittel, die aus den Gerbstoffen von Maulbeergewächsen hergestellt wurden.

Diese Stoffe haben in ihrem molekularen Aufbau eine starke Ähnlichkeit mit dem des Hormons Adrenalin und konnten somit leistungssteigernd wirken. Nebenbei entdeckten die Ägypter zudem noch einen interessanten Geschlechtstest für Ungeborene, der auf hormonelle Ausscheidungsprodukte im Urin hindeutet. »Weizen und Gerste werden täglich mit dem Harn der Schwangeren benetzt; wenn der Weizen schneller wächst als die Gerste, wird das Kind ein Knabe, und umgekehrt, wenn die Gerste schneller wächst als der Weizen, wird das Kind ein Mädchen sein.«[1]

200 Jahre später empfiehlt der indische Arzt Susruta, zur Heilung von Impotenz Hoden – die das männliche Sexualhormon produzieren – zu essen. Im frühchristlichen Rom wurden als besonders wirksame Therapie Hoden von Sklaven zur Steigerung des Geschlechtstriebs angeboten. Ein halbes Jahrtausend später verabreicht der arabische Arzt Yuhanna Ibn Masawaih Hodenextrakte zur allgemeinen Vitalitätssteigerung bei der Bekämpfung der Schwindsucht (Tuberkulose).

Das auf Ähnlichkeit beruhende Prinzip der Anti-Aging-Behandlung wurde erst spät durchbrochen. Zwar hatte schon Hippokrates (460 bis 370 v. Chr) eine eigene »Hormontheorie« entwickelt. Er hatte die Ansicht vertreten, daß der Samen des Mannes aus dem Gehirn stammt und möglicherweise über das Rückenmark in die Hoden gelangt. Doch erst 2200 Jahre später, im 18. Jahrhundert, nimmt die Forschung über die körpereigenen Wirkstoffe so konkrete Formen an, daß mit naturwissenschaftlichen Experimenten endlich hinter die Kulissen der menschlichen Physiologie geblickt werden konnte. Théophile Bordeu, ein französischer Arzt, ist der erste, der den Transport von Drüsensekret über das Blut vermutet, und im Jahre 1762 setzt der englische Arzt John Hunter am

St. Georgs-Hospital in London die Hoden eines Hahns in den Unterleib eines kastrierten Artgenossen ein. Obwohl oder gerade weil Hunter das Ergebnis seines Versuchs nie veröffentlichte, wiederholte der Göttinger Professor Adolf Berthold im Revolutionsjahr 1848 das Hahnenexperiment. Überrascht stellt er fest, daß die Schwellfähigkeit des Kamms wie der Geschlechtstrieb des Hahns erhalten blieb. Als er ein halbes Jahr später den Korpus des Hahns öffnet, stellt er zudem fest, daß die Hoden nach wie vor mit Blut versorgt waren und ihr Sekret über die Blutbahn weiterhin abtransportiert worden war.

Bertholds Experiment gilt als die Geburtsstunde der erst später so genannten Hormonforschung. Die ersten sensationellen Berichte über die neue Lehre beeindrucken eine gute Forschergeneration später die Öffentlichkeit. Am 1. Juni 1889 verkündet der 72-jährige Physiologe Charles Edouard Brown-Sequard anläßlich einer Tagung der Societè de Biologie in Paris, daß er ein Mittel gegen das Altern gefunden habe. *Hodenextrakte für die Libido.* Nach der Selbstinjektion eines Extrakts aus den Hoden junger Hunde und Meerschweinchen habe er sich frischer und jünger gefühlt als je zuvor, so der Arzt. Weil seine Ergebnisse von der Fachwelt mehr als skeptisch beäugt werden, wiederholt er das Experiment an Häftlingen. Wieder sollen dieselben Erfolge erzielt worden sein.

In der Folge wurde reihenweise mit Tierversuchen begonnen, die den Alterungsprozeß blockieren oder alte Lebewesen verjüngen sollten. 1905 bezeichnete *Ernest Henry Starling »erfindet« 1905 den Begriff »Hormon«.* dann der britische Physiologe Ernest Henry Starling in einer Vorlesung am Königlichen Kolleg der Physiker in London Körpersekrete erstmals als Hormone (vom griechischen »hormao«, »ich bringe«). Die jahrtausendealte Säftelehre hatte endlich ihren Namen und festen Stellenwert in der Schulmedizin gefunden.

Von nun an ging es Schlag auf Schlag. Die medizinische Forschung wurde von einer unglaublichen Aufbruchstimmung erfaßt. Denn mit den Hormonen glaubte man den Schlüssel zum verlorengegangenen Paradies und ewigen Leben gefunden zu haben.

Die Ansicht war nicht falsch, doch die Erfahrungen und Methoden waren noch alles andere als entwickelt. Zu wenig wußte die junge Lehre noch von den Zusammenhängen der unterschiedlichen Hormone und ihren tatsächlichen Wirkungsweisen.

Eine der schillerndsten Figuren in der Pionierzeit der modernen Hormonforschung war wohl der Wiener Professor Eugen Steinach. Wohlhabend und ein Mann von Welt, verkehrte er in den besten Kreisen und war international als Sexualforscher bekannt. Im Unterschied zu seinem Freund und Zeitgenossen Sigmund Freud interessierte ihn aber weniger die Seele als vielmehr die Hormone des Menschen. Mit seinen Studien an Ratten über »Die Feminisierung von Männchen und Maskulinisierung von Weibchen« schuf er sich zunächst eine solide Grundlage, um die erste wissenschaftlich fundierte »Hormonoperation« am Mann in die Wege zu leiten.

Aus Hodentransplantationen von jungen Ratten auf alte wußte er, daß senile Tiere sich verjüngen und ihre Potenz wiedererlangen können. Unterband er ihren Samenleiter – durch die sogenannte Vasoligatur –, schien dadurch das zwischen den Samenkanälen liegende Gewebe wieder zu neuer Aktivität angeregt zu werden. Am 1. November 1918 führte sein Kollege, der Urologe Lichtenstern, die erste Vasoligatur am Menschen durch und entfesselte damit einen internationalen Medienboom. Mehr als hundert Mediziner unterzogen sich der Steinachschen Operation. Einer von ihnen war auch Sigmund Freud, der sich wie die anderen Professoren neue Vitalität und Verjüngung durch

Auch Sigmund Freud unterzieht sich einer »Hormonoperation«.

45

den Eingriff versprach. Bei vielen stellte sich der Effekt auch tatsächlich ein. So eröffnete ein bereits im Ruhestand befindlicher Arzt im Alter von 70 Jahren wieder eine neue Ordination – nachdem er seine alte zuvor schon verkauft hatte. Die Agilität und Vitalität, welche die Vasoligatur hervorgerufen haben sollte, stellten sich später als eine – wenn auch höchst wirksame – Einbildung der operierten Männer heraus. Auch wenn die Geschichte der Hormonforschung von vielen Irrtümern begleitet war, so führte doch jeder Fehlgriff zu immer größeren Erfahrungen und einem zunehmenden Wissen. Mit Steinach etwa beginnt eine neue Ära der naturwissenschaftlichen Untersuchung der hormonellen Regulierungsmechanismen des Körpers, und es dauerte nicht mehr lange, bis der Schlüssel zu den Körperhormonen endgültig gefunden war.

Der Biochemiker Adolf Butenandt extrahiert 1935 erstmals das männliche Sexualhormon.

Einige Jahre später gelang dem deutschen Biochemiker Adolf Butenandt, was vor ihm noch niemand zustande gebracht hatte. Aus 1500 Litern Männerharn extrahierte Butenandt 15 Milligramm des männlichen Sexualhormons, das er Androsteron nannte. 1935 gelang drei voneinander unabhängigen Forschergruppen unter Butenandt, dem Jugoslawen Ruzicka und dem Ungarn David die künstliche Herstellung dieses Hormons. Butenandt und Ruzicka erhielten dafür 1939 den Nobelpreis. Heute kennen wir das Androsteron unter einem anderen Namen: Es ist das Testosteron.

Wie Hormone den Mann auf Trab bringen

Hormone übernehmen im Körper die Kommunikation. Sie sind die Boten, über die die einzelnen Körperorgane und -zellen Nachrichten und Befehle untereinander austauschen.

Der Hypothalamus, eine mitten im Gehirn befindliche und nur kirschkerngroße Drüse, spielt dabei die wichtigste Rolle. Er ist das Steuerungszentrum der Hormone und besitzt in jedem Moment den Überblick über alle Körperfunktionen. Der Hypothamalus weiß, wie schnell das Herz gerade schlägt, wie hoch der Blutdruck ist oder welche Hormonwerte momentan die aktuellen sind. Auf externe Reize kann die oberste Chefetage der Hormone in Blitzesschnelle reagieren und sie sofort in physiologische Körperreaktionen umsetzen.

Das Steuerungszentrum der Hormone liegt im Gehirn.

Die Informationskaskade

Der Hypothalamus gibt dabei aber lediglich eine Generalstrategie vor. Über die Zellflüssigkeit, das limbische System – das Zentrum der Instinkte – und die Blutbahnen setzen sich auf seine Weisung hin die unterschiedlichsten Botenstoffe in Bewegung, eine Kaskade an Nachrichten, Befehlen und Rückmeldungen bringt den Körper dann auf Touren.

Kommt beispielsweise aus dem Sehzentrum die Meldung »Kurzer Rock und transparente Bluse«, kann der Hypothalamus in Bruchteilen einer Sekunde einen seiner stets abrufbereiten Boten, das sogenannte Gonadotropin-Releasinghormon, auf den Weg schicken. Dieses »Chefhormon«, das stoßweise ausgeschüttet wird, hat als wichtigste Aufgabe, sofort zu der in unmittelbarer Nähe gelegenen Hirnanhangdrüse (Hypophyse) zu sprinten, um deren Zellen die Nachricht aus der Zentrale zu übermitteln. Im selben Moment, in dem das Gonadotropin-Releasinghormon dort andockt, versteht die Hypophyse, welcher Auftrag zu erledigen ist. Da sie selbst im Vorstand der Hormonproduktion vertreten ist, ist auch die Hypophyse im Delegieren geübt. Also schickt sie ebenfalls wieder Boten auf den Weg. In diesem Fall sind es das luteinisierende und das follikelstimulierende Hormon, die wie Langstreckenläufer zu den Hoden eilen, um dort die erhöhte Ausschüttung des Sexualhormons Nummer eins, des Testosterons, zu veranlassen. Erst dann gelangt das Männlichkeitshormon in die Blutbahn und innerhalb kürzester Zeit ins Gehirn.

Überschwemmt das Testosteron das Gehirn, kommt der Mann voll in Fahrt. Sexuelle Phantasien, Bilder und Erwartungen flackern auf, in der Hormonsteuerungszentrale des Hypothamalus laufen plötzlich aus immer mehr Regionen und Zentren die Aufforderungen ein, mehr von diesem köstlichen Stoff zu besorgen. Wieder schickt der Hypothalamus stoßweise Gonadotropin-Releasinghormon auf den Weg – und innerhalb weniger Sekunden und Minuten schaukelt sich so die Erregung mehr und mehr auf. Souverän managt der Hypothalamus alle weiteren Aufgaben und beginnt andere Hormone freizusetzen, sogenannte Releasinghormone, die Herzschlag und Blutdruck erhöhen oder über die Reflexzentren des Rückenmarks die Schwellkörper anregen sowie das Blut zwar ein-, aber nicht mehr abströmen lassen.

Das Schlüssel-Schloß-Prinzip

Schließlich schwirrt eine Vielzahl unterschiedlichster Botenstoffe im Körper herum, und jeder ist mit Nachrichten und Aufträgen für ganz bestimmte Zellen in den unterschiedlichsten Regionen bepackt. Damit dieses heillose Durcheinander nicht im Chaos endet, hat sich die Natur einen besonders raffinierten Sicherheitscode ausgedacht.

Ein raffinierter Sicherheitscode verhindert ein Chaos der Hormone.

Jede Zelle besitzt an der Oberfläche Rezeptoren, die aus Eiweißmolekülen bestehen. Diese wie Fühler aus der Zelle herausragenden Teile enthalten typische Einbuchtungen in ihrer Oberflächenstruktur. Von den vielen herumschwirrenden Botenstoffen besitzt nur jener mit der richtigen Nachricht den exakten Aufsperrcode, mit dem er sich Zutritt zur Zelle verschaffen kann. Wenn sich ein Hormonmolekül mit seiner Struktur exakt in die Rezeptoreinbuchtungen schmiegen kann, dreht der Schlüssel das Schloß der Zelleneingangstür. Erst dann ist der Weg frei in das Innere der Zelle.

Die List der Natur

Die Natur wäre aber nicht die Natur, wenn sie nicht auch noch eine Umgehungsmöglichkeit vorgesehen hätte. In der Umwelt existieren Substanzen, die einen »Nachschlüssel«, einen Dietrich, für menschliche Zellen besitzen. Ihre Struktur kann die Rezeptoren täuschen und diesen Substanzen somit Eintritt in die Körperzellen verschaffen. Diese sogenannten Xenohormone (»Fremdhormone«) können dem Körper nützen oder auch schaden. Die interessantesten Stoffe sind die Phytohormone, also pflanzliche Hormone. Sie können, ähnlich den körpereigenen Hormonen, an

Rezeptoren binden beziehungsweise das menschliche Hormonsystem fabelhaft stimulieren und natürliche Anti-Aging-Therapien ermöglichen.

Die Hierarchie der Hormone

Insgesamt sind mehr als zwei Dutzend verschiedener Körperhormone bekannt. Die intensive Hormonforschung könnte aber in der Zukunft weitere biochemische Vermittler entdecken und beschreiben. Die Medizin teilt die bekannten Hormone nach verschiedenen Kriterien ein.

Die Langstreckenläufer

Kurz- und Langstreckenläufer unter den Hormonen.

Eine Unterscheidungsmöglichkeit ist der Ort ihrer Ausschüttung. Drüsen, die ihre Sekrete in das Körperinnere ausschütten, werden endokrine Drüsen genannt. Endokrine Hormone werden zum Beispiel in den Hoden, der Nebennierenrinde, der Bauchspeicheldrüse oder der Schilddrüse produziert und von dort ins Blut abgegeben. Sie sind die Langstreckenläufer unter den Hormonen, weil sie vom Ort der Produktion bis zu ihrem Zielorgan lange Distanzen zu überwinden haben. Endokrine Hormone sind Testosteron, Östrogen, Adrenalin, Insulin oder Glucagon.

Drüsen, die ihre Sekrete nach außen an die Körperoberfläche oder in das menschliche Hohlraumsystem abgeben, werden exokrine Drüsen genannt. Zu ihnen gehören die Schweißdrüsen genauso wie die Speicheldrüsen. Diese Drüsen erzeugen keine Hormone. Ihr Sekret kann aber aus anderen Drüsen zugeführte Hormone enthalten.

Die Kurzstreckenläufer

Parakrine Hormone sind die Kurzstreckenläufer. Sie werden im Hypothalamus ausgeschüttet und benutzen nicht die Blutbahn, sondern Nervenstränge und Gewebsspalten als Weg. Zu ihnen gehören Melatonin, Serotonin sowie die Releasing- und Inhibitinghormone, welche die kurze Distanz im Gehirn zwischen Hypothalamus und Hypophyse überwinden.

Urhormone

Autokrine Hormone sind die Urhormone, die ihre Information von Zelle zu Zelle weitergeben. Sie wirken durch die Sekretion der Körperzellen untereinander und sind die wichtigsten hormonähnlich wirkenden Stoffe des Menschen. Zu ihnen gehören die Eicosanoide, jene Türwächter an den Zellen, deren Bedeutung erst in den letzten Jahren wirklich deutlich geworden ist. Die Eicosanoide wurden um 1930 von Ulf von Euler entdeckt und als Prostaglandine be-

Eicosanoide: Die »Gewebshormone« gaben lange Zeit Rätsel auf.

Hierarchie der Hormone

1. Schilddrüse: Schilddrüsenhormone

2. Leber: IFG 1

3. Nebennieren: Cortisol, DHEA

4. Bauchspeicheldrüse: Insulin, Glucagon

5. Hoden: Östrogen, Testosteron

6. Von Zelle zu Zelle: Eicosanoide

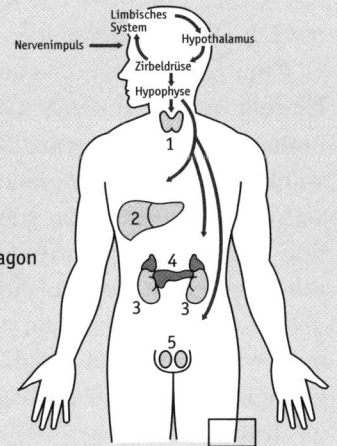

Nervenimpuls → Limbisches System, Hypothalamus, Zirbeldrüse, Hypophyse

Wie erkenne ich einen Hormonmangel?

Mit zunehmendem Alter nimmt die körpereigene Hormonproduktion ab. Längerfristig werden daher genau jene Beschwerden heraufbeschworen, die das Bild des alternden Mannes prägen. Typische Männerbeschwerden:

- ☐ Verlust an Energie
- ☐ Abbau der Muskelmasse
- ☐ Verlagerung des Fettdepots vor allem zum Bauch (Apfeltyp)
- ☐ Störung des Immunsystems
- ☐ Erschlaffung der Haut
- ☐ Abnahme der Libido und sexueller Phantasien
- ☐ Potenzstörungen
- ☐ Depressionen
- ☐ Verschlechterte Merk- und Urteilsfähigkeit

zeichnet, weil man zuerst glaubte, daß die Prostata ihr Syntheseort sei. Tatsächlich finden sich Eicosanoide, zu denen neben den Prostaglandinen auch Prostacycline, Thromboxane und Leukotriene gehören, in nahezu allen Körperzellen.

Eine andere Unterscheidungsmöglichkeit ist die Einteilung nach jenen Substanzen, aus denen die Hormone entstehen. Sexualhormone (Steroidhormone) wie DHEA (Dehydroepiandrosteron), Östrogen, Testosteron und Progesteron stammen vom Cholesterol ab. Polypeptidhormone wie Glucagon oder Neurotransmitter wie zum Beispiel Adrenalin stammen von Aminosäuren, den Bausteinen der Eiweiße, ab. Die Eicosanoide besitzen alle 20 Kohlenstoffatome (»eikosi«, griechisch: zwanzig) und sind Produkte des Fettstoffwechsels.

Peptidhormone, wie zum Beispiel das Glucagon,

sind relativ groß. Sexualhormone und Schilddrüsenhormone sind im Vergleich dazu relativ klein. Ihr Vorteil: Durch die geringe Größe ist es für sie wesentlich einfacher, ihre Zielgewebe zu erreichen.

Wachstumshormon: königliches Anti-Aging-Hormon

Was verbindet den 70jährigen Hollywood-Star in einer südkalifornischen Hormonklinik mit Ramses dem Großen? Was den Präsidenten einer Imkervereinigung mit der Königin eines Bienenstocks? Es ist der erfolgreiche Versuch, ihrem Alterungsprozeß durch eine spezielle Substanz, nämlich das Wachstumshormon, ein Schnippchen zu schlagen.

Erst seit kurzem weiß die Medizin, welche geheimnisvollen Qualitäten sich in dem in der Regel nur für das Größenwachstum während der Jugend verantwort-

Das Wachstumshormon

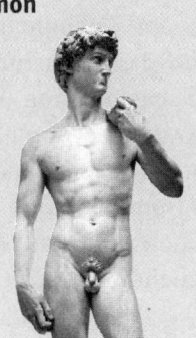

Allgemeinbefinden
steigert Lust und Lebensqualität

Sexualität
verbessert die Potenz und die Libido

Fitneß
verbessert die körperliche Fitneß

Stoffwechsel
verbessert die Stoffwechselprozesse

Fett
reguliert die Fettverbrennung

Muskeln
baut Muskelmasse auf

Das Wachstumshormon steigert praktisch alle Funktionen des Körpers und kann deswegen mit Recht als das »Königshormon« der Anti-Aging-Medizin bezeichnet werden.

Das Wachstumshormon braucht der Körper nicht nur in der Jugend.

lich gemachten Botenstoff verbergen. Untersuchungen konnten zeigen, daß durch tägliche Gaben des Wachstumshormons (abgekürzt HGH, »Human Growth Hormone«) schon in wenigen Wochen eine körperliche und psychische Verjüngung von bis zu 20 Jahren erfolgt, daß Fettpolster verschwinden und die Muskeln wieder zu wachsen beginnen, daß sich die Gedächtnisleistung verbessert sowie Konzentration, Sex und Libido bei 70jährigen wieder die Werte eines 50jährigen erreichen können.[2]

Das Wachstumshormon, auch bekannt unter dem Namen Somatotropin, gehört daher zu den wohl potentesten Anti-Aging-Substanzen, welche die Menschheit bisher kennt.

Produziert in der Hirnanhangdrüse, dirigiert das Somatotropin alle für das Altern wichtigen Botenstoffe. 50 Prozent der Hypophysenzellen sind für die Produktion des Hormons abkommandiert, das von der Hirnanhangdrüse als einzige Substanz auch gleich direkt ins Blut ausgeschüttet wird. Dort bleibt es nur für ungefähr fünf bis sechs Minuten, was aber lange genug ist, um die Leber und die Fettzellen ausreichend zu stimulieren. In den ersten Stunden des tiefsten Schlafs wird es besonders hoch ausgeschüttet, und daher kommen auch der alte Spruch »Man wächst beim Schlafen« oder die Rede vom »Schönheitsschlaf«.

Schönheitsschlaf: Im Schlaf schüttet der Körper die größten Hormonmengen aus.

In der Leber wird das Wachstumshormon Somatotropin dann in die sogenannten Wachstumsfaktoren verwandelt. Der wichtigste von ihnen, der Insulin-Like-Growth-Factor 1 (IGF 1), auch Somatotropin C genannt, stärkt das Immunsystem, hebt die Werte für das »gute« HDL-Cholesterin und hat einen positiven Effekt auf die Knochendichte.

Der Wachstumsfaktor IGF 1 stärkt das Immunssystem.

Der Wachstumsfaktor IGF 1

Das IGF 1 ist direkt verantwortlich für alle wichtigen Eigenschaften des Wachstumshormons und für einiges mehr:

- IGF 1 kann das Immunsystem verbessern. Ein Versuch an Ratten[3] hat gezeigt, daß Somatotropin (hier IGF 1) die im Alter sehr eingeschrumpfte Thymusdrüse, die für die Reifung der T-Zell-Lymphozyten verantwortlich ist, zu neuem Wachstum stimuliert. In einer Studie mit HIV-Patienten, die sich einer Wachstumshormontherapie unterzogen, wurden eine erhöhte Anzahl an Abwehrzellen und eine stabilisierte Viruszellzahl festgestellt. Außerdem kam es zu einer deutlichen Gewichtszunahme.[4]
- IGF 1 kann helfen, das ideale Gewicht zu erreichen und die Körperfettmasse zu reduzieren.
- IGF 1 hilft, Herz-Kreislauf-Erkrankungen vorzubeugen. Das Somatotropin erhöht das gefäßschützende HDL-Cholesterin und senkt das schädliche LDL-Cholesterin.

Daraus ergeben sich
- eine Reduktion des Risikos für Zuckerkrankheit
- eine Regelung des Blutdrucks
- ein Aufbau von Muskelmasse
- eine Verbesserung der Potenz
- eine Minimierung des Osteoporoserisikos. Studien haben gezeigt, daß nach einer zweijährigen Therapie mit dem Wachstumshormon ein signifikanter Anstieg der Knochendichte zu bemerken war[5];
- eine Verbesserung der Lungenfunktion, indem es für bessere Sauerstoffaufnahme durch das Blut sorgt;
- IGF 1 ist außerdem ein wichtiger Reparaturfaktor für geschädigte Nervenendigungen. Richtig eingesetzt, kann es Patienten mit Multipler Sklerose, Diabetes, Alzheimer, Parkinson oder anderen Nervenerkrankungen helfen.

Das IGF 1 ist ein wichtiger Baustein für das allgemeine Wohlbefinden und hilft, Nervenerkrankungen »von innen« zu reparieren.

Das Wachstumshormon stoppt das Altern. Wie wichtig das Wachstumshormon für die positive Beeinflussung des Alterungsprozesses ist, erkannten Hormonforscher, als sie Menschen untersuchten, die wenig oder gar kein Wachstumshormon mehr produzierten – wie beispielsweise Patienten, denen aufgrund eines Tumors die Hypophyse entfernt werden mußte. Innerhalb kürzester Zeit begannen sie zu altern und zeigten – obwohl noch in den besten Jahren – typische Symptome eines hohen Alters. Die Patienten fühlten sich unwohl, schlapp und schwach, hatten die Muskelkraft eines Babys, waren depressiv, litten unter Stimmungsschwankungen und waren auch sozial isoliert. Auch körperliche Zeichen dieses Mangels an Somatotropin waren nicht zu übersehen: das Körperfett hatte sich vornehmlich rund um den Bauch vermehrt, die Haut wurde dünn, trocken und sah frühzeitig gealtert aus.

Aus diesen Ergebnissen ist – vor allem in den USA – ein blühender Forschungszweig entstanden. Erstmals schien ein Weg gefunden, der das evolutionäre Naturgesetz des Alterns nicht als unabänderlich erscheinen läßt.

Vorweggenommen hatten die Anti-Aging-Forschung aber schon die alten Ägypter. Ramses der Zweite, der Gottkönig der ägyptischen Hochkultur, wurde über 90 Jahre alt – und das vor 3000 Jahren. Vieles spricht dafür, daß er dieses hohe Alter nur deshalb erreicht hat, weil die ägyptischen Mediziner mit natürlichen Anti-Aging-Mitteln experimentierten. In seinem Sarkophag fand sich als Grabbeigabe jedenfalls auch eine Substanz, deren Wert erst heute richtig erkannt wird: der spezielle Futtersaft für die Bienenkönigin, das Gelée Royale.

Gelée Royale ist eine besonders nährstoffreiche Substanz, die Bienenarbeiterinnen an ihren Nachwuchs verfüttern, wenn sie eine neue Königin heranzüchten wollen. Allein diese spezielle Ernährung bewirkt die Entwicklung der Bienenkönigin aus einer ganz normalen Bienenlarve. Die Bienenkönigin wird zweimal größer als alle anderen Bienen, lebt 40mal länger und widmet ihr ganzes Leben dem Sex, nämlich der Reproduktion des Bienenstocks. Die faszinierende Genialität der Evolution hat bei den Bienen eine einmalige »non aging diet« kreiert.

Gelée Royale bringt der Bienenkönigin ein 40mal längeres Leben.

Heute weiß man, daß Gelée Royale »eingeschlafene« Hormone anregen kann und in ihm spezielle Stoffe, die sogenannten Secretagoga, enthalten sind, die auch auf das Hormonsystem des Menschen stimulierend wirken können.

Bei einem 75 jährigen Mann, einem pensionierten Chef einer Imkervereinigung eines mitteleuropäischen Landes, der seit Jahren Gelée Royale und einen bestimmten Extrakt aus Blütenpollen eingenommen hatte, stellte man bei einer Untersuchung fest, daß seine Hormonwerte – insbesondere die des Wachstumshormons – denen eines 60 jährigen entsprachen. Dies ist deshalb nicht verwunderlich, da auch Blütenpollen eine Reihe jener secretagog wirkenden Aminosäuren enthalten, welche die Ausschüttung des Wachstumshormons stimulieren.[6]

Forscher der Yale-Universität sehen die Wachstumshormonverminderung mittlerweile als ein spezifisches klinisches Syndrom mit spezifischen Merkmalen wie
* herabgesetzter Muskelmasse
* wachsendem Körperfett
* herabgesetzter Fähigkeit zu sportlicher Aktivität
* verminderter Knochendichte
* abnormalen Lipidwerten und
* herabgesetzter Lust und Lebensqualität an.

Die meisten dieser Symptome gehören zu den wichtigsten Problemen der Altersmedizin, der Geriatrie. Denn auch im gesund alternden Menschen sinkt im Laufe der Jahre der Spiegel des Wachstumshormons immer stärker.

Die Somatopause

Somatopause: Wenn das Wachstumshormon versiegt, kommt die Altersschwäche.

Die Konzentration des Wachstumshormons (HGH) fällt im Alter – für Männer und Frauen im selben Tempo – stetig ab. Man kann sagen, daß der Spiegel des Wachstumshormons bei 60jährigen ein Viertel der Konzentration beträgt, die wir bei 20jährigen finden.

So verfügt etwa im Alter von 65 Jahren mehr als die Hälfte der Bevölkerung über gar kein oder nur noch extrem wenig Wachstumshormon.

Studien haben aber gezeigt, daß im Alter die Hypophyse, und insbesondere dort die Somatotropinzellen, nach wie vor fähig sind, das Wachstumshormon in gleichen Mengen wie in der Jugend zu produzieren.[7] Irgendwo in der komplexen Balance der Hormone muß sich jedoch ein Fehler eingeschlichen haben, der

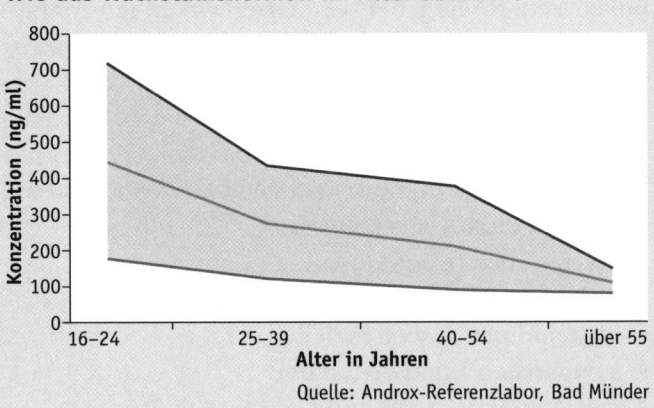

Wie das Wachstumshormon im Alter abnimmt

Konzentration (ng/ml) — 800, 700, 600, 500, 400, 300, 200, 100, 0

Alter in Jahren — 16–24, 25–39, 40–54, über 55

Quelle: Androx-Referenzlabor, Bad Münder

die Freisetzung verhindert. Eine Lösung für dieses Rätsel fanden Forscher in einem Gegenspieler des Wachstumshormons, dem Somatostatin. Dieses Hormon sorgt in der Regel dafür, daß das Wachstumshormon auf einem physiologischen, also gesunden Level bleibt. Steigt der Somatostatinspiegel im Alter aber an, blockiert es wahrscheinlich die Produktion des Wachstumshormons. Den Beweis lieferten Forscher, denen es gelang, die Somatostatinproduktion bei alten Ratten zu stoppen. Das Ergebnis: Ihre Ausschüttung des Wachstumshormons entsprach anschließend der von jungen Ratten.[8]

Einen weiteren Lösungsansatz fanden Forscher, als sie einen Vorläufer des Wachstumshormons, das sogenannte Growth-Hormone-Releasing-Hormone (GHRH), untersuchten. Es zeigte sich, daß das GHRH mit den Jahren altersschwach wird und seinen Aufgaben nur mehr leidlich nachkommen kann. Die Hypophyse wird deshalb weniger stimuliert, Wachstumshormone freizusetzen, und reagiert daher unsensibler auf Feedbacksignale des Körpers. Der Körper setzt normalerweise automatisch Signale, um alle Hormonspiegel auf den richtigen Werten halten zu können. Er bekommt dabei ständig Hinweise über die verschiedenen Körperfunktionen, die er mit »stop and go«-Hormonen reguliert. Einige Forscher glauben daher, daß das GHRH nicht mehr entsprechend auf diese Feedbacksignale des Körpers reagiert.

Am wahrscheinlichsten ist, daß beide Faktoren zusammenspielen – die Somatostatinwirkung und die »Altersschwäche« des GHRH.

Neueste Forschungen legen auch nahe, daß es nicht allein daran liegt, daß das Wachstumshormon im Alter einfach abnimmt, sondern daß das Körpergewebe trotz ausreichender Mengen gegen GHRH-Wirkung resistent wird.

Doch diese Prozesse sind nicht unumkehrbar und vor allem durch richtige Ernährung positiv beeinflußbar. So haben Physiologen an der Universität von North Carolina ein Experiment durchgeführt, das klar aufzeigt, daß die abgeschwächte Ausschüttung von Somatotropin aus der Hirnanhangdrüse reversibel ist.

Mit Kalorienreduktion die Ausschüttung des Wachstumshormons wieder anregen.

Die Forscher reduzierten bei alten Ratten drastisch deren Kalorienzufuhr. Das Ergebnis: Die Wachstumshormonsekretion, die vorher am Nullpunkt war, war nach zwei Monaten wieder völlig intakt. [9]

Hier zeigt sich deutlich, wie wichtig die Ernährung für den Hormonhaushalt ist. Zuviele Kalorien und Fette stören die natürliche Balance der Botenstoffe. Insulin, das Hormon, das bei erhöhtem Blutzuckerspiegel ausgeschüttet wird, ist dabei von besonderer Bedeutung. Das Zuckerhormon ist ein Inhibitor – also Hemmer – des Wachstumshormons. Je mehr der Körper an Insulin abgeben muß, desto weniger »Platz« bleibt für das Somatotropin. Wer seine Kalorienzufuhr aber beschränkt, senkt den Insulinspiegel und gibt somit dem Wachstumshormon die Möglichkeit zu wirken.

Damit dürfte deutlich geworden sein: Somatotropin bringt für jeden Menschen sichtbare Erfolge, und niemand muß das Abfallen des Wachstumshormonspiegels im Alter schicksalhaft hinnehmen.

Anti-Aging mit dem Wachstumshormon: Substitution oder Stimulation?

Katharina S. begann 1996 Wachstumshormon zu nehmen und war ein halbes Jahr später unter den ersten fünf in einem Bodybuilder-Wettbewerb für über 40jährige Frauen. François D. bekam aufgrund der Beratung in einer Hormonklinik in Frankreich Wachstumshormoninjektionen, um seiner Fettlei-

bigkeit Einhalt zu gebieten. Er verlor 10 cm Taillenumfang und konnte seinen Muskelumfang an Armen und Beinen fast verdoppeln.

Solche und ähnliche Beispiele ließen sich mittlerweile dutzendweise anführen. Somatotropin scheint das Ei des Kolumbus in puncto Anti-Aging-Therapien zu sein. In den USA ist der Wachstumshormonboom daher längst ausgebrochen, und unzählige Versuche mit Somatotropin-Ersatztherapien haben positive Ergebnisse gebracht. Die Substitution des Wachstums-hormons wirft aber eine wichtige Frage auf: Die Sub-stitutionstherapie ist zwar wirksam, aber ist sie auch wirklich sicher?

Prinzipiell ist es möglich, den Botenstoff der Jugend durch tägliche Injektionen zu ersetzen und den Hor-monspiegel auf dem Niveau eines jungen Mannes zu halten. Abgesehen davon, daß die chemische Syn-these des Wachstumshormons schwierig, aufwendig und teuer ist – eine Anti-Aging-Kur würde bis zu 10000 Dollar pro Jahr kosten –, muß hier auf den größ-ten Nachteil der Substitution hingewiesen werden: Mit hohen HGH-Gaben können auch Zellen zum Wachs-tum angeregt werden, bei denen dies alles andere als wünschenswert ist – wie z. B. Krebszellen. Die richtige Menge zu finden ist schwierig, weil die Grenzwerte von Mensch zu Mensch schwanken können. Darüber hinaus gibt es keine absolut gültigen Dosierungsvorschriften. Das Risiko einer Tumorbildung ist deshalb hoch, und gerade wer übertreibt und zuviel Somatropin nimmt, läßt sich auf ein riskantes Spiel ein.

Secretagoga: Anti-Aging mit Aminosäuren

Erst seit kurzem kennt die medizinische Forschung auch eine andere Form der Therapie. Das Wachstumshormon kann nicht nur wie Treibstoff in den Tank nachgeschüttet, vielmehr kann auch die Hypophyse angeregt werden, mehr von dem natürlichen Hormon auszuschütten. Selbst im Alter verfügt der Körper noch immer über versteckte Quellen für seinen hormonellen Jungbrunnen. Es kommt nur darauf an, diese zum Sprudeln zu bringen.

Hormonstimulation ist die sicherere Methode.

Die innovativste und sicherste Methode, um seinen Wachstumshormonspiegel auf eine gesunde Höhe zu bringen, ist die Hormonstimulationstherapie. Dabei werden die Drüsen angeregt, mehr von dem Hormon auszuschütten. Von außen müssen dafür nur die richtigen »Katalysatoren« eingebracht werden. Die speziellen Substanzen, die dabei zum Einsatz kommen, sind die Secretagoga. Secretagoga sind kurzkettige Aminosäuren, die eben die Drüsen zur Ausschüttung anregen. Bekannte Secretagoga sind etwa die seit vielen Jahren erfolgreich eingesetzten »oralen Diabetika«,

Aminosäuren stimulieren die Hormonausschüttung.

welche die Ausschüttung des Insulins aus der Bauchspeicheldrüse anregen.

Diese Stoffe kommen natürlich vor, lassen sich aber auch synthetisch herstellen. Der Körper wird durch sie aufgefordert, seinen Somatotropinspiegel selbst ins Lot zu bringen und den natürlichen Regulationsprozeß der Hormone zu stimulieren.

Diese Variante ist kostengünstig, einfach in der Anwendung und für den Körper am verträglichsten. Die Secretagoga wirken auf den Hypothalamus und auf die Hypophyse gleichzeitig. Releasingfaktoren und die Somatotropinausschüttung werden angeregt, während gleichzeitig das »Gegenspielerhormon« Somatostatin abgeblockt wird. Mittlerweile ist die HGH-Stimulationstherapie schon zu einer weitverbreiteten Methode unter praktizierenden Ärzten geworden. Denn damit kann den Menschen doppelt geholfen werden: Zum einen wirken Secretagoga, und zum anderen sind sie sicher, da der Körper durch die hervorgerufene Drüsenstimulation keinen Überdosierungen ausgesetzt ist.

Die wichtigsten Secretagoga im Überblick

Wichtig bei den oralen Secretagoga ist die »Verpackung« – sie müssen der Magensäure standhalten, da sie sonst vorzeitig »denaturiert« werden würden und so an ihren speziellen Rezeptoren nicht mehr andocken könnten.

Unter den oralen natürlichen Secretagoga sind an erster Stelle einige Aminosäuren zu nennen:

Arginin

Die Aminosäure Arginin wird von vielen Athleten benutzt, um ihren HGH-Spiegel zu heben. Die Ergebnisse sprechen hier eine deutliche Sprache: Die Werte klettern oft auf das Dreifache der üblichen Konzentration im entsprechenden Alter, eine deutliche Fettabnahme ist zu bemerken, Muskelaufbau und eine bessere Immunlage sowie eine verbesserte erektile Funktion werden berichtet.

Sportler benutzen Arginin zur Leistungssteigerung.

Arginin wirkt auf der Basis der Somatostatinblockierung, d. h. die Hypophyse wird dazu angeregt, Somatotropin auszuschütten.

Die übliche Dosierung beträgt vier bis zehn Gramm auf leeren Magen vor dem Schlafen. Am besten nimmt man eine Kombination von Arginin mit den Aminosäuren Ornithin und Lysin.

Ornithin

ist eine der wirksamsten Aminosäuren, die noch höhere Konzentrationen erzielt. Sie wird daher in geringerer Dosierung angewandt – zwei bis fünf Gramm zur Schlafenszeit.

Glutamin, Lysin, Glycin

Diese drei Aminosäuren werden am besten mit Arginin gemeinsam eingenommen und wirken auch ähnlich. Die Dosierungen reichen von 2 bis 6,75 Gramm.

Tryptophan

Ein besondere Stellung nimmt die Aminosäure Tryptophan ein. Sie wird zu Serotonin umgewandelt, welches die Somatotropinkonzentration im Schlaf erhöhen kann. Tryptophan findet sich auch in der Milch, was erklären mag, warum das Trinken von Milch ein besseres Einschlafen bewirken kann. Um optimale Ergebnisse zu erzielen, sollte man es mit Vitamin B6 (30 mg) und Vitamin C (250 mg) einnehmen, da diese Substanzen wichtige Vermittler bei der Umwandlung von Tryptophan zu Serotonin sind.

Der Nachteil einzeln applizierter secretagog wirkender Aminosäuren ist, daß Mengen im Grammbereich eingesetzt werden müssen. Internationale Studien belegen aber, daß die Kombination bestimmter Aminosäuren einen verstärkenden Effekt auf die Wachstumshormon-Ausschüttung hat und daher sehr viel niedrigere Wirkstoffmengen für den gewünschten Effekt ausreichen.[10]

Vitamin B3

Auch Niacin, Nikotinsäure oder Nikotinamid genannt, ist ein wichtiger Aktivator und Stimulator für das Wachstumshormon. Die üblichen Dosierungen sind 200 bis 1000 mg vor dem Schlafengehen. Anzumerken ist, daß hier eine sogenannte Flush-Symptomatik auftreten kann, eine plötzliche Hitzewallung im Gesicht. Das soll nicht beunruhigen, die Hitze verschwindet so schnell, wie sie gekommen ist, und gilt nur als ein Zeichen für die Aktivierung der »Hormonfabrik«.

Natürliche Secretagoga

Gute Erfolge lassen sich auch mit einer Mischung aus speziell selektierten und behandelten Blütenpollen und Gelée Royale erzielen. Sie enthalten einen definierten Cocktail aus einigen Aminosäuren und Flavonoiden, die speziell schonend verarbeitet werden. Das kohlenhydratreiche Milieu dieser Naturstoffe erhöht nachweislich die Aufnahme und Bioverfügbarkeit der secretagog wirkenden Aminosäuremischung, wodurch ein potenzierender Effekt zustande kommt. Studien mit dieser speziellen Mischung belegen, daß diese Inhaltsstoffe die Ausschüttung des Wachstumshormons stimulieren und statistisch signifikant die physische und psychische Leistungsfähigkeit steigern sowie die Libido verbessern. Die Lebensqualität steigt deutlich.[11]

Natürliche Hormonstimulantien fördern auch die Libido.

Flavonoide schützen vor oxidativen Zellschäden, das spezielle Flavonoid Rutin wird auch als Antipermeabilitätsfaktor bezeichnet und stärkt die Gefäßstruktur.

Habe ich ausreichend Wachstumshormon?

Fünf Fragen, an denen Sie erkennen,
ob es Ihnen am Wachstumshormon mangelt:

	ja	nein
Seit geraumer Zeit hat meine Kondition nachgelassen. Im Sport läuft es nicht mehr so gut.	☐	☐
Obwohl ich nicht zunehme, steigt mein Fettanteil, während die Muskelmasse abzunehmen scheint.	☐	☐
»Élan vitale«: Ich brauche den ganzen Vormittag, bis ich auf Touren komme.	☐	☐
Ich kann regelrecht zusehen, wie meine Haut altert.	☐	☐
Seit neuestem kann ich mir Namen nicht mehr merken.	☐	☐

Wenn Sie eine oder mehrere Fragen mit »ja« beantwortet haben, könnte das auf einen Hormonmangel schließen lassen. Für eine genaue Diagnose sollten Sie Ihren Hormonstatus überprüfen lassen und sich an einen Männerarzt beziehungsweise einen Arzt mit Spezialisierung auf Andrologie wenden.

Symbiotropin

Ähnlich gute Effekte lassen sich mit Symbiotropin erzielen, einer Mischung aus Glycoaminosäuren – das sind komplexe, pflanzliche Insulin- und IGF-1-Regulatoren.

58 Prozent der behandelten Patienten berichteten von einer Steigerung der Muskelmasse, 68 Prozent von einer deutlichen Fettreduktion, 47 Prozent freuten

sich über neues Haarwachstum und weniger graue Haare sowie Faltenschwund, 66 Prozent bemerkten Harnstrahlverbesserungen und einen verminderten nächtlichen Harndrang, sie wurden potenter, Cholesterin- und Leberwerte verbesserten sich ebenso wie die Herzleistung. Bei einer Frau verbesserte sich die Auswurfleistung der linken Herzkammer sogar um 45 Prozent.[12]

Synthetische Secretagoga

Innerhalb der Anti-Aging-Medizin in den USA sind derzeit noch zwei weitere Namen von synthetischen Secretagoga, nämlich GHRP 6 und MK 0677, in Umlauf; in Europa wird man diese Namen (noch) vergeblich suchen.

Synthetische Secretagoga: in Europa noch kaum erhältlich.

Testosteron: das Männlichkeitshormon

Um keinen anderen Botenstoff des menschlichen Organismus ranken sich so viele Mythen und Phantasien wie um das männliche Sexualhormon. Ein hoher Testosteronspiegel (»T-Spiegel«) muß als Erklärung herhalten, wenn Männer fremdgehen oder auf der Autobahn rasen, wenn sie Kriege führen, abends randalierend durch die Straßen ziehen oder in eine Schlägerei verwickelt werden, auf Entdeckungsreise gehen, Bungeejumping betreiben, eine Firmenübernahme strategisch planen oder den nackten Oberkörper mit den Farben ihres Fußballvereins bemalen. Immer soll das Testosteron der Grund dafür sein. Doch wie sehen die Fakten aus?

»Seit ich Testosteron nehme, weiß ich, warum Männer Kriege führen.«
Gail Sheehy

Chemisch ist das 1935 entdeckte Testosteron mit den weiblichen Sexualhormonen Östrogen und Progesteron verwandt. Normalerweise produziert der männliche Körper ungefähr sieben Milligramm pro Tag in den rund 500 Millionen Leydigschen Zwischenzellen der Hoden und geringe Mengen auch in der Nebennierenrinde. Der Großteil der ausgeschütteten Testosteronmenge wird sofort an ein Trägereiweiß, das Sex Hormone Binding Globuline (SHBG), gebunden und zirkuliert so inaktiv im Blut. Lediglich zehn Prozent durchfluten weiterhin ungebunden den männlichen *Testosteron bringt* Körper und bringen als hochpotentes und bioaktives *Männer in Schwung.* Powerhormon den Mann auf Trab.

Zehn Prozent des freien Testosterons werden für Gewebe- und Muskelaufbau verwendet. Umgewandelt durch das Enzym 5-Alpha-Reduktase zu dem zehnfach wirksameren Dihydrotestosteron (DHT), hat jedoch selbst diese kleine Dosis DHT eine enorme Wirkkraft. Besonders während der Pubertät, wenn der T-Spiegel mit einemmal in die Höhe katapultiert wird, wird dies deutlich: Penis, Prostata, Samenblase und Kehlkopf beginnen unter dem Einfluß von DHT zu wachsen, Bart und Körperhaare zu sprießen, Kinn und Schultern des Jungen werden breiter, seine Stimme wird tiefer und maskuliner.

Aufgrund seiner hohen Wirksamkeit fördert DHT jedoch auch unerwünschte Entwicklungen im männlichen Organismus, wie etwa die Glatzenbildung und das Wachstum von Prostatakarzinomzellen.

90 Prozent des Testosterons bleiben frei zirkulierend im Blut und wandern geradewegs zum Gehirn. Der Effekt: Die Testosteronmoleküle docken im Libidozentrum an die Nervenrezeptoren an, das Gehirn beginnt erotische Phantasien zu produzieren, und damit wächst auch die Grundbereitschaft, auf sexuelle Signale aus der Umwelt zu reagieren. Hier wird der Unterschied

zwischen DHT und Testosteron deutlich – DHT wirkt auf die Organe, Testosteron vornehmlich im Gehirn.

Umgekehrt wirkt Testosteron nicht nur im Mann, sondern auch auf Frauen. Testosteron macht sexy – und bildet alle sekundären Geschlechtsmerkmale aus, auf die Frauen fliegen. Je mehr Testosteron, desto tiefer die Stimme, desto üppiger der Bartwuchs, desto breiter die Schultern und desto kräftiger das Kinn. Im allgemeinen wird ein Mann mit einem hohen Testosteronspiegel als maskuliner bewertet.

Testosteron macht Männer attraktiv.

Eine 1999 in der britischen Medizinfachzeitschrift *Lancet* veröffentlichte Studie[13] konnte nachweisen, daß in Frauen ein evolutionsbiologisch entwickeltes Rechenprogramm läuft, das den sogenannten Schulter-Bauch-Koeffizienten des Mannes automatisch überprüft. Je breiter die Schultern und je schmaler der Bauch, um so attraktiver werden Männer gesehen. Beide Ausprägungen hängen direkt mit einem hohen Testosterongehalt im Blut zusammen. Mit Hüftspeck um die Mitte fallen Männer bei der Attraktivitätsprüfung zuerst einmal durch. Sie müssen mit anderen Qualitäten wie Liebenswürdigkeit, sozialem Status, besonderen Fertigkeiten, Intelligenz oder selbstironischem Humor Aufmerksamkeit zu erreichen suchen.

Schwankender Testosteronspiegel

Der absolute Hormonhöhepunkt wird morgens gegen 8 Uhr beim Aufwachen erreicht – was gemeinsam mit der vollen Blase die morgendlichen Erektionen erklärt. Am späten Nachmittag ist der Level aber bereits auf die Hälfte abgesunken. Übers Jahr betrachtet zeigt sich ein zusätzlicher Rhythmus mit Spitzenwerten im September und November.

Im Schnitt befinden sich rund zwei bis zehn Nanogramm Testosteron in einem Milliliter Blut. Durch von außen kommende Reize kann die Testosteronproduktion in den Hoden kurzfristig beträchtlich höher werden. Der Ablauf ist dabei immer der gleiche: Der sinnliche Eindruck wird von der Großhirnrinde registriert und gelangt von hier an den Hypothalamus, der sofort den Befehl an die Hoden ausgibt, mehr Testosteron auszuschütten. Eine Studie des Wiener Ludwig-Boltzmann-Instituts für Stadtethologie zeigt in dieser Hinsicht unglaubliche Ergebnisse[14]: 24 jungen Männern wurden Photos lasziv posierender Mädchen aus der Plakatwerbung vorgelegt. Jeans, Dessous oder Duschgels wurden von den Mädchen mit viel nackter Haut beworben, den Kopf ein wenig geneigt, die Hüfte verführerisch geknickt in der »Nimm-mich-Stellung«.

Jeweils eine volle Minute, so lautete die Anordnung, sollten die Männer jedes Bild der Serie gründlich betrachten. Gestört wurde die beschauliche Idylle lediglich durch die regelmäßige Aufforderung, in ein Schälchen zu spucken. Die Auswertung der Speichelproben zeigte überraschende Ergebnisse. Im Mittelwert war die Testosteronkonzentration im Speichel nach dem vierten präsentierten Bild bei allen Männern beinahe doppelt so hoch wie zu Beginn der Fotoserie. Die Versuchsleiter hatten nie mit dieser extremen Hormonreaktion in so kurzer Zeit gerechnet.

Erotische Werbung hebt den Testosteronspiegel – nur für kurze Zeit Die uralten Muster, die sich die Werbung zunutze macht, funktionieren freilich nur für kurze Zeit. Nach der zwölfteiligen Fotoserie war der Hormonspiegel bei den Männern wieder auf das Ausgangsniveau oder sogar knapp darunter gesunken. Zu viel vom Gleichen macht die Sache anscheinend wieder langweilig.

Der erhöhte T-Spiegel kann, muß aber nicht der Auslöser für die Erektion sein. Anders als bei Ratten oder niederen Affen, die diesem Impuls reflexartig

Taten folgen lassen, wird die Lust des Menschenmännchens meist sofort wieder von Gedanken an beruflichen Streß, Ehe und Familie niedergerungen.

Doch das Sexualhormon formt nicht nur den männlichen Körper und ruft die Libido wach: Zahlreiche Untersuchungen zeigen, daß es viel stärker auf das Verhalten Einfluß nimmt, als bisher angenommen wurde.

Eine Studie der amerikanischen National Institutes of Health (NIH) in Bethesda, Maryland, mit 1700 Männern ergab, daß genau jene mit einem generell hohen Hormonspiegel ausgestatteten »Alpha-Männchen« vermehrt andere kontrollieren und beeinflussen.[15] Kommen zwei Männer in einen Raum, wird derjenige mit dem höheren T-Level sich bald in den Vordergrund zu spielen versuchen. Testosteron-Männer drücken ihre Meinung nachdrücklicher aus, reagieren energischer und lassen ihrer Wut gern freien Lauf.

Dieser Effekt ist freilich nicht auf Männer beschränkt. Frauen produzieren zwar 25- bis 50 mal weniger vom männlichen Sexualhormon, aber auch bei ihnen sind diejenigen mit einem hohen Testosteronspiegel dominanter und in ihrer Lebensführung agiler.

War Jeanne d'Arc ein Mann?

Was Jeanne d'Arc so kämpferisch machte

Ihre kämpferische und so traurig endende Geschichte machte Jeanne d'Arc zu einer Märtyrerin für die Emanzipation und Gleichberechtigung der Frau. Von einer holländischen Frauenjury ist die heilige Jungfrau von Orléans deshalb auch zur Frau des zweiten Jahrtausends gewählt worden.

Jeanne d'Arc wurde 1412 geboren und fühlte sich berufen, das von Engländern belagerte Orléans zu befreien. Die burschikose Frau wurde Heerführerin und konnte tatsächlich die entscheidende Wende im Krieg der Franzosen gegen die Engländer herbeiführen. Später kämpfte sie weniger erfolgreich. Sie geriet in Gefangenschaft, wurde an die Engländer verkauft und – vom französischen Hof fallengelassen – in Rouen von einem geistlichen Gericht als Zauberin und Ketzerin verurteilt und im Mai 1431 auf dem Scheiterhaufen verbrannt.

Nur wenig bekannt ist, daß die 1909 selig- und 1920 heiliggesprochene Jeanne d'Arc auch hormonell gesehen eine Besonderheit gewesen ist. Bei der kurz vor ihrem Tod auf dem Scheiterhaufen vorgenommenen ärztlichen Befragung und Untersuchung wurde festgestellt, daß sie keinerlei Körperbehaarung besaß und ihr Leben lang keine Monatsblutungen gehabt hatte. Die Untersuchungsprotokolle werden heute im Vatikan verwahrt und können noch eingesehen werden. Nach dem heutigen Stand der Medizin kann man diese Symptome gut interpretieren: Die kämpferischste Frau des 15. Jahrhunderts litt an der seltenen Krankheit der testikulären Feminisierung, die sie zu einer besonderen Form eines Pseudo-Hermaphroditen machte. Jeanne d'Arc dürfte keinen Uterus, dafür aber winzige Hoden in der Bauchhöhle gehabt haben, die bei ihr einen Testosteronüberschuß produzierten. Der Haarwuchs am Körper war durch fehlende Hautrezeptoren für Testosteron völlig ausgeblieben. Östrogene wirken bei der testikulären Feminisierung aber dennoch, die Jeanne d'Arc somit auch die weiblichen Formen gaben. Im Gehirn allerdings konnte das Testosteron seine volle Wirkung entfalten. Aus hormoneller Sicht war sie eher ein Jean d'Arc, männlicher als so mancher Mann, und so ist es auch kein Wunder, daß sie sich zur Heerführerin berufen fühlte. Denn der hohe Testosteronspiegel machte sie kämpferischer und aggressiver.

Testosteron ist das Powerhormon, das vor allem im Sport für Sieg und Niederlage verantwortlich ist. Wissenschaftler können das Ergebnis eines Tennismatchs allein anhand von Speichelproben rekonstruieren. Bei jedem gewonnenen Punkt steigt der Spiegel des Gewinners an, während der des Verlierers immer weiter absinkt. Das trifft nicht nur auf Tennisspieler zu, sondern auf jeden Menschen in einer Wettkampfsituation. Auch Schachspieler und sogar die Zuschauer fahren mit auf der hormonellen Achterbahn. Bei Fans einer siegreichen Fußballmannschaft wurden zum Beispiel höhere Testosteronwerte im Speichel gemessen als bei den Fans der Verlierermannschaft.

Auch beim Schachspiel wirkt Testosteron leistungssteigernd.

»Jetzt weiß ich, weshalb Männer Kriege führen«, faßte die amerikanische Schrifstellerin Gail Sheehy ihre Erfahrungen zusammen, nachdem sie im Rahmen ihrer Hormonersatztherapie gegen Wechseljahrsbeschwerden Testosteroninjektionen erhalten hatte. Derzeit läuft eine Debatte, in welchem Ausmaß abnormal hohe Testosteronspiegel die Gewaltbereitschaft steigern können. So hat etwa der amerikanische Psychiater Robert Rose aus Washington D.C. bei Häftlingen, die im Jugendalter extrem gewalttätige und aggressive Verbrechen begangen hatten, signifikant höhere Testosteronspiegel nachweisen können. Rose: »Testosteron könnte eine verstärkte Aktivität, Initiative oder Selbstsicherheit fördern, was sich bei manchen Individuen in antisozialen, aggressiven Handlungen äußern könnte.« Testosteron kann freilich nicht der alleinige Grund für

Wie und wo Testosteron im Mann wirkt

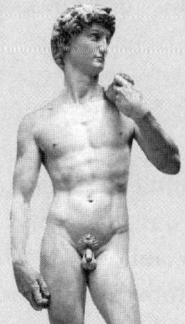

Gehirn:
unterstützt Konzentration und Gedächtnis

Libido:
erhöht die Lust auf Sex

Haare:
stimuliert Bartwuchs, Haarwuchs auf der Brust, im Genitalbereich und an Unterarmen

Stimme:
verantwortlich für den Stimmbruch in der Pubertät

Fett:
verringert Fettmasse

Muskeln:
erhöht die Muskelmasse

Sexualorgane:
löst die männliche Sexualwirkung aus

Knochen:
erhöht Knochendichte und -wachstum

Testosteron ist das Männlichkeitshormon schlechthin.
Es reguliert Libido, Aggressivität, Muskelauf- und Fettabbau.

Habe ich ausreichend Testosteron?

Fünf Fragen, an denen Sie erkennen,
ob es Ihnen an Testosteron mangelt:

	ja	nein
Früher hatte ich mehr Interesse am Sex.	☐	☐
Meine räumliche Vorstellungskraft war schon einmal besser.	☐	☐
Meine Kreativität hat nachgelassen.	☐	☐
Um die Hüfte wächst der Speck.	☐	☐
Meine gesunde Aggressivität im Beruf ging irgendwie verloren.	☐	☐

Wenn Sie eine oder mehrere Fragen mit »ja« beantwortet haben, könnte
das auf einen Hormonmangel schließen lassen. Für eine genaue Diagnose
sollten Sie Ihren Hormonstatus überprüfen lassen und sich an einen
Männerarzt beziehungsweise einen Arzt mit Spezialisierung auf Andrologie wenden.

Gewaltverbrechen sein, so die Vermutung der Psychiater, aber in manchen Fällen neben den sozialen
Umständen durchaus auch ein Faktor.

Was tun, wenn das Testosteron versiegt?

Die Krise der Männlichkeit beginnt früh. Im hormonellen Zenit steht der Mann mit 25 Jahren, von da an
geht es bereits langsam bergab. Ab dem 40. Lebensjahr
kommt dann der große Knick. Die Hormonproduktion
in Hoden und Nebennierenrinde beginnt zu versiegen.

Statt der morgendlichen Erektion droht dem Mann in den angeblich besten Jahren ein Wust an Beschwerlichkeiten: schwindende Lust auf Sex, Depressionen und Konzentrationsmangel. Nur die wenigsten Männer können sich ihr »Tigerimage« so ins Alter hinüberretten wie Tom Jones, dem noch als 60jährigen die Spitzenunterhöschen seiner weiblichen Fangemeinde auf der Bühne zufliegen.

Im Gegensatz zu Frauen, deren Östrogenhaushalt während der Wechseljahre innerhalb eines Jahres auf ein beinahe präpubertäres Niveau sinkt, nimmt das frei verfügbare Testosteron bei den meisten Männern langsam und kontinuierlich ab. Ebenso schleichend machen sich die ersten Symptome bemerkbar. Das »hormonelle Altern« verläuft bei jedem Mann anders.

Wenn Männer in der Lebensmitte über »mangelnden Biß« zu klagen beginnen, können das durchaus schon Wechseljahrsbeschwerden sein. Dann kommen die klassischen Hinweise auf den Beginn der Andropause: Bei 80 Prozent der Männer mit einem allzu niedrigen T-Wert schwindet die Lust auf Sex, immer kümmerlicher werden die sexuellen Gedanken und Begierden, immer häufiger bleibt die gewohnte morgendliche Regung aus. Und schon geringe Dosen Streß oder Alkohol reichen aus, um die Erektionsfähigkeit ins Wanken zu bringen.

Schwindende Lust, Kreislaufprobleme und Gereiztheit: das männliche Klimakterium.

Bei 80 Prozent der Männer mit Wechseljahrsbeschwerden treten permanente Erschöpfungszustände auf, bei 70 Prozent Depressionen in den unterschied-

Altersentsprechende Testosteronnormwerte (Gesamttestosteron)

Bis 49 Jahre	2,7–8,8 ng/ml
Über 50 Jahre	1,8–5,4 ng/ml

75

lichsten Schweregraden. Dazu kommen Schlafstörungen, Schweißausbrüche und Hitzewallungen. Manche Männer klagen über Kreislaufprobleme und schlecht durchblutete Hände und Füße. Schon bei Kleinigkeiten – so das Vollbild des männlichen Klimakteriums – reagiert der Mann gereizt, brüllt Kollegen an, vermutet überall Intrigen und fühlt sich zu Hause unverstanden.

Schuld am Testosteronabbau könnte vor allem das Streßhormon Cortisol sein. Cortisol wird bei negativem Streß ausgeschüttet, es treibt unseren Blutdruck in die Höhe, schwächt die Immunabwehr und macht uns kraftlos. Der Gegensatz zwischen diesen Hormonen könnte nicht größer sein: Während Testosteron ein anaboles, also aufbauendes Hormon ist, wirkt Cortisol abbauend, katabol. Ab dem 40. Lebensjahr dominiert im Körper das Cortisol, während das freie Testosteron dementsprechend absinkt.

Um auf die Möglichkeiten einer Hormontherapie beim Mann entsprechend eingehen zu können, ist unbedingt das Wissen um das zweite wichtige Sexualhormon des Mannes, nämlich das Östrogen, vonnöten. Nur im Kontext der beiden Hormone lassen sich »Irrfahrten« des Testosterons erklären und läßt sich verstehen, weshalb Testosteron-Ersatztherapien manchmal wirken, manchmal aber auch nicht.

Östrogen:
das Fruchtbarkeitshormon

Es gilt als der Inbegriff der Weiblichkeit: Rund 100 Pikogramm Östrogen werden täglich in den Eierstöcken der Frau produziert und durchfluten ihren Körper. Ist das männliche Sexualhormon Testosteron die treibende Kraft beim Mann, so ist sein hormoneller Gegenspieler, das Östrogen, das Lebenselixier der Frau.

Neueste Untersuchungen haben gezeigt, wie wichtig das Östrogen aber auch für die männliche Gesundheit ist. Entsprechend dem Yin-Yang-Prinzip, wonach jeder Teil auch sein Gegenteil in sich bergen muß, besitzt der Mann ebenfalls einen nicht unerheblichen Anteil des Weiblichkeitshormons. Und erst im Zusammenspiel mit dem Männlichkeitshormon wird jene hormonelle Balance kreiert, mit der Männer zu wirklichen Männern werden.

Auch Männer brauchen das »Weiblichkeitshormon«.

Welche Wirkung das Sexualhormon Östrogen auf Frauen hat, ist schon lange gut untersucht. Die Liste der ihm zugeschriebenen Eigenschaften ist lang: Östrogen sorgt für jugendlich straffe Haut, pralle Brüste und einen regen Geist. Es beugt Herzinfarkt und Schlaganfällen vor und verringert das Risiko von Osteoporose und Knochenbrüchen. Nicht zuletzt, vermuten Mediziner, ist die hohe Östrogendosis im Blut der Frau die Ursache, weshalb Frauen im Durchschnitt sechseinhalb Jahre länger leben als Männer.

Die Wirkweise dieses Superhormons beruht auf einer besonderen Fähigkeit: Östrogen beschleunigt die Zellteilung. Docken Östrogenmoleküle an den passenden Rezeptoren an, übermitteln sie diesen sofort den Befehl, sich zu teilen. Geschlechtsorgane, Haut, Leber und Knochen sind alle mit Rezeptoren ausgestattet, um den Befehl in Empfang zu nehmen. Der wunderbare Effekt: Die Zellen genießen die Hormonkur und erneuern sich.

Auch im Tierreich ist das weibliche Sexualhormon nicht unbekannt: Bei Haien etwa ist es für die Immunabwehr verantwortlich, bei Reptilien für die Häutung. Bei Säugern ist das Östrogen vorrangig für Fruchtbarkeit und Fortpflanzung zuständig.

Bereits im Mutterleib bilden sich beim Embryo unter dem Östrogeneinfluß die primären Geschlechtsorgane aus, es kommt zur sexuellen Differenzierung. Später, in den Jahren der Pubertät, wenn der Östrogenspiegel der jungen Mädchen mit einemmal in die Höhe katapultiert wird, zeigt sich die enorme Wirkkraft des weiblichen Sexualhormons noch deutlicher.

»Die vertrocknete alte Jungfer« – »Der knorrige Junggeselle«

Der nicht gerade schmeichelhafte volkstümliche Spruch von der »vertrockneten alten Jungfer« spiegelt auch eine hormonelle Situation wider: Wer wenig Sex hat und asketisch lebt, hat auch eine niedrigere Östrogenproduktion. Östrogene sind aber für die Durchsaftung des Gewebes verantwortlich. Wenn sie fehlen, »trocknet« der Körper aus, die Haut wird spröde und macht einen papierenen Eindruck.

Östrogen »durchsaftet« den Körper.

»Die vertrocknete alte Jungfer« hat ihr männliches Pendant: Auch beim »knorrigen Junggesellen« ist die Hormonproduktion herunterreguliert. Asketen – wirkliche Eremiten – werden mit der Zeit nicht nur schlank, sondern trocknen regelrecht aus. Fehlende Hormone bringen dann auch die Gelenkflüssigkeit zum Versiegen. Die Gelenke werden »knorrig«, ächzen und machen Gelenkschmerzen zu einer häufigen Begleiterscheinung des Alterns.

Bei zuvor knabenhaften Mädchen formen sich feminine Rundungen, die Hüften werden breiter, und um den Po legt sich ein weiches Fettpolster. Der ganze Körper bereitet sich jetzt auf die fruchtbaren Jahre vor. Das Östrogen läßt in den Eierstöcken monatlich Follikel heranreifen und sorgt dafür, daß sich die Gebärmutter auf eine eventuelle Schwangerschaft vorbereitet. Selbst der Eisprung wird vom Östrogen ausgelöst.

Doch die Befruchtung des Follikels fände nie statt, würde nicht auch genügend Östrogen im Blut des Mannes fluten. Tatsächlich wird das weibliche Power-hormon auch in Hoden, Gehirn und im Fettgewebe des Mannes produziert.

Östrogennormwerte beim Mann

Zwischen 14 und 70 Jahre	20–40 pg/ml

Mit rund 30 Pikogramm pro Milliliter Blut beträgt die Menge des im Manne ausgeschütteten Östrogens zwar nur ein Drittel der weiblichen Östrogenproduktion, doch dieses sammelt sich besonders gezielt in bestimmten Organen an, um dort seine geballte Kraft zu entfalten: Nirgendwo im weiblichen Blut gibt es eine derart hohe Konzentration wie in den männlichen Nebenhoden, wo Östrogen zur Reifung der Spermien benötigt wird. Dabei machen sich die Spermien die Fähigkeit des Östrogens, Wassermoleküle zu binden,

Wo und wie wirkt Östrogen im Mann?

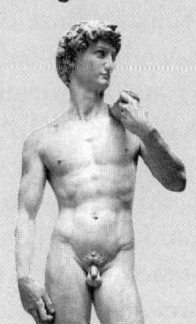

Haut und Haare:
sorgt für straffe Haut und dichten Haarwuchs

Sexualität:
macht Spermien beweglich, sorgt für sexuelle Ausdauer

Psyche:
sorgt für psychische Belastbarkeit und Zähigkeit

Herz-Kreislauf:
schützt die Gefäße und macht sie elastisch

Knochen:
verhindert Osteoporose, stärkt die Knochen

Östrogen ist der natürliche Gegenspieler des Testosterons und hält dieses in Balance: Je mehr Testosteron, desto mehr Östrogen produziert der männliche Körper.

Östrogen beschleunigt die Spermien.

zunutze. Erst wenn das Hormon die Samenzellen vom Ballast des Wassers befreit und ausreichend eingedickt hat, werden diese beweglich und von den Nebenhoden losgeschickt.

Diese neuen Erkenntnisse können so manches Männerbild ins Wanken bringen. Auch sie sind vom Östrogen nämlich viel abhängiger als lange angenommen – besonders was Sexualität und Fortpflanzung betrifft.

Östrogen, das Fruchtbarkeitshormon, trägt wesentlich zur Fruchtbarkeit der Männer bei: Je weniger Östrogen den männlichen Körper durchflutet, desto unbeweglicher sind die Spermien. Ohne Östrogen wäre die Fruchtbarkeit entscheidend herabgesetzt.

Doch auch für einen gelungenen Abend zu zweit ist eine ausreichende Menge des weiblichen Sexualhormons im Mann eine wesentliche Voraussetzung: Denn während Testosteron die Phantasie und Lust anregt, spendet das Powerhormon Östrogen Kraft und Ausdauer für das zärtliche Tête-à-tête. Männer mit einem extremen Östrogenmangel sind besonders bedauernswert: Sie haben zwar ständig Lust auf Sex, nur können sie einfach nicht.

Bereits im Jahr 1929 hatte der deutsche Biochemiker Adolf Butenandt das Geschlechtshormon 17-Beta-Östradiol, so die chemische Bezeichnung des Östrogens, aus dem Harn trächtiger Stuten isolieren können. Damit war die Basis zur Erforschung des Hormons gelegt. Die Endokrinologen entdeckten die erstaunlichen Eigenschaften des Östrogens und immer wieder neue Organe, die direkt vom weiblichen Sexualhormon gesteuert werden: Lediglich ein Fünftel der ausgeschütteten Hormonmenge ist für die Fortpflanzung verantwortlich, der weitaus größere Teil wirkt direkt auf Gehirn, Knochen, Haut und Haare sowie das Herz-Kreislauf-System.

Erst kürzlich wurden zwei verschiedene Rezeptoren gefunden, die beide den 17-Beta-Östradiol-Molekülen als Andockstellen dienen. Während Östrogen sich über den Betarezeptor an Knochengewebe, Herz, die Blutgefäße sowie das Gehirn bindet und dort die Zellen mit seiner verjüngenden Wirkung verwöhnt, gelangt es über die Alpharezeptoren an die Fortpflanzungsorgane und das Brustgewebe.

Zuviel oder zuwenig Östrogen

Während bei Männern der Testosteronspiegel kontinuierlich ab dem 25. Lebensjahr sinkt, sackt bei Frauen der Östrogenwert in der Menopause binnen kürzester Zeit drastisch ab. Innerhalb von zwei bis drei Jahren fällt ihr Östrogenspiegel auf ein Zehntel des ursprünglichen Wertes ab und erreicht ein präpubertäres Niveau.

Zum Vergleich: Ein 30jähriger Mann hat mehr Östrogen in seinem Blut als eine 60jährige Frau. Zumeist zwischen dem 40. und 50. Lebensjahr reduziert der weibliche Körper die Östrogenausschüttung auf ein Minimum. Die Menopause setzt ein mit all ihren Begleitbeschwerden wie Depressionen, Schweißausbrüchen oder gestiegenem Osteoporoserisiko.

Ein 30jähriger Mann hat mehr Östrogen in seinem Blut als eine 60jährige Frau.

Doch auch Männer sind vor diesen Wechseljahrsbeschwerden nicht gefeit. So veröffentlichte das renommierte Fachblatt *Journal of Endocrinology* erst kürzlich eine an der Mayo-Klinik durchgeführte Studie, die einen eindeutigen Zusammenhang zwischen niedriger Knochendichte beim Mann und einem niedrigen Östrogenspiegel nachwies. Bisher hatte man die Osteoporose beim Mann für eine Folge ungesunder Lebensführung, etwa einem Zuviel an fleischlicher Ernährung und alkoholhaltigen Getränken, gehalten.

Wieviel Östrogen habe ich?

Fünf Fragen, an denen Sie erkennen,
ob Ihr Östrogenhaushalt in Ordnung ist.

	ja	nein
Ich bin psychisch jetzt weniger belastbar und fange bei Kleinigkeiten an zu weinen.	☐	☐
Meine Haut fühlt sich trockener an, ich brauche neuerdings Hautcreme.	☐	☐
Das Interesse an Sex ist vorhanden, allein es klappt nicht mehr so gut.	☐	☐
Neuerdings wache ich frühmorgens auf und habe Probleme beim Durchschlafen.	☐	☐
Ich habe jetzt Schweißausbrüche.	☐	☐

Wenn Sie eine oder mehrere Fragen mit »ja« beantwortet haben, könnte das auf einen Östrogenüberschuß schließen lassen. Für eine genaue Diagnose sollten Sie Ihren Hormonstatus überprüfen lassen und sich an einen Männerarzt beziehungsweise einen Arzt mit Spezialisierung auf Andrologie wenden.

Östrogenersatztherapien beim Mann

Ein 46jähriger Mann kommt wegen eines trockenen Auges in die Praxis; er verträgt die Klimaanlage im Büro nicht, der kleinste Windstoß mit etwas Staub macht ihm sehr zu schaffen und irritiert sein Auge. Er verträgt die Kontaktlinsen schlecht, die er aber wegen eines Astigmatismus unbedingt benötigt. Seine Haut ist trocken, die Nägel übermäßig brüchig.

Sein Augenarzt kann ihm nicht helfen, und erst als ihm ein Endokrinologe einen Hormonstatus macht, kommt man auf des Rätsels Lösung: Im Blut finden sich relativ niedrige Östrogenwerte, während alle anderen Hormonspiegel unauffällig sind.

Nachdem der Mann eine Kur mit einem Phytohormonpräparat aus Rotklee begonnen hat, ist er nach drei Wochen seine Beschwerden los. Im Rotklee sind sehr konzentriert östrogenähnliche Substanzen, nämlich Isoflavone (Genistein), enthalten, die zu einer Normalisierung des Östrogenspiegels führen. Selbst dem Masseur fiel die Veränderung auf, da er den Mann ganz erstaunt fragte, was er denn jetzt anders mache, da die Haut so schön und elastisch sei. Auch insgesamt wurde eine Steigerung des Wohlbefindens und der Agilität festgestellt.

Obwohl die große Bedeutung des Östrogens beim Mann für die Knochen, das zentrale Nervensystem oder das reproduktive System in zahlreichen Studien nachgewiesen wurde, steckt die Östrogenersatztherapie für Männer noch im Anfangsstadium.

Das wichtigste Kriterium einer Östrogenersatztherapie beim Mann ist das möglichst selektive Andocken an die Betarezeptoren, während gleichzeitig die Alpharezeptoren eher blockiert werden müssen. Auf diese Weise kann das zugeführte Östrogen über die richtigen Rezeptoren zu den Zielorganen gelangen, zu Knochen, Haut, Haaren sowie dem Herz-Kreislauf-System. Gleichzeitig kann dadurch verhindert werden, daß der therapierte Mann eine Gynäkomastie (weibliche Brustbildung bei Männern) als unerwünschte Nebenwirkung entwickelt und um Brust und Hüfte feminine Rundungen wachsen.

Während die Pharmaindustrie nach Möglichkeiten einer nicht-feminisierenden Östrogentablette für den Mann forscht und die ersten Produkte bereits auf den Markt kommen, bieten natürlich vorkommende Östrogene eine alternative Therapiemöglichkeit.

Östrogentherapien mit Phytoöstrogenen: mehr vom Lebenshormon ohne Nebenwirkungen.

Diese als Phytoöstrogene bezeichneten Wirkstoffe sind dem Östrogen nahe verwandte Verbindungen pflanzlicher Herkunft, die bei einer Unterversorgung mit dem Lebenshormon ohne unerwünschte Nebenwirkungen eingesetzt werden können.

Da sie in ihrer Struktur dem Östrogen sehr ähnlich sind, können Phytoöstrogene an den erwünschten Betarezeptoren andocken und so ihre positive Wirkung auf Knochen und Herz-Kreislauf-System entfalten. Daneben besitzen Phytoöstrogene aber auch antiöstrogene Effekte, indem sie im Falle höherer Konzentrationen mit dem körpereigenen Östrogen um einen Platz am Rezeptor konkurrieren und dieses verdrängen. Zusätzlich weisen sie – wie alle Sexualhormone – eine antioxidative Wirkung, also eine Radikalfängerwirkung, auf und beugen gegen Krebs vor. Phytoöstrogene sind in Leinsamen, Mais, Karotten, Äpfeln und Hafer enthalten. Weitere Phytoöstrogenlieferanten für den Mann sind Soja und Rotklee sowie Präparate, welche die Inhaltsstoffe der Phytoöstrogene enthalten.

Die richtige Balance: Testosteron, Östrogen, SHBG

Männer und Frauen benötigen beide Sexualhormone: sowohl Testosteron als auch Östrogen. Unterschiedlich sind nur die jeweiligen Konzentrationen im Blut.

Da Testosteron und Östrogen im Körper als natürliche Gegenspieler auftreten und in ihrer Wirkung oftmals völlig gegensätzlich sind, müssen die Hormonwerte für die Gesundheit des Mannes immer ausbalanciert sein. Besteht eine Dysbalance, kommt es zu Schlafstörungen, Aggressivität und Schweißausbrüchen, und der Mann ist nicht mehr belastbar. Nur bei einer absoluten Balance der beiden Sexualhormone stellt sich Wohlbefinden ein. Männer mit einem hohen Testosteronspiegel haben in der Regel auch hohe Östrogenwerte.

Streß, Alkohol und vor allem Übergewicht bringen den Hormonhaushalt des Mannes aus dem Gleichgewicht. Es beginnt ein komplexes Wechselspiel von Enzym- und Botenstoffproduktionen, dessen Ergebnis auf hormoneller Ebene häufig das gleiche ist: Der Testosteronspiegel sinkt. Warum gerade ein wachsender Fettanteil an Bauch und Hüften das Testosteron verschwinden läßt, erklärt sich aus den parallel dazu ansteigenden Werten des Enzyms Aromatase. Dieses befindet sich vornehmlich in den Fettzellen und kann den Testosteronmetabolismus entscheidend beeinflussen. Man kann sich die Wirkung der Aromatase folgendermaßen vorstellen: Die Aromatase kann den Testosteronmolekülen eine andere räumliche Struktur geben. Die Moleküle des Männlichkeitshormons sehen unter dem Mikroskop normalerweise aus wie ein mit vielen Zacken versehenes »Minimonster«. Durch die Aromatase, die dem Testosteron ein Wasserstoffmolekül entfernt, wird diese bizarre räumliche Struktur stellenweise eingeebnet. Das Testosteronmolekül ist im räumlichen Sinne plötzlich »flacher« geworden. Dieser kleine chemische Eingriff hat große Konsequenzen: Denn aus dem Testosteron- ist nun ein Östrogenmolekül entstanden, das sich in seiner Form so verändert hat, daß es nicht mehr an die Testosteronrezeptoren der Zellen andocken kann. Sein neues Ziel sind die Östrogenrezeptoren der Zelle. Mit dem Ergebnis: Der Testosteronspiegel sinkt, während der Östrogenspiegel steigt.

Je mehr Fettgewebe ein Mann nun besitzt, desto mehr ist auch von dieser das Testosteron umbauenden

Auch Übergewicht bringt die Hormone aus der Balance.

Aromatase: Das Enzym im Fettgewebe macht positive Effekte von Testosteronersatztherapien zunichte.

Aromatase vorhanden, desto weniger Testosteron und desto mehr Östrogen wird produziert. Der männliche Körper kann so langsam immer weiblichere Formen annehmen (breitere Hüften, größere Brust), und die Lust auf Sex nimmt dadurch ebenso ab wie die Durchsetzungskraft im Job.

Auch Testosteronersatztherapien können diesen – durch die Aromatase im Fettgewebe hervorgerufenen – Prozeß kaum stoppen. Das künstlich zugeführte Testosteron gerät sofort unter den Einfluß der Aromatase und wird im selben Moment in Östrogen umgewandelt. Eine paradoxe Situation entsteht: Anstatt mit dem Testosteronersatz Muskelmasse aufzubauen, werden lediglich die Fettpolster größer. Um den Testosteronspiegel unter dieser Ausgangssituation wieder zu heben, muß der Mann zuerst seine Aromataseproduktion wieder in den Griff bekommen.

Denn die Aromatase regt – wie beschrieben – nicht nur die Östrogenproduktion an, sondern erhöht zugleich die Werte für das sexualhormonbindende Globulin (SHBG). Auch dieser zweite Effekt des Enzyms aus dem Fettgewebe hat negative Auswirkungen auf das männliche Sexualhormon: Das frei im Blut zirkulierende und somit bioaktive Testosteron wird immer stärker abgefangen. Die Aromatasebilanz wird damit noch trauriger: Durch den Östrogenanstieg und den Testosteronabfall tendieren fettleibige Männer eher zur Impotenz und leiden früher an degenerativen Erkrankungen.

Das den Östrogenspiegel hebende Aromataseenzym wird vor allem von alternden Männern produziert. Wird das Aromataseenzym gedrosselt, ergibt sich ein niedrigerer Östrogenspiegel, was wieder auf das freie Testosteron einen positiven Einfluß hat: Gelingt es, das Aromataseenzym vollends unter Kontrolle zu bringen, können die Testosteronwerte sogar auf »jugendliche« Spiegel zurückkehren (Aromatasehemmer siehe S. 89).

Im folgenden haben wir mögliche Gründe, weshalb die Hormone aus dem Gleichgewicht geraten können, zusammengefaßt.

Zu wenig Sex?

Sehr ausschlaggebend für einen ausgeglichenen Hormonspiegel ist ein befriedigendes Sexualleben. Schon Martin Luther sagte: »Zweimal die Woche, macht im Jahre 104, das schadet weder ihm noch ihr.« Neuere Studien sprechen davon, daß dreimal die Woche noch besser sei (siehe im Kapitel »Maximizing Manhood«, S. 141). Faktum ist, daß noch 48 Stunden nach gutem Sex der Hormonspiegel um bis zu 50 Prozent erhöht ist. Diese natürliche Methode hat zudem einen gravierenden Vorteil: Anders als mit Medikamenten-Doping läßt sich damit nie ein ungesundes Übermaß des Männlichkeitshormons im Körper erzeugen.

Auch guter Sex hilft den Hormonhaushalt positiv zu beeinflussen.

Ein zu hoher Aromatasespiegel?

Da man im Alter automatisch an Körperfett zulegt, hat man auch mehr Aromatase. Bei Fettleibigkeit fällt dieser Enzymüberschuß besonders ins Gewicht. Fällt der Aromatasespiegel, fällt auch der Östrogenspiegel. Die Testosteronkonzentration kann wieder zunehmen und ihre Wirkung entfalten.

Eine herabgesetzte Enzymaktivität der Leber?

Die Leber ist eine riesige Entgiftungsanlage und verzeiht dem Menschen so manchen Ausrutscher, vom reichlichen Fettgenuß bis hin zum überbordenden

Alkoholkonsum. Eine gesunde Leber »reinigt« den Körper ohne viel Aufsehen von überflüssigem Östrogen und SHGB. Mit dem Altern, einem Immer-wieder-Zuviel an Alkohol oder durch bestimmte Medikamente wird auch die Leber beleidigt. Die herabgesetzte Leberfunktion ist daher auch häufig Ursache für eine hormonelle Dysbalance des Mannes. Zu hoher Alkoholkonsum erhöht das Östrogen – sowohl beim Mann als auch bei der Frau.

Fettleibigkeit?

Fettzellen produzieren Aromatase und bilden vor allem Abdominalfett. Ein niederer Testosteronspiegel erlaubt eine Zunahme des Abdominalspiegels, was wiederum den Aromatasespiegel hebt, was wiederum einen Testosteronabfall bewirkt usw. ... – ein Teufelskreis ist in Gang gesetzt. Die beste und einfachste Möglichkeit, seinen Testosteronspiegel zu erhöhen, ist *Ein paar Kilo abnehmen:* der Abbau von Fettgewebe. Der Grund: Weniger Fett *eine gute* begrenzt die Aromataseproduktion, weniger Aromatase *»Hormontherapie«.* aber läßt den Testosteronspiegel automatisch wieder ansteigen.

Ein Zinkdefizit?

Ein Mann benötigt pro Tag zwischen 30 und 90 Milligramm Zink. Zink ist ein natürlicher Aromatasehemmer. Lebensstiländerungen, wie beispielsweise eine Reduktion des Alkoholkonsums, können sehr schnell die Östrogen-Testosteron-Balance verbessern. Mit aromatasehemmenden Substanzen kann dieser Prozeß erfolgreich unterstützt werden.

Wie Zink den Testosteronspiegel hebt

Zink wirkt besonders auf bestimmte Zellen im Hoden. Während in den Sertolizellen der Hoden die Samenzellen produziert werden, sind die Leydigschen Zwischenzellen für die Produktion und Ausschüttung des Männlichkeitshormons Testosteron zuständig. Ein Teil des ausgeschütteten Testosterons wird im männlichen Körper jedoch vom Enzym Aromatase in das weibliche Sexualhormon Östrogen umgewandelt. Mit Hilfe zinkreicher Lebensmittel kann nun trickreich in den Umwandlungsprozeß eingegriffen werden. Gelangt das Zink über die Blutbahnen in die Hoden, die Produktionsstätte des Testosterons, unterbindet es dort auch gleich die Aromatase und damit die Umwandlung in Östrogen. Der Hoden ist das größte Zinkreservoir des männlichen Körpers. Das ist auch ein Grund, warum Männer mehr Testosteron als Östrogen produzieren. Eine zusätzliche Testosteronproduktion läßt sich dadurch erreichen, daß man den Aromatasehemmer Zink über die Nahrung zuführt.

Zink hebt den Testosteron- und senkt den Östrogenspiegel.

Zinkreiche Lebensmittel sind etwa Kürbiskerne, Linsen, Sojabohnen, Camembert, Weizenkleie, Sesamsamen, Austern, Krabben und Garnelen.

Mit diesen einfachen Nahrungsmittelumstellungen und -ergänzungen kann der Testosteronspiegel im männlichen Organismus angehoben, der Östrogenspiegel gleichzeitig abgesenkt werden.

Mit zinkreicher Nahrung kann gleich auch einer zweiten geschlechtsspezifischen Eigenschaft entgegengewirkt werden.

Denn nicht nur der Östrogenspiegel steigt häufig mit dem Älterwerden des Mannes an, sondern auch die Menge des Sex Hormone Binding Globuline (SHBG), dessen Produktion vom Östrogen induziert wird. Gerade dieses SHBG wurde bislang zu Unrecht stiefmütterlich behandelt, seine tatsächliche Bedeutung erst kürzlich richtig erkannt. Ist der Östrogenspiegel nun niedriger, wird auch weniger SHBG ausgeschüttet. Der Effekt: Im Blut des Mannes befindet sich jetzt auch weniger von jenem Trägereiweiß, das Testosteron bindet und damit inaktiv macht, und mehr vom freien Testosteron, das jetzt seine positive Wirkung entfalten kann.

Warum SHBG eine Schlüsselrolle für die Männlichkeit spielt

Betrachtet man die Kurve (siehe Grafiken nächste Seite) für das Gesamttestosteron über die Jahre, so stellt man fest, daß die Werte kaum absinken.

Trotzdem kann aber das biologisch aktive, also letztlich wirksame freie Testosteron im Blut dramatisch abfallen. Schuld daran ist das SHBG. Das das Sexualhormon bindende Globulin steigt bei Männern – jedoch nicht bei Frauen – im Alter markant an und bindet immer mehr von diesem aktiven freien Testosteron. Ein Hormonbefund also, der keine SHBG-Werte aufweist, ist daher nur bedingt aussagekräftig. Denn nur durch diesen Wert läßt sich der Androgenindex – ein anderes Wort für den Anteil des freien Testosterons am Gesamttestosteron in Prozent – bestimmen.

Eine Hypophyseninsuffizienz?

Wenn die Hypophyse (Hirnanhangdrüse) mangelhaft arbeitet, werden zu wenig stimulierende Hormone ausgeschüttet. In diesem Fall zu wenig luteinisierendes Hormon (LH).

Testosteron

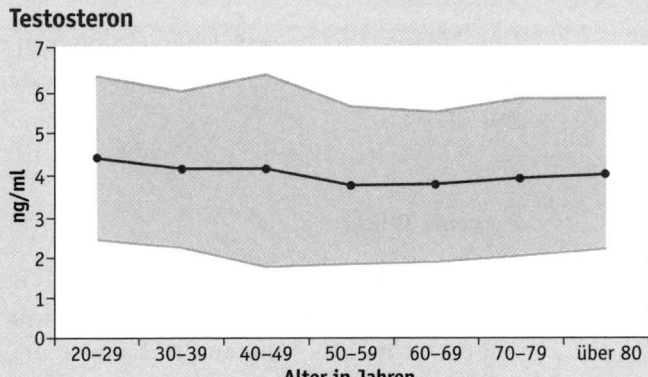

SHBG Sexualhormon bindendes Globulin

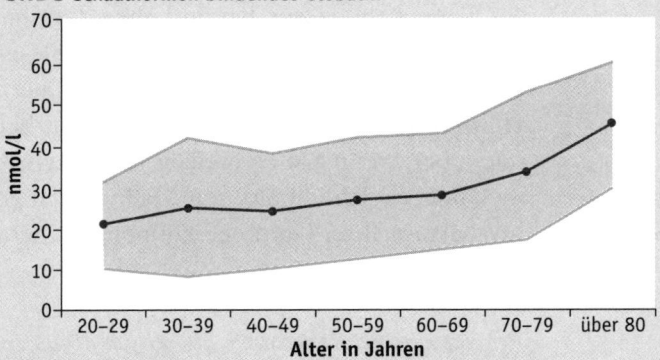

Androgenindex

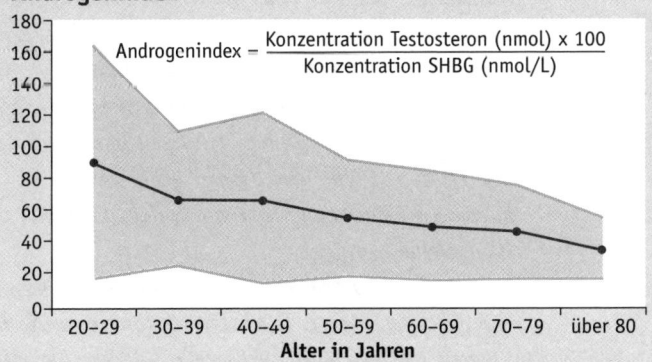

$$\text{Androgenindex} = \frac{\text{Konzentration Testosteron (nmol)} \times 100}{\text{Konzentration SHBG (nmol/L)}}$$

Quelle: Androx-Referenzlabor, Bad Münder

Eine Hodeninsuffizienz?

Ihre Hoden sind – aus welchen Gründen auch immer – nicht mehr in der Lage, genügend Testosteron zu produzieren.

Zu wenig DHEA?

Sie produzieren eine ungenügende Menge an dem Vorläuferhormon DHEA, aus dem dann das Testosteron entsteht? Das kann an der Nebenniere liegen, die DHEA produziert.

Wenn Sie nun, als mündiger Patient, der sich in dieses Thema eingelesen hat und über Hormone und ihre Wirkungen Bescheid weiß, aufgrund dieser Informationen sowie Ihrer Beschwerden vermuten, daß Ihr Hormonspiegel wahrscheinlich korrekturbedürftig ist, oder aber, wenn Sie es einfach interessehalber wissen möchten: Welche konkreten Maßnahmen gegen diese Dysbalance Ihrer Hormone können nun getroffen werden?

Was tun gegen die Dysbalance der Hormone?

Bei einem eher zart gebauten 50jährigen Mann wird bei einer Knochendichtemessung ein erhöhtes Osteoporoserisiko festgestellt. Es bestand eine familiäre Belastung von seiten der Mutter, die schon mit 65 Jahren einen Oberschenkelhalsbruch erlitten hatte. Der Mann klagt über relativ starke Akkommodationsstörungen des Auges. Außerdem könne er wegen Kleinigkeiten zu weinen beginnen. Er klagt aber auch über wachsenden Hüftspeck und eine immer größer werdende Brust. Trotz normaler Ernährung und normalem Lifestyle, wie er meint. Eine kleine Notlüge?

Als der Hormonstatus des Mannes gemessen wird, ergibt sich ein interessantes Bild: Die Testosteronwerte lagen eher im unteren Bereich. Das Östrogen allerdings lag mit einem Wert von 40 im oberen Bereich der Norm. Seine Gewichtzunahme trotz normaler Ernährung war damit geklärt. Denn genau diese Beschwerden werden durch zu hohe Östrogenwerte hervorgerufen.

Was tun? Ein Rotkleepräparat schien angebracht. Denn genau dieses kann die Aromatase hemmen, wodurch es zu auch einem dezenten Anstieg des dahindümpelnden Testosterons kommt und gleichzeitig das 17-Beta-Östradiol vermindert werden kann.

Hier wurde der besondere Effekt des Phytoöstrogens im Rotklee ausgenutzt. Hauptsächlich wirkt dieses auf die Betarezeptoren, nicht aber auf die Alpharezeptoren der Zellen. Man kann sagen, daß damit bei diesem Mann die Produktion des eher ungünstigen eigenen Östrogens durch das Kleepräparat gedrosselt und durch dieses Präparat wieder mit »guten« Östrogenen ersetzt werden konnte.

Ein Stufenprogramm für die Balance Ihrer Hormone

Heutzutage kann ein Hormonstatus schnell, einfach und kostengünstig durchgeführt werden. Vor zwanzig Jahren war die Messung des Hormonstatus sogar noch technisch unmöglich, vor zehn Jahren noch fast unbezahlbar, da eine gesamte Labormannschaft mit der Auswertung eines einzigen Hormonstatus tagelang beschäftigt war. Erst seit fünf, sechs Jahren ist die Erstellung des Hormonstatus durch eine Verbesserung der technischen Möglichkeiten zu einer praktikablen Methode geworden.

Erst seit ein paar Jahren kann der Hormonstatus günstig und schnell erhoben werden.

Die erste Stufe: gute Betreuung

Suchen Sie sich einen guten Arzt – nicht jeder weiß über den männlichen Hormonhaushalt ausreichend Bescheid und vermag ihn auch richtig zu »lenken«. Als mündiger Patient wird es Ihnen nicht schwer fallen, hier einen für Sie und Ihre Probleme geeigneten Arzt zu finden

Die zweite Stufe: Hormonstatus erheben

Lassen Sie eine Blutabnahme machen. Die zweite Stufe beginnt daher in einem modernen Labor. Nur so lassen sich Ihre Hormonwerte in Erfahrung bringen. Die Feststellung des Hormonstatus, des Blutbilds, der TSH-Analyse und aller weiteren Laborwerte sollten für jeden, der sich ein individuelles Anti-Aging-Programm erstellen will, Voraussetzung sein.

Die dritte Stufe: Hormonstatus interpretieren

Die dritte Stufe sollten Sie gemeinsam mit einem Spezialisten in Angriff nehmen. Denn hier geht es um die Interpretation Ihres Hormonstatus. Die Interpretation ist deshalb von entscheidender Bedeutung, weil gleiche Hormonbefunde bei verschiedenen Menschen nicht dieselbe Therapie bedeuten müssen. Wichtig dabei sind – neben den Werten von Testosteron, Östrogen und SHBG oder eventuell freiem Testosteron sowie den Verhältnissen dieser Hormone untereinander – die psychische Verfassung sowie das Alter des Patienten. Selbstverständlich sind auch andere Hormonwerte bezüglich Schilddrüse und Nebenniere von Bedeutung sowie rotes und weißes Blutbild und Befunde von vorangegangenen Untersuchungen.

Die vierte Stufe: Hormonstatus regulieren

Auf der vierten Stufe wird nun die Interpretation des Hormonstatus in eine ganz konkrete Therapie umgesetzt. Diese ist, wie oben erwähnt, nicht primär auf Hormonersatz ausgerichtet, sondern nimmt meist den wesentlich eleganteren Weg der Hormonstimulation. Hierbei können durch Lifestyleänderungen (Ernährung, Bewegung) meist schon wesentliche Besserungen erreicht werden.

Typische Befunde

Im folgenden wollen wir Ihnen einen Überblick über die häufigsten in der Praxis vorkommenden Hormondysbalancen geben und die bestmöglichen Maßnahmen, die dagegen getroffen werden können. Der Einfachheit halber werden andere Befunde wie Schilddrüsenwerte oder rotes Blutbild nicht miteinbezogen.

1. Wenn Sie zuwenig freies Testosteron haben, Ihr Gesamttestosteron normal bis hoch ist, Sie aber zuviel Östrogen haben:

Dieser Befund ist eines der Hauptprobleme der meisten klimakterischen männlichen Patienten. Das Problem liegt hier im Östrogenüberschuß.

Typischer Befund: wenig freies Testosteron und zuviel Östrogene.

niedrig normal hoch

Östrogen:	zu hoch	
1. Gesamttestosteron:	normal bis hoch	(S. 96)
Freies Testosteron:	zu niedrig	

Östrogen:	normal	
2. Gesamttestosteron:	normal	(S. 97)
Freies Testosteron:	zu niedrig	

Östrogen:	zu niedrig	
3. Gesamttestosteron:	normal	(S. 98)
Freies Testosteron:	normal	

4. Gesamttestosteron:	zu niedrig	(S. 98)
Freies Testosteron:	zu niedrig	

- Achten Sie auf eine tägliche Zinkzufuhr von 40–80 mg.
- Nehmen Sie jeden Tag Phytoöstrogene, z. B. 110 Milligramm Soja, Isoflavonoide oder 40 Milligramm eines Phytoöstrogenpräparats wie Menoflavon. Phytoöstrogene verdrängen das ungünstige 17-Beta-Östradiol von den Zellrezeptoren und stimulieren dessen Abbau in der Leber. Gemüse wie Brokkoli und Kohl können die Leber ebenfalls zum Östrogenabbau anregen.

Eine Änderung des Lebensstils bringt positive Effekte.

- Reduzieren Sie Ihren Alkoholkonsum. Sie helfen so Ihrer Leber, den Östrogenüberschuß von selbst abzubauen. Ein besonders wirkungsvolles natürliches Mittel zur Unterstützung der Leberfunktion und des Östrogenabbaus ist Sylimarin, welches in der Mariendistel enthalten ist; Auszüge daraus sind in Tablettenform erhältlich.
- Nehmen Sie ab. – Fettleibigkeit senkt den Testosteronspiegel erheblich. Es ist ratsam, den Ernährungsstil zu ändern: Weniger gesättigte Fettsäuren aus tierischem Fett, dafür mehr Olivenöl und Fischöl und eine Kalorienreduktion helfen. Abnehmen hilft, weil mit weniger Körpergewicht eine größere Hormondosis für jede Zelle übrigbleibt. Der US-Wissenschafter Alan Mazur konnte in Studien über einen Untersuchungszeitraum von zehn Jahren die drastischen Auswirkungen einer Gewichtszunahme nachweisen: Bereits bei einer zehnprozentigen Zunahme des Fettgewebes wurde der T-Spiegel kontinuierlich abgesenkt. Die Folge: Je mehr Fett, desto weniger Testosteron im Mann. Der Zusammenhang zwischen Gewicht und sexueller Aktivität zeigt sich auch in dem volkstümlichen Spruch »Ein guter Hahn wird selten fett«, da nur ein schlanker Hahn genügend Testosteron produziert.
- Betreiben Sie Sport. Körperliches Training hebt den

Testosteronspiegel um bis zu 30 Prozent. Das Training sollte kontinuierlich durchgeführt werden, da der Testosteronwert schon einige Wochen nach Trainingsende wieder auf den Ausgangswert fallen kann. 30 Minuten lang bei einem Pulsschlag von 115 zu laufen erhöht den T-Spiegel um 50 Prozent – und zwar stundenlang.

- Achten Sie auf Ihre Ernährung. Den Testosteronspiegel heben zink-, eiweiß- und Vitamin-B6-haltige Lebensmittel wie Austern, Weizenkleie, Sesamsamen, Kürbiskerne oder Camembert.
- Achten Sie darauf, ob Medikamente, die Sie eventuell nehmen, Ihre Leberfunktionen beeinflussen oder bestimmte Hormonwerte erhöhen. Dazu gehören einige Blutdruckmittel, Schmerzmittel und Antidepressiva.
- Sollten alle hier genannten Möglichkeiten fehlschlagen, kann auch ein potenter Aromatasehemmer genommen werden. Etwa Arimitex, zweimal die Woche, wobei jeweils 0,5 Milligramm genügen. Solche Therapien müssen aber unbedingt mit Ihrem Arzt abgesprochen werden!

2. Wenn Sie zuwenig freies Testosteron haben, sich aber Ihr Gesamttestosteron und Ihr Östrogen im physiologischen (also normalen) Bereich bewegen:

Hier ist es wichtig, sich den SHBG-Spiegel anzuschauen, wahrscheinlich liegen die Werte hier zu hoch. SHBG bindet das freie Testosteron und inaktiviert es so, legt es auf »Reserve«.

Typischer Befund: Östrogen und Gesamttestosteron normal und wenig freies Testosteron.

- Nehmen Sie Sägepalmenextrakt und Brennnesselpräparate. Sie regulieren den Pegel dieser Substanz.
- Außerdem können die selben Faktoren, die für einen hohen Aromatasespiegel verantwortlich sind, einen hohen SHBG-Spiegel bewirken.

3. Wenn sich Ihre Testosteronwerte – sowohl freies Testosteron als auch Gesamttestosteron – im normalen Bereich bewegen oder sogar hoch liegen, Ihr Östrogen aber zu niedrig ist:

Typischer Befund: Testosteronwerte normal, Östrogenwerte niedrig.

- Auch hierbei sind Phytoöstrogene vonnöten. Sie bringen Ihren Östrogenlevel auf gesunde Höhen, ohne die verweiblichenden Eigenschaften des schlechten 17-Beta-Östradiols zuzulassen.

4. Wenn Ihr gesamter Testosteronspiegel und Ihr freies, also »bioaktives« Testosteron zu niedrig sind:

Typischer Befund: Gesamttestosteronwerte zu niedrig und zu wenig freies Testosteron.

- Sie sollten – neben den oben angeführten Maßnahmen zum »Testosterondoping« (weniger Körperfett, mehr Sport) – ihr luteinisierendes Hormon, das aus der Hypophyse stammt, kontrollieren lassen, vielleicht liegt der Fehler »zentral«.
- Hier wäre außerdem eine tatsächliche Testosteronersatztherapie zu erwägen.

Hormonersatztherapien

Injektionen

Diese Form der Testosteronersatztherapie wurde bereits in den 40er Jahren bei Patienten angewendet. Da die Wirkung jedoch nur wenige Tage anhält, muß ein- bis zweimal pro Woche eine neuerliche Dosis von 220 bis 250 Milligramm ins Fettgewebe des Gesäßes gespritzt werden.

Die Wirkung: Binnen Stunden wird dann der T-Spiegel in die Höhe katapultiert und erreicht auch Spitzenwerte, die weit über dem normalen T-Level liegen, was sich auch belastend auf die Leberfunktion auswirken kann; später fällt der Spiegel wieder unter den erwünschten Level ab. Die »hormonelle Achterbahn« ist schwer verkraftbar.

In klinischen Studien wird gerade eine verbesserte Depot-Injektion getestet. Sie bleibt drei Monate wirksam und sorgt für ausgeglichene T-Spiegel.

Kapseln

Testosterontabletten entfalten ihre größte Wirkung zwei bis vier Stunden nach der Einnahme. Um einen konstanten T-Spiegel aufrechtzuerhalten, müssen meist zwei bis drei Tabletten täglich geschluckt werden. Vielen Männern ist das zu mühsam. Ein weiterer Nachteil der oralen Therapie: 40 bis 80 Prozent des Hormons werden sofort wieder ausgeschieden.

Früher wurde Methyltestosteron in Tablettenform verabreicht, das mittlerweile vom Markt genommen wurde, da es Leberzellen schädigen und Krebs verursachen kann. Heute gibt es mehrere wirksame und ungefährliche Präparate (z. B. Proviron).

Depot

Anstelle der Injektion können auch reiskorngroße Testosteronkristalle in das Fettgewebe des Gesäßes implantiert werden. Bei dem 20-minütigen, schmerzfreien Eingriff wird unter Lokalnarkorse mittels einer dicken Nadel das Kristall in das Fettpolster plaziert. Die Wirkung hält sechs Monate an. Nachteil: Einmal verpflanzt, ist das Implantat schwer steuerbar.

Pflaster

Für einen konstanten T-Spiegel müssen Testosteronpflaster alle 24 Stunden erneuert werden. Wurden sie früher täglich in der Früh auf die reichlich sensible Stelle des rasierten Hodensacks geklebt, so können neuere Produkte überall angebracht werden, etwa an der Hüfte oder am Arm. Ihr Vorteil: Im Gegensatz zu Tabletten und Depots bleibt bei Testosteronpflastern der Hormonspiegel konstant.

Salben

In den USA ist seit kurzem das Produkt Androgel in den Apotheken erhältlich, das in Zukunft die Ersatztherapie mit Pflastern ablösen soll. Das farb- und geruchlose Gel wird täglich wie Sonnencreme einfach auf Schultern, Oberarme und Bauch geschmiert. Hierzulande verschreiben Ärzte schon seit Jahren ein- oder zweiprozentige Testosteronsalben. Diese müssen allerdings in der Apotheke abgemischt werden.

Nachteile: Lediglich zehn Prozent der Testosterondosis werden von der Haut absorbiert. Außerdem kann durch Hautkontakt die Salbe an die Partnerin abgegeben werden. Das ist nicht ungefährlich: »Vermännlichungserscheinungen« können auftreten – und bei Schwangerschaft Fehlentwicklungen am Fötus.

Nebenwirkungen der Testosteronersatztherapie

Vor einer medikamentösen Testosteronersatztherapie ist unbedingt die Erstellung eines Hormonstatus durch einen Facharzt notwendig. Ein unsachgemäßes Behandeln mit T-Präparaten kann unangenehme bis lebensgefährliche Nebenwirkungen haben. Fruchtbarkeit und Spermienqualität werden durch hohe Hormongaben beim Testosterondoping beeinträchtigt, bei bereits bestehenden Prostatakarzinomen wird das Wachstum beschleunigt, da Testosteron eine anabole, das heißt gewebeaufbauende Wirkung hat. Außerdem stellt der Körper bei erhöhten Testosterongaben die eigene Testosteronproduktion ein.

Testosteronersatztherapien mittels Injektionen oder Pflastern z. B. sind bei einer erhöhten Aromataseaktivität nicht nützlich. Je mehr Testosteron dem Körper künstlich zugeführt wird, desto mehr wird es in Östrogen umgewandelt und begünstigt damit die gegenteilige Wirkung: Da Östrogen – im Gegensatz zu Testosteron, das muskelaufbauend und fettabbauend wirkt – die Eigenschaft hat, Fett im Organismus aufzubauen, wird durch die Testosterongaben zusätzliches Fettgewebe aufgebaut.

Die Schilddrüse: Kommandozentrale des Stoffwechsels

Kommt die Schilddrüse aus dem Takt, gerät das Hormonorchester des Mannes durcheinander. Fünf bis zehn Prozent der Beschwerden im männlichen Klimakterium, der Andropause, sind auf eine latente Schilddrüsenunterfunktion zurückzuführen. Denn ohne die Anweisungen dieses Hormondirigenten verkriechen sich auch die anderen Botenstoffe oft bis in den hintersten Winkel.

Fehlfunktionen der Schilddrüse können Wechselbeschwerden hervorrufen.

Die Schilddrüse: der Hormondirigent

Die Schilddrüse wird nicht umsonst als wichtiger Hormondirigent bezeichnet. Über die von ihr ausgeschütteten Botenstoffe werden alle Grundfunktionen des Körpers gesteuert:

- die Körpertemperatur und die Wärmeproduktion
- das Wachstum und die Entwicklung des Organismus
- der gesamte Stoffwechsel
- die Gehirnreifung bei Neugeborenen
- das Verhalten
- der Kaloriengrundumsatz und die Fettverbrennung.

Von der Geburt bis zum Tod eines Menschen erzeugt die Schilddrüse nicht mehr als zwei Gramm an Hormonen. Wenn sie nur ein Gramm erzeugen würde, hätte das für den Körper weitreichende Folgen. Eines von 3000 Kindern etwa kommt mit einer angeborenen Schilddrüsenunterfunktion zur Welt. Wird diese nicht innerhalb der ersten Lebenswochen erkannt, bleibt das Kind in seinem Wachstum und auch geistig zurück – der sogenannte Kretinismus entsteht.

Das sichtbarste Zeichen einer Schilddrüsenfehlfunktion ist der Kropf. Glücklicherweise können heute auch schwere Schilddrüsenfehlfunktionen medikamentös relativ einfach eingestellt werden. Dazu müssen sie allerdings erst einmal erkannt werden. Auch die Schilddrüse ist mit dem Hypothalamus und der Hypophyse durch einen Feedbackmechanismus verbunden. Das Stimulationshormon des Hypothalamus heißt TRH (thyreoid releasing hormone) und wandert zur Hypophyse. Die Hypophyse schüttet dann das TSH (thyreoid stimulating hormone) aus, das die Follikel der Schilddrüse veranlaßt, mit der »Jodsammlung« und der Produktion ihrer Hormone Trijodidthyronin (T3) und Thyroxin (T4) zu beginnen. T3 ist circa drei- bis achtmal wirksamer als T4 und für den größten Teil der Schilddrüsenaktivität verantwortlich. T4 stellt eigentlich nur ein Vorhormon dar.

Kleine Abweichungen in der T3- und T4-Produktion äußern sich zuerst einmal in Beschwerden, die viele Männer nicht ernst nehmen. Wenn Menschen, die sich das ganze Jahr über unwohl fühlen, im Urlaub am Meer regelrecht aufblühen, aktiv und agil werden, kann das auf eine Schilddrüsenunterfunktion hindeuten. Denn in der salzhaltigen Luft bekommt die Hormondrüse genau jenen Rohstoff, den sie zur Erzeugung von T3 und T4 benötigt: Jod.

Mit Jod können die Follikel der Schilddrüse »reibungslos« funktionieren und die Produktion ihrer Botenstoffe regeln. Deshalb ist die Jodaufnahme aus der Nahrung, zum Beispiel durch jodiertes Salz, besonders wichtig.

Jodmangel führt zur Schilddrüsenunterfunktion und bringt die typischen Beschwerden. Viele Menschen klagen über Müdigkeit, Erschöpfung und ein stetiges Kältegefühl. Alle Vorgänge laufen langsamer ab, die Konzentration fällt schwer, und die Leistung sinkt ab, sowohl in der Freizeit als auch im Beruf.

Müdigkeit, Erschöpfung und stetiges Kältegefühl.

Nicht selten macht sich eine depressive Grundstimmung breit, und in schwereren Fällen kommt es zu einer extremen Gewichtszunahme – verbunden mit trockener Haut, schütterem Haar und einer schlechten Immunlage. Wunden heilen langsamer, und Gelenke können zu schmerzen beginnen.

Wie man feststellt, ob die Schilddrüse noch richtig arbeitet

Für viele Patienten ist es ein regelrechtes Aha-Erlebnis, wenn man sie auf den möglichen Zusammenhang von Wohlfühlen am Meer und Schilddrüsenunterfunktion hinweist. Jeder kann aber auch mit einer einfachen Methode feststellen, ob seine Schilddrüse noch wirklich gut arbeitet:

Wer über einige Tage hinweg seine Körpertemperatur täglich einmal mißt und feststellt, daß das Thermometer nie über 36 Grad Celsius klettert, sollte unbedingt einen Arzt aufsuchen. Die Schilddrüse produziert wahrscheinlich Trijodidthyronin (T3) und Thyroxin (T4) nur noch auf Sparflamme.

Die Schilddrüsenunterfunktion basiert auf einem systemischen Irrtum. Weil es dem Körper entscheidend an T3 und T4 mangelt, wird die Schilddrüse über den Rückkoppelungsmechanismus von Hypothalamus und Hyphophyse aufgefordert, schleunigst etwas dagegen zu unternehmen.

Genau genommen wandert dabei das Stimulationshormon des Hypothalamus, das TRH (thyreoid releasing hormone), zur Hypophyse, die das TSH (thyreoid stimulating hormone) zu den Follikeln der Schilddrüse schickt.

Ohne Jod spielt die Schilddrüse verrückt. Daraufhin würde die Schilddrüse der Aufforderung der obersten Instanzen im Gehirn wohl gern nachkommen. Allerdings fehlt es ihr am Rohmaterial Jod. Der Effekt: Im Bestreben, selbst die kleinsten Jodkrümel im Körper aufzuspüren, beginnt die Schilddrüse sich zu vergrößern. Sie wächst und wächst, bis irgendwann einmal Knoten im Hals zu bemerken sind. Wird die Hormonproduktion nicht wieder angefacht, folgen die typischen Beschwerden.

Die Schilddrüse kann sich aber auch durch vorauseilenden Gehorsam auszeichnen und Stoppsignale des Hypothalamus einfach ignorieren. Was dann passiert, ist vergleichbar mit den Beschleunigungswerten, wie wir sie aus der Formel 1 kennen.

Der gesamte Stoffwechsel wird hochgefahren, Fettverbrennung und Energiefreisetzung werden hochgeschraubt. Der Organismus läuft auf Hochtouren, Körpertemperatur und Herzfrequenz steigen. Kann dieser

Ablauf nicht gebremst werden, folgen Herzrasen, Schlaflosigkeit, Zittern, Schwitzen und Durchfall. Weil die Schilddrüsenhormone den Grundumsatz des Körpers in absonderliche Höhe schrauben können, tritt plötzlich ein gesteigerter Appetit auf – ohne daß man dabei auch nur ein Gramm zunehmen muß. Bei schweren Formen kommen hochgradige Nervosität und Unruhe, Reizbarkeit und das Gefühl des »Getriebenseins« hinzu.

Die Ursache für eine Überfunktion kann auch in einer Autoimmunerkrankung liegen, wobei der Körper selbst Stoffe erzeugt, welche die Schilddrüsenfunktion »antreiben«. Bei der Basedowschen Krankheit kommt meist noch das charakteristische Hervortreten der Augäpfel hinzu.

Schilddrüsenfehlfunktionen

Die Einstellung der Schilddrüse erfordert Geschick und Erfahrung, da die Hormonwerte, wie so oft, leicht überschießen können. Das »Feintuning« mit Fingerspitzengefühl ist hier von entscheidender Bedeutung.

Schilddrüsenhormon

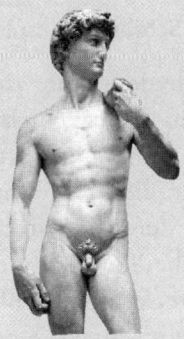

Gehirn:
reguliert die Gehirnreifung beim Neugeborenen

Verhalten:
regelt das Verhalten

Stoffwechsel:
regelt gesamten Stoffwechsel, Körpertemperatur und Wärmeproduktion

Fett:
regelt den Kalorienumsatz und die Fettverbrennung

Wachstum:
regelt Wachstum und die Entwicklung des Organismus

Die Schilddrüsenhormone sind für alle Stoffwechselvorgänge die obersten Dirigenten, und schon ein geringer Mangel kann die Lebensqualität dramatisch verschlechtern.

Oft genügt ein kleiner Anstoß, um die Schilddrüse wieder zu stimulieren.

Oft aber läßt sich mit einer einfachen Schilddrüsenstimulation genau jener gewisse »Anstoß« geben (zum Beispiel mit dem Präparat Thyreogutt), um alles wieder ins Lot zu bringen.

Der Schilddrüsenhormonspiegel ist einer der wenigen Hormonparameter, der im Alter kaum abfällt. Dieses Hormonsystem unterliegt wahrscheinlich am meisten der genauen Beobachtung des Patienten selbst, oft läßt sich die Diagnose – für geschulte Ohren – schon allein aus der Schilderung der Patienten heraushören.

Ein Mann kann ganz normale Hormonwerte aufweisen, aber dennoch Symptome einer Schilddrüsenunterfunktion haben. Viele Experten empfehlen deshalb, den Harn eines 24-Stunden-Zyklus zu untersuchen und die Nebennierenrindenhormone zu überprüfen, da das Cortisol wichtig für die Umwandlung von T4, dem Thyroxin, in T3, das Trijodidthyronin, ist. Denn das T3 ist drei- bis achtmal stärker und für einen Großteil der Schilddrüsentätigkeit verantwortlich.

Wenn die Nebenniere zu langsam arbeitet, kann die Schilddrüsenunterfunktion natürlich auch hierin begründet sein.

Was der Mann für seine Schilddrüse tun kann

Wichtig ist, die Kohlenhydratzufuhr zu senken. Zucker und Fette beeinflussen die so wichtigen Enzymsysteme entscheidend, Kohlenhydrate haben als Hauptlieferanten der Energie einen wichtigen Einfluß auf den Grundumsatz und den Mikrostoffwechsel, in den die Schilddrüse entscheidend eingreifen kann. Bei einer Schilddrüsenunterfunktion sollten Sie daher mehr Fisch, Krustentiere, Seegras und Sushi essen. Auch Streßabbau wirkt wahre Wunder. Bei belasten-

Wieviele Schilddrüsenhormone habe ich?

Fünf Fragen, an denen Sie erkennen,
ob es Ihnen an Schilddrüsenhormonen mangelt:

	ja	nein
Ich bin neuerdings von lähmender Lustlosigkeit und Müdigkeit befallen.	☐	☐
Mir fehlt jetzt die Lebenslust.	☐	☐
Nur wenn ich ans Meer fahre, geht es mir wirklich gut.	☐	☐
Ich friere jetzt häufiger.	☐	☐
Der Beruf ist für mich zu einer außergewöhnlichen Belastung geworden.	☐	☐

Wenn Sie eine oder mehrere Fragen mit »ja« beantwortet haben, könnte das auf eine Schilddrüsenfehlfunktion schließen lassen. Für eine genaue Diagnose sollten Sie Ihren Hormonstatus überprüfen lassen und sich an einen Männerarzt beziehungsweise einen Arzt mit Spezialisierung auf Andrologie wenden.

dem Streß steigt der Cortisolspiegel, worauf das Absinken der Schilddrüsenproduktion folgt. Der ständige Cortisolantrieb ist zwar wichtig für die Umwandlung von T4 zu T3. Wird dieser aber überstrapaziert, ermattet die Schilddrüse und ruiniert die Rückkoppelungsmechanismen.

DHEA: die Mutter vieler Hormone

Das DHEA ummantelt die Nerven gegen Streß und rettet den Gehirnzellen das Leben. Dehydroepiandrosteron, oder kürzer DHEA genannt, ist die Mutter aller Steroidhormone. Das DHEA ist die Vorstufe von Testosteron, Östrogen, Progesteron und Corticosteron und gilt als das Powerhormon schlechthin. Im Vergleich zu den anderen Botenstoffen wird es in der größten Menge produziert: Rund 25 bis 30 Milligramm scheidet die Nebennierenrinde täglich davon aus.

DHEA ist der Gegenspieler zum Streßhormon Cortisol.

Die wohl wichtigste DHEA-Eigenschaft liegt in seiner Fähigkeit, Streß zu killen. Denn das DHEA besitzt die Fähigkeit, das ebenfalls in der Nebennierenrinde produzierte Streßhormon Cortisol zu blockieren.

Cortisol, das mit zehn bis 20 Milligramm pro Tag am zweitstärksten produzierte Hormon, wird vom DHEA außer Kraft gesetzt, indem dieses sich auf die Cortisolrezeptoren setzt. Wer genügend DHEA produziert, ist daher streßresistenter und hat einen tieferen Schlaf.

Das Powerhormon

Amerikanische Studien haben gezeigt, daß das DHEA verantwortlich ist für das subjektive Gefühl des »Mir geht's so gut, daß ich Bäume ausreißen könnte«.

DHEA ist das Powerhormon.

DHEA-Therapien, bei denen der Spiegel des Powerhormons für Männer hinaufgesetzt wurde, verzeichneten eine plötzlich gesteigerte Merkfähigkeit, verbesserte kognitive Leistungen und die Wiedergewinnung eines längst verloren geglaubten Durchhaltevermögens. Darüber hinaus konnte gezeigt werden, daß DHEA den Tod von Gehirnzellen verhindert, wenn der Körper in Streß versetzt wird.[16]

DHEA bringt Gesundheit im Alter

Das *Journal of the American Geriatric Society* veröffentlichte vor kurzem eine Studie, in der eine Gruppe von 60- bis 80jährigen Männern untersucht worden war. Gerade jene schnitten am besten ab, die den höchsten DHEA-Spiegel besaßen. Sie

- litten unter weniger Herz-Kreislauf-Erkrankungen,
- waren weniger bis gar nicht übergewichtig,
- streßresistenter und
- hatten einen besseren Zuckerstoffwechsel.

Das Powerhormon hilft so auch Diabetikern. Weil es die Insulinsensibilität der Zellen erhöht, benötigen Diabetiker während einer DHEA-Therapie weniger Insulin als vorher.

DHEA wird von Männern und Frauen unterschiedlich verarbeitet. Dabei verwandelt sich der Botenstoff im männlichen Körper zum Östradiol, dem Sexualhormon der Frau, und im Körper der Frau zu Testosteron, dem Sexualhormon des Mannes.

Aus dieser »verkehrten« Botenstoffumwandlung läßt sich auch erklären, warum DHEA beim Mann für

DHEA

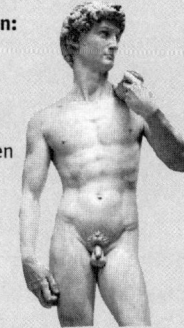

Allgemeinbefinden:
reguliert das
Wohlbefinden

schützt vor Streß

verbessert das
Durchhaltevermögen

Gehirn:
verbessert die Konzentrations-
und Merkfähigkeit

Immunsystem:
stärkt das Immunsystem

DHEA ist das Power-
hormon, das vor allem
die Gehirnleistung
aktiviert, und gleich-
zeitig ein wichtiger
Gegenspieler zum
Streßhormon Cortisol.

einen verbesserten Zustand der Gefäße und damit ein gesenktes Herz-Kreislauf-Risiko verantwortlich ist, denn das durch das DHEA erzeugte Östradiol hält Gefäße und Kreislauf in Schuß. Bei der Frau hingegen wird diese DHEA-Schutzfunktion nicht im selben Maße erreicht. Testosteron besitzt diese gefäßschützende Eigenschaft kaum.

DHEA stärkt das Immunsystem

Neueste Forschungen[17] haben zeigen können, daß das DHEA noch eine weitere Schutzfunktion besitzt: Abwehrzellen des menschlichen Immunsystems verfügen über Rezeptoren für das Powerhormon. Diese Querverbindung zwischen Hormon- und Immunsystem könnte in Zukunft ungeahnte Möglichkeiten für die Bekämpfung von Autoimmunerkrankungen oder auch Aids bringen. Denn das Powerhormon könnte als »Trägerrakete« für bestimmte Medikamente benutzt werden, um diese in die Zielzellen einzuschleusen.

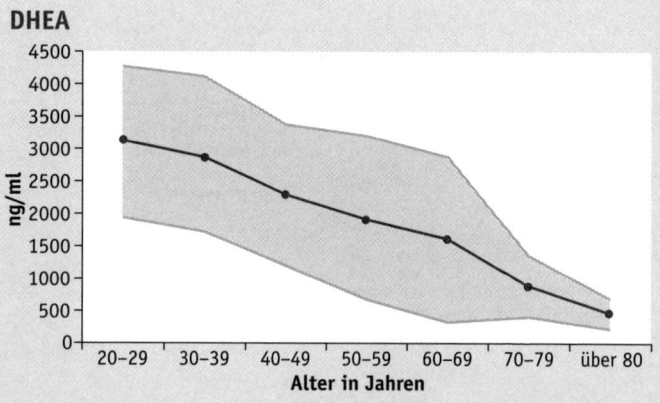

Quelle: Androx-Referenzlabor, Bad Münder

Wieviel DHEA habe ich?

Fünf Fragen, an denen Sie erkennen,
ob es Ihnen am DHEA-Hormon mangelt:

	ja	nein
Meine Lebensenergie hat nachgelassen.	☐	☐
Ich fühle mich nicht mehr wohl in meiner Haut.	☐	☐
Ich denke zwar häufig an Sex, habe aber Erektionsprobleme.	☐	☐
Depressive Verstimmungen sind jetzt deutlich häufiger.	☐	☐
Meine Konzentrationsfähigkeit hat rapide nachgelassen.	☐	☐

Wenn Sie eine oder mehrere Fragen mit »ja« beantwortet haben, könnte das auf einen Hormonmangel schließen lassen. Für eine genaue Diagnose sollten Sie Ihren Hormonstatus überprüfen lassen und sich an einen Männerarzt beziehungsweise einen Arzt mit Spezialisierung auf Andrologie wenden.

In den USA ist das DHEA längst zum Modehormon geworden – mit allen dazu gehörenden Übertreibungen. Doch die DHEA-Anwendung ist kritischer zu betrachten, als es viele Amerikaner gern glauben wollen. Allzuviel des Guten ist ungesund, die Dosis macht das Gift.

DHEA-Doping: Kontrolle ist notwendig.

DHEA wird meist in Tabletten zu je 50 Milligramm genommen oder als Salbe verschrieben. Wichtig bei der Einnahme sind regelmäßige Kontrollen. Denn wenn bei der Substitution von DHEA ein 50jähriger plötzlich mit einem vierfach höheren Hormonspiegel Werte eines 20jährigen erreicht, ist eine »Überdosis« nicht mehr weit. Was dann passiert, hat die Wissenschaft noch nicht genau erforscht. Allerdings sollte auch hier der Grundsatz gelten: Allzuviel (des Guten) ist ungesund.

Trotz des DHEA-Booms in den USA hat sich bisher noch kein Pharmariese gefunden, der bereit ist, Geld in die exakte Forschung zu stecken. Der Grund dafür ist geradezu banal: DHEA ist als einfach im Körper wirkendes Hormon nicht patentierbar. Daher können auch Forschungsergebnisse nicht so leicht gewinnbringend verwertet werden. Bis die vielen Vorteile des DHEA durch groß angelegte Studien schwarz auf weiß bestätigt werden, können somit noch einige Jahre vergehen.

Melatonin: das »Gute Nacht«-Hormon

Die abendliche Dämmerung liefert für die Zirbeldrüse das Signal, ihre Aktivität zu erhöhen: Kaum wird es dunkel, beginnt die kleine, etwa erbsengroße Drüse in der Mitte des Gehirns vermehrt das von ihr gebildete Wunderhormon Melatonin in das Blut auszuschütten. Die Melatoninflut bleibt nicht ohne Wirkung: Wohlige Müdigkeit stellt sich ein, wir gähnen und werden langsam bereit, schlafen zu gehen.

Melatonin ist das beste körpereigene Schlafmittel.

Mitten in der Nacht, gegen 2 Uhr, erreicht die Konzentration des körpereigenen Schlafmittels seinen Gipfel. Vier- bis sechsmal mehr Melatonin durchflutet nun den Körper. Sollten wir jetzt dennoch wach sein, werden selbst einfache Aufgaben zu schwer bewältigbaren Herausforderungen. Kein Wunder, daß um diese Uhrzeit besonders viele Verkehrs- und Arbeitsunfälle passieren. So konnte in einer Studie[18] nachgewiesen werden, daß in der Zeit zwischen zwei und vier Uhr früh Unfälle, an denen nur ein Auto beteiligt war, sechzehnmal so häufig waren wie zu anderen Uhrzeiten. Weil die hohe Konzentration an Melatonin im Blut dem Organismus signalisiert, alle seine Tätigkeiten auf ein Minimum zu reduzieren und auf Sparflamme herunterzufahren, sind Sekundenschlaf und Fehlreaktionen in diesem Zeitraum weitaus häufiger.

Zusätzlich senkt das »Gute Nacht«-Hormon auch die Körpertemperatur ab. Beträgt diese tagsüber bei den meisten Menschen 37,2 Grad Celsius, so kann sie zwischen drei und vier Uhr morgens auf unter 36 Grad sinken. Dadurch benötigt der Organismus weitaus weniger Energie, und alle Körperzellen, die während der Schlafphase nicht aktiv sein müssen, können sich nun regenerieren. Die Erholungsphase für den ganzen Organismus hat eingesetzt.

Jeden Morgen mit dem ersten Licht des heranbrechenden Tages wird ein komplexer biologischer Ablauf in Gang gesetzt. Über die Sehpigmente des Auges werden die Lichtstrahlen aufgenommen und an das Rückenmark sowie das Gehirn weitergeleitet. Im Gehirn wird nun der Nervenbotenstoff Serotonin gebildet, der in die Epiphyse, die Zirbeldrüse, gelangt und diese über den Tagesanbruch informiert. Auf diesem Weg steht die Zirbeldrüse in ständigem Kontakt mit der Außenwelt und registriert penibel jede Veränderung der eintreffenden Serotoninimpulse. Sofort drosselt sie ihre Melatoninausschüttung und teilt so den anderen Zellen des Organismus pünktlich mit, daß der heutige Tag offiziell begonnen hat.

Im Verlauf des Tages sinkt der Melatoninspiegel im Blut wieder auf ein Minimum ab, die Müdigkeit nimmt ab, gleichzeitig steigen geistige Fähigkeiten wie Konzentration und Kurzzeitgedächtnis sowie das Reaktionsvermögen. Tagsüber einzuschlafen fällt den meisten Menschen schwer. Zweimal am Tag sind wir gegen Schläfrigkeit nahezu immun: fünf Stunden, nachdem die Körpertemperatur ihren nächtlichen Tiefpunkt erreicht hat, und acht Stunden vor dem nächsten Tiefpunkt. Deswegen fällt den meisten Menschen ein konzentriertes Arbeiten am frühen Vormittag und am frühen Abend leichter.

Die innere Uhr verstellt sich. Täglich muß die biologische Uhr des Menschen vom Zirbeldrüsenhormon Melatonin neu eingestellt werden. Denn tatsächlich beträgt der genetisch festgelegte Schlaf-Wach-Rhythmus rund 24,5 Stunden und weicht damit eine halbe Stunde von der Tageslänge ab. Ohne die Synchronisierung durch das Schlafhormon Melatonin würde sich unser Zeitempfinden innerhalb von 24 Tagen um ganze zwölf Stunden verschieben.

Wenn die innere Uhr verstellt ist

Eine der Hauptfunktionen des Melatonins besteht in der Kontrolle des sogenannten zirkadianen Rhythmus, des Tag-Nacht-Rhythmus des Körpers. Zahlreiche andere Hormone wie etwa Cortisol, Testosteron und das Wachstumshormon unterstehen damit dem Kommando des Masterhormons Melatonin. So findet in den frühen Morgenstunden die größte Ausschüttung von Testosteron und Cortisol ins Blut statt, das Wachstumshormon wiederum erreicht seinen »Gipfel«, also die größte Ausschüttung, in der Regel zwischen 24 Uhr und zwei Uhr morgens, kurz vor der ersten REM-Schlafphase.

Doch damit nicht genug: Der vom Melatonin

gesteuerte zirkadiane Rhythmus der Hormone hat auf sämtliche physiologischen Funktionen Einfluß. So ist etwa das Risiko, einen Herzinfarkt zu erleiden, in den frühen Morgenstunden doppelt so hoch wie am späten Nachmittag oder am Abend. Etwa 30 Minuten vor dem Aufstehen beginnt der Organismus Schwung für den bevorstehenden Tag zu holen: Der Blutdruck steigt rapide an. Da das Blut jedoch um diese Zeit leichter verklumpt und auch die Herzarterien eine geringere Flexiblität aufweisen, kann das Herz von der Blutversorgung abgeschnitten werden. Wenn Teile des Herzmuskels zu lange nicht mit Blut versorgt werden, sterben die Zellen ab, der Muskelrhythmus kann nicht aufrechterhalten werden, und es kommt zum plötzlichen Herzversagen (siehe auch im Kapitel »Männerleiden« den Abschnitt »Herzinfarkt: der moderne Heldentod«, S. 383).

Herzinfarktrisiko ist in den Morgenstunden höher.

Ebenso sind die Auswirkungen des zirkadianen hormonellen Rhythmus an der Geburtenrate ablesbar. Statistiken zeigen, daß die meisten Kinder zwischen ein und zwei Uhr morgens zur Welt kommen. Oder an der Fettverbrennung: Schweres Essen am Morgen läßt uns weniger Gewicht zunehmen als dasselbe Gericht, wenn es abends verzehrt wird.

Eine relativ junge Forschungsrichtung befaßt sich mit der Erforschung der physiologischen Rhythmen, der sogenannten Chronobiologie. Die Chronobiologen wissen: Der menschliche Organismus gleicht einem riesigen Uhrwerk. Jedes Organ folgt seinem eigenen, von den Hormonen gesteuerten Rhythmus. Und so ist es logisch, daß auch die Selbstheilungskräfte des Körpers zu bestimmten Tageszeiten besser aktiviert werden können. So ist die Wirkung von Medikamenten, z. B. solchen gegen Bluthochdruck oder Asthmaleiden, abhängig von der Tageszeit, zu der sie eingenommen werden. Aspirin etwa hat eine viel längere Halbwertszeit, wenn es am Morgen geschluckt wird, als am Abend.

Gerät nun der Rhythmus des Masterhormons Melatonin aus dem Gleichgewicht, hat das dramatische Folgen für den kompletten Organismus: Sämtliche hormonellen und physiologischen Rhythmen verschieben sich und geraten ebenfalls vollkommen aus dem Gleichgewicht. Schichtarbeiter kennen die damit einhergehenden Beschwerden ebenso wie Reisende, die ganze Zeitzonen überfliegen und deren innere Uhr dann asynchron zur Tageszeit tickt. Schlaflosigkeit und Verdauungsprobleme gehören zu den Symptomen des sogenannten Jet-lag wie Erschöpfungszustände, Orientierungsprobleme und depressive Verstimmungen. Zusätzliche, vom Arzt verschriebene Gaben an Melatonin können den körpereigenen Melatoninhaushalt unterstützen und die innere Uhr wieder synchronisieren.

Wie Melatonin das Leben verlängert

Melatonin könnte auch die innere Alterungsuhr steuern

Kaum einem anderen Hormon wird soviel Positives nachgesagt wie dem Melatonin. Nicht nur, daß es gegen Jet-lag und Schlafstörungen hilft, selbst das Leben soll es verlängern. Sicher ist: Nur wenn die innere Uhr richtig eingestellt ist und der Organismus im Takt schwingt, können sämtliche physiologischen Prozesse ungestört ablaufen. Wohlbefinden stellt sich ein, und die Lebenserwartung steigt an. Anscheinend ist die Einhaltung der zirkadianen Rhythmen als Mittel gegen das Altern immens wichtig. Der Forscher Wladimir Dielmann[19] ist sogar davon überzeugt, daß auch im Hypothalamus, dem obersten Steuerungszentrum der Hormone, eine innere Uhr das Altern vorgibt. Vielleicht, so vermutet er, wird diese Uhr bei abfallenden Melatoninspiegeln beschleunigt und beginnt schneller zu ticken.

In Versuchen konnten zwei US-Forscher[20] jedenfalls zeigen, daß die Lebenserwartung von Ratten um 20 bis 25 Prozent verlängert werden konnte, wenn sie täglich mit einer Portion Melatonin gefüttert wurden. Wurde gleichzeitig die aufgenommene Kalorienmenge reduziert, konnte der Melatoninspiegel um fast das Doppelte erhöht werden. In anderen Versuchen verpflanzten der italienische Immunologe Walter Pierpaoli und der Russe Vladimir Lesnikov die Zirbeldrüsen junger Mäuse in hochbetagte Artgenossen.[21] Während die jungen Mäuse, denen die Zirbeldrüsen der älteren eingepflanzt worden waren, nun schneller alterten, wirkten die alten Mäuse geradezu verjüngt: Ihr Fell glänzte, ihr Immunsystem war kräftiger, und sie waren für den Rest ihres Lebens auch weitaus aktiver.

Als Pierpaoli und sein Team das Trinkwasser älterer Mäuse mit Melatonin versetzten, zeigte sich bald, daß diese zunehmend widerstandsfähiger gegen Krankheiten wurden. Gleichzeitig nahmen Größe und Gewicht ihrer Schilddrüse zu. Anscheinend, so die Schlußfolgerung von Pierpaoli, stimuliert Melatonin die Ausschüttung der für die Immunabwehr zuständigen T-Zellen in der Schilddrüse.

In einer 1995 durchgeführten US-Studie[22] konnte die immunstärkende Wirkung von Melatonin auch beim Menschen nachgewiesen werden. Bei 23 Patienten, die sich einer Chemotherapie unterziehen mußten, konnte mit Hilfe von Melatoningaben das Immunsystem gestärkt werden. Zusätzlich wirkte Melatonin den schädlichen, das Immunsystem angreifenden Streßhormonen wie Cortisol entgegen. So konnte die Ein-Jahres-Überlebensrate bei 200 Patienten mit fortgeschrittenem Lungenkrebs deutlich erhöht werden, wie Paolo Lissoni und sein Team vom San

Gerardo Hospital im italienischen Monza bereits 1992 zeigen konnten.[23] Er verabreichte den Patienten, denen eine Lebenserwartung von lediglich sechs Monaten prognostiziert worden war, eine Kombination aus Melatonin und Immuntherapeutika. Das Ergebnis: Bei zwei Prozent kam es zu einer kompletten Rückentwicklung des Tumors, bei 18 Prozent zu einer partiellen Rückentwicklung und bei 38 Prozent zu einer Stabilisierung des Krankheitsbildes.

Erst kürzlich wurde in einer Studie das interessante Phänomen beobachtet, daß blinde Frauen, die keine Lichtimpulse aufnehmen können und daher besonders hohe Melatoninspiegel haben, nicht an Brustkrebs litten. Ebenso war die Rate bei Frauen, die in tiefen, sonnenarmen Tälern wohnten, weitaus niedriger. Aufgrund der großen Ähnlichkeiten zwischen Brustkrebs bei Frauen und Prostatakrebs bei Männern ist zu vermuten, daß Melatonin auch bei Männern seine starke anti-kanzerogene Wirkung entfalten kann.

Radikalfänger Melatonin

Erst vor wenigen Jahren entdeckt: Melatonin als Antioxidantium.

1993 wurde eine weitere einmalige Eigenschaft des Superhormons Melatonin entdeckt: seine Fähigkeit, als Antioxidantium im Körper zu wirken.[24] Tatsächlich ist unser Organismus einem ständigen Bombardement durch die sogenannten freien Radikale, Abfallprodukte aus dem Umwandlungsprozeß von Nahrung zu Energie, ausgesetzt. Diese freien Radikale haben einen großen Anteil an der Entstehung von Krankheiten des Herz-Kreislauf-Systems oder des Immunsystems (siehe auch im Kapitel »Ernährung« den Abschnitt »Die Radikalfänger«, S. 211). Doch der Mensch hat im Laufe der Evolution die Fähigkeit verloren, wichtige Antioxidantien wie Vitamin C, E oder

Betakarotin, die als Radikalfänger fungieren, selbst im Körper zu erzeugen. Sie müssen dem Körper über die Nahrung zugeführt werden.

Einzig Melatonin und einige Enzymsysteme kann der Organismus selbst bilden, um die zellschädigenden Substanzen abzufangen. Gemeinsam bilden sie ein starkes Abwehrsystem gegen die extrem zerstörerischen freien Sauerstoffradikale, die die Zellen, vor allem die Gehirnzellen, angreifen. Da das Gehirn zu rund 50 Prozent aus Fett besteht – und davon wieder zu einem Drittel aus mehrfach ungesättigtem Fett –, ist es dem Zerstörungswerk der freien Radikale besonders ausgeliefert. Melatonin ist einer der wirksamsten Radikalfänger unseres Organismus, da es die Fettzellen gegen den Angriff schützt und diese in die extrem nützlichen Eicosanoide umgewandelt werden können.

Es gibt noch einen zusätzlichen strategischen Vorteil im Radikale-Abfangsystem: Da Melatonin in der Zirbeldrüse in der Mitte des Gehirns ausgeschüttet wird, hat der Organismus ein letztes Bollwerk an einem strategisch idealen Platz, um die gefürchteten freien Sauerstoffradikale zu binden und damit abzuwehren.

Wenn das Melatonin versiegt

Wie bei vielen Hormonen fällt auch der Melatoninspiegel mit dem Älterwerden kontinuierlich ab, bei Männern und Frauen gleichermaßen. Ab dem sechsten Lebensjahr sinkt die Melatoninproduktion, mit 45 Jahren wird nur mehr halb so viel ausgeschüttet. Die durchschnittliche Melatoninkonzentration im Blut eines 80 jährigen Mannes beträgt nur mehr ein Zehntel des Wertes eines 20 jährigen Mannes.

Der Körper kann nun aufgrund der geringeren

Die Melatoninproduktion nimmt im Alter dramatisch ab.

Melatoninproduktion nachts nicht mehr ausreichend seine Temperatur absenken. Folglich kann es zu massiven Problemen beim Ein- oder Durchschlafen kommen. Patienten berichten, daß sie oftmals nicht mehr einschlafen können, nachdem sie in der Nacht ihrem Harndrang nachgegeben haben.[25]

Oft helfen dann schon geringe Gaben an Melatonin, um die Schlaftiefe zu steigern. Melatonin wirkt so indirekt als Anti-Aging-Faktor. Denn nur wenn auch genügend vom Masterhormon ausgeschüttet wird und so die Hormonspiegel richtig eingependelt sind, können die anderen extrem wichtigen Hormone produziert werden, wie etwa das als Anti-Aging-Elixier besonders wichtige Wachstumshormon.

Die richtige Dosierung des Melatonins fällt oftmals schwer, da jeder Mensch individuelle »Muster« aufweist. Während bei manchen Männern schon die geringe Dosis von 200 Mikrogramm ausreicht, wird bei anderen erst mit 70 Milligramm die erwünschte Wirkung erzielt. Eine neue, im *British Medical Journal* veröffentlichte Studie mit blinden Versuchsteilnehmern zeigt außerdem, daß die größte Wirksamkeit erzielt wird, wenn das Melatoninpräparat abends immer zur selben Uhrzeit genommen wird. Zur Angleichung des Tag-Nacht-Rhythmus sind relativ hohe Dosen erforderlich, zur Aufrechterhaltung hingegen reicht ein Bruchteil.[26]

Da in Tabletten verabreichtes Melatonin jedoch eine extrem kurze Halbwertszeit hat und die Wirkung rapide abfällt, sollen neue, wabenförmige »Longacting«-Präparate ihre Melatonindosis sukzessive während der Nacht abgeben.

Bis zum 60. Lebensjahr wird Melatonin zumeist nicht als Altersschutz eingesetzt. Ein einfaches Rezept zur Beeinflussung des Melatoninhaushalts besteht darin, in einem völlig abgedunkelten Raum zu schlafen, so daß die nächtliche Melatoninausschüttung nicht behindert wird. Am Morgen sollte so bald wie möglich die Abdunkelung entfernt werden. Dringt Tageslicht in den Raum, wird die Melatoninproduktion sofort gedrosselt, und die morgendliche Benommenheit schwindet.

Schlafzimmer völlig abdunkeln kann den Melatoninspiegel heben.

Ab dem 60. Lebensjahr kann zusätzlich Melatonin als Anti-Aging-Substanz genommen werden. Während in den USA Melatonin als Nahrungsmittelzusatz im Supermarkt zu bekommen ist, ist es in Europa nur auf Verschreibung des Arztes erhältlich. Meist werden nur geringe Dosen, also zwischen 0,5 und einem Milligramm, verordnet. Genommen wird das Präparat zwischen zwei Stunden und einer dreiviertel Stunde vor dem Schlafengehen. Müdigkeit stellt sich zumeist etwa 30 Minuten nach der Einnahme ein. Stellt sich keine Wirkung ein, muß die Dosis erhöht, bei Schlappheit und Kopfschmerzen nach dem Aufwachen am nächsten Morgen abgesenkt werden.

Doch alles, was wirkt, hat auch Nebenwirkungen. Keinesfalls sollte Melatonin von Männern genommen werden, die an einer psychischen Krankheit oder Depression leiden, bei Allergien, Autoimmunerkrankungen wie Multipler Sklerose oder Krebs des Immunsystems wie Leukämie. Außerdem sollte Melatonin keinesfalls von schwangeren oder stillenden Frauen genommen werden, ebenso nicht von Frauen mit Kinderwunsch, da Melatonin eine kontrazeptive Wirkung hat. Unsere Empfehlung: Konsultieren Sie in jedem Fall Ihren Arzt, bevor Sie in Ihren Hormonhaushalt eingreifen.

Schlafen macht schön

Vom Volksmund werden viele Situationen trefflich beschrieben: »Mir liegt etwas im Magen« ist ein gebräuchlicher Ausdruck, der auf physiologischen Beobachtungen beruht, ebenso wie »sich den Kopf zerbrechen« oder daß Kinder »im Schlaf wachsen«. Auch der Ausdruck »Schönheitsschlaf« erfährt seine wissenschaftliche Bestätigung.

Der »Schönheitsschlaf« ist auch ein »Gesundheitsschlaf«. Tatsächlich ist der gesunde Schlaf ein wertvoller Energiespender. Eingelullt von der Dunkelheit und der damit einhergehenden vermehrten Melatoninproduktion, kann die Kerntemperatur des Körpers jetzt um einen ganzen Grad auf circa 36 Grad Celsius abgesenkt werden. Der Energiebedarf sinkt, die Körperzellen treten in eine Erneuerungs- und Regenerierungsphase ein. Das Immunsystem wird aufgeladen, Gewebe repariert und erneuert, Fett verbrannt. Unser Gehirn kann sich neu organisieren, und unsere Wahrnehmungssysteme können sich wieder ordnen. Die Ausschüttung einer Vielzahl wichtiger Hor-

Schlafphasen

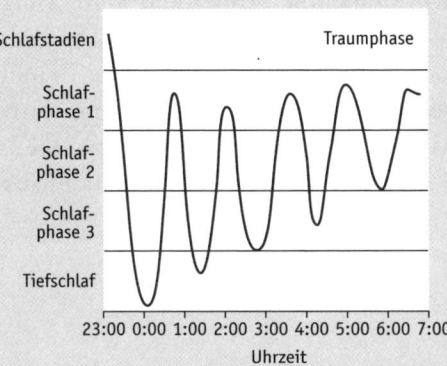

Schlafstadien

Schlaf-
phase 1

Schlaf-
phase 2

Schlaf-
phase 3

Tiefschlaf

Traumphase

23:00 0:00 1:00 2:00 3:00 4:00 5:00 6:00 7:00
Uhrzeit

mone findet hauptsächlich in der Nacht bei erholsamem, ungestörtem Schlaf statt. Testosteron und Cortisol gehören dazu. Vor allem aber wird das Wachstumshormon, jenes wichtige körpereigene Anti-Aging-Elixier, das für Regeneration und Erholung essentiell ist, ausschließlich in den Tiefschlafphasen produziert. Die »Schönheit« kommt nach einer erholsamen Nachtruhe von innen. Schließlich haben wir alle auch schon das Gegenteil beobachtet, wenn wir uns nach einer schlechten Nachtruhe wie zerschlagen fühlten und gealtert aussahen.

Festzustehen scheint jedenfalls, daß das menschliche Gehirn mehr Schlaf benötigt als das Gehirn vieler Tiere, da es höher entwickelt ist. Eine ganze Reihe von Tieren, etwa Schmetterlinge, Fliegen, Krabben und Fische, müssen überhaupt nicht schlafen, sondern nur ruhen. Nach fünf bis zehn Tagen ohne Schlaf kommt es beim Menschen jedoch zu schwersten Ausfallerscheinungen. Dinge, die es gar nicht gibt, werden gesehen und Geräusche gehört, während die Personen körperlich noch fit sind.

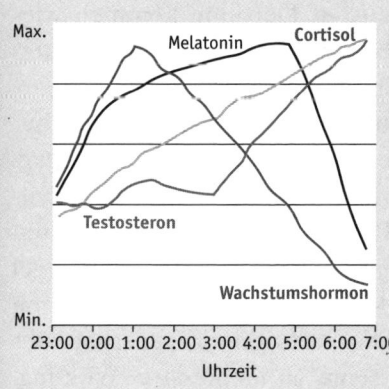

Die Hormonausschüttung während des Schlafs

Die Neurotransmitter

Neurotransmitter sind die Boten im Gehirn.

Als Neurotransmitter bezeichnet man jene chemischen Überträgerstoffe, die Informationen zwischen den einzelnen Neuronen – über den synaptischen Spalt hinweg – transportieren. Rund 200 dieser Neurotransmitter kennt die Wissenschaft, doch die meisten sind erst wenig erforscht. Zu den wichtigsten bekannten und am besten erforschten Neurotransmittern gehören Serotonin, Dopamin, Acetylcholin sowie Noradrenalin.

Jedem von ihnen werden bestimmte Eigenschaften zugeschrieben. Bei Störungen im Körperhaushalt können Neurotransmitter Auslöser für krankhafte Veränderungen wie etwa Depressionen, Eßstörungen, Aggression oder Vergeßlichkeit sein. Bei einem Mangel an einem Neurotransmitter wird mittels Psychopharmaka in die Chemie des Gehirns eingegriffen.

Während etwa der Nervenbotenstoff Acetylcholin wichtig für Gedächtnisleistungen wie Merk- und Lernfähigkeit ist, wird dem Streßhormon Noradrenalin eine aufputschende Wirkung zugeschrieben, so daß wir in Streßsituationen zu Höchstleistungen befähigt sind. Dem Nervenbotenstoff Dopamin kommen wieder ganz andere Aufgaben zu. Dopamin ist für Phantasie, Kreativität und Feinmotorik zuständig.

Serotonin wird oftmals als das Glückshormon bezeichnet. Es spielt eine wesentliche Rolle bei der psychischen Ausgeglichenheit, beeinflußt das Eßverhalten, den zirkadianen Rhythmus, das Sexualverhalten und die Schmerzempfindlichkeit. Serotoninmangel kann zu Antriebslosigkeit, Schlaf- und Eßstörungen wie Bulimie führen. Die wichtigste Eigenschaft des Serotonins ist jedoch seine antidepressive Wirkung. Besonders an sonnenarmen Wintertagen wird wenig

Serotonin ausgeschüttet, und es kann zu saisonalen Depressionen kommen. Bei der Entwicklung von Antidepressiva wird heute oftmals gezielt in den Serotoninhaushalt eingegriffen. Speziell designte Psychopharmaka, die sogenannten Selektiven Serotonin-Wiederaufnahmehemmer (SSRI), lassen die Konzentration von Serotonin im synaptischen Spalt zwischen den Nervenzellen ansteigen, wodurch oftmals Depressionen behandelt werden können.

Serotonin hilft gegen Depressionen.

Serotonin wird aus der Aminosäure L-Tryptophan im Körpergewebe und im Gehirn gebildet. Früher wurde diese Aminosäure zur Behandlung von Depressionen verabreicht. Doch L-Tryptophan ist auch in Schokolade enthalten. Kein Wunder, daß gestreßte Männer gern ein Stückchen Schokolade naschen, denn mit jedem Biß steigt auch das Serotonin im Blut.

Designerhormone

Die intensive Auseinandersetzung mit den Sexualhormonen zeigte der Wissenschaft und Forschung schon bald Wege für neue Gestaltungsformen. Es galt also Hormone zu entwickeln, die durch ihre spezifische Wirkung auf einzelne Gewebe geprägt waren, ohne jedoch deren Nebenwirkungen zu entfalten. So kam es auch zur Entwicklung »selektiv gewebsspezifischer Hormone« wie Raloxifen. Wir haben diese Entwicklung aber auch bei den männlichen Hormonen mit dem Präparat Menta – das ist ein Designertestosteron, welches angeblich nicht negativ auf die Prostata wirkt, also nicht auf den Reproduktionstrakt. Das sind natürlich alles sehr interessante Entwicklungen. Immer wieder ist dazu aber zu sagen, daß wir vielleicht gar nicht so lange auf die Designerhormone warten müssen oder sollen. Statt dessen sollten wir in die Natur eintauchen, uns all die vielen Designerhormone holen, die in der Natur vorhanden sind, und sie nutzen.

Raloxifen ist das beste Beispiel für ein sogenanntes Designerhormon, in diesem Fall ein Designeröstrogen. Designt von der Pharmaindustrie, um möglichst nur vorteilhafte Wirkungen und keine unerwünschten Nebenwirkungen zu erzielen. Maßgeschneiderte männliche Hormone, sogenannte Designerandrogene, sind bereits in Ausarbeitung und werden bei der Behandlung des männlichen Klimakteriums ähnlich wie die verschiedenen Designeröstrogene einen wichtigen Platz einnehmen. Faszinierend und von großer Bedeutung ist in diesem Zusammenhang, daß uns die Natur seit Jahrmillionen eine Vielzahl von Designerhormonen, eben pflanzlichen Hormonen, sogenannten Phytohormonen, zur Verfügung stellt.

Phytohormone: Botenstoffe aus der Natur

In den großen, alten medizinischen Schulen Asiens ist bereits seit Jahrhunderten bekannt, was wir gerade neu entdecken: Die Natur bietet uns eigentlich alles, was wir brauchen, wir müssen es uns nur nehmen, vor allem die Hormone, genannt Phytohormone.

Viel Wissen über hormonelle Wirkungen ging schon einmal verloren.

Das Wissen über die hormonellen Wirkungen von Pflanzen ist in Europa leider viel zu sehr in Vergessenheit geraten. Doch auch hier müssen phytohormonelle Wirkungen von Pflanzen einmal sehr bekannt gewesen sein. Ein Indiz dafür liefert noch der hippokratische Eid: In ihm ist ein Satz überliefert, wonach es einem

Arzt nicht erlaubt ist, einer Frau eine Substanz zu verabreichen, mit der abgetrieben werden könnte. Welche Pflanze dies nun gewesen ist, ist nicht mehr überliefert worden. Doch im Zuge der Forschungen haben Mediziner und Pharmakologen eine Vielzahl anderer Pflanzensubstanzen gefunden, welche mit modernen Medikamenten durchaus Schritt halten können.

Vor allem die schon seit Jahrtausenden so kräuterkundigen Mediziner des alten Chinas wußten faszinierende Hormoncocktails für die unterschiedlichsten Beschwerden zusammenzustellen. Besondere Bekanntheit erhielt in unseren Breiten der Ginseng ein »pflanzliches Testosteron«, mit dem die Manneskraft hervorragend angeregt werden kann. Doch auch die Indianer Nordamerikas kannten Kräutermischungen, die man heute mit unserem Wissen als hormonelle »non aging diet« bezeichnen kann. Erst in der Mitte des 20. Jahrhunderts konnten die Nachfahren der weißen Eroberer diese rätselhaften Mixturen biochemisch analysieren. Und je tiefer die Forscher in das alte Wissen eintauchten, desto größer wurde ihr Staunen über die rein aus den Erfahrungswerten zusammengetragenen Kenntnisse.

Ungehobene Schätze im Amazonasgebiet

Heute beginnt man die Naturstoffe langsam wieder zu schätzen und schickt rund um die Weltkugel Stoßtrupps in die Natur aus, die bisher noch ungehobene Schätze ans Tageslicht bringen sollen.

Vor allem im Gebiet des Amazonas scheinen noch ungeahnte pharmakologische Geheimnisse zu liegen. Manche Indianerstämme in dieser Region haben jedenfalls schon vor Hunderten von Jahren empirisch festgestellt, daß beim Verzehr von Rinden spezieller

Bäume eine antikonzeptive, also empfängnisverhütende Wirkung eintritt. Bei diesen Indianerstämmen haben also schon vor Hunderten von Jahren die Frauen eine wirksame Anti-Baby-Pille zur Verfügung gehabt. In diesem Zusammenhang muß man bedenken, daß die ersten Anti-Baby-Pillen im Grunde genommen auch fast »natürlich«, also aus Pflanzen hergestellt waren. Ein interessantes Detail am Rande: Die Indianerstämme, die über Jahrhunderte durch ihr empirisches Wissen die Anti-Baby-Pille besaßen, haben sich zunehmend der freien Liebe hingeben können, weil Nachwuchsprobleme durch das Wissen um die Kraft der Rinde sie nicht in ihrer freien Liebe behinderten. Diese Indianerstämme haben überdies bis zu 70 Prozent an erotischen bzw. pornographischen Ausdrücken in ihrem Wortschatz, während es bei benachbarten Indianerstämmen, die von dieser natürlichen »Antikonzeption« nichts wußten, nur zehn bis 20 Prozent des Wortschatzes waren.[27]

Anti-Baby-Pille aus dem Amazonasgebiet.

Wenn ein Jüngling im Sturm und Drang in Leidenschaft entbrennt, so heißt es im Volksmund »Er spürt die Hormone«, und im Grunde genommen ist das auch richtig. Sexualhormone sind die Triebfeder für die Fortpflanzung, und selbst das unscheinbare Gänseblümchen besitzt fast die gleichen Botenstoffe wie der Mensch. Sie bringen die Blume zum Blühen und den Menschen zum Singen von Liebesballaden.

Die Evolution hat die Vielzahl an Lebewesen auf diese Weise mit einem äußerst wirksamen Programm ausgerüstet, das die Fortpflanzung zu ihrem Hauptzweck erklärt. Sexualsteroide oder Geschlechtshormone müssen eigentlich als einer der genialsten Coups der Evolution schlechthin angesehen werden. Denn die Substanzen haben sich seit Beginn des Lebens kaum mehr verändert. Sie wirken – einfach und über Artengrenzen hinweg.

Sexualhormone von der grünen Wiese

Und gerade diese Tatsache kann jetzt (wieder) genutzt werden. Sexualhormone sind wie wirkliche Erfolgsprinzipien universell einsetzbar. Die Tatsache, daß sie sich von der Pflanze bis hin zu den Säugetieren nicht viel verändert haben, ermöglicht einen äußerst interessanten Einsatz für Therapie und Prophylaxe.

Der Volksmund weiß davon: Wenn es etwa heißt »Ihn sticht der Hafer«, dann hat die Redewendung einen doppelten Sinn. Wohl stechen auch die Grannen der Ähren, doch im Hafer sind darüber hinaus Substanzen enthalten, die männlichen Hormonen sehr ähnlich sind.

Wen »der Hafer sticht«, der spürt die Phytohormone.

Bauern haben die Erfahrung gemacht, daß Pferde, wenn sie nur Klee fressen, ein besonders glänzendes Fell bekommen. Die »extragenitale« Wirkung von Sexualhormonen zeigt sich dabei besonders schön. Im Fall des Klees sind es die östrogenähnlichen Substanzen, die im hohem Maß in Klee vorhanden sind – nämlich die verschiedenen Isoflavone.

Rotklee

Wie stark die Phytohormone wirken können, zeigte sich erstmals bei Schafen.[28] Tiere, die auf einer Rotkleeweide gegrast hatten, waren unfruchtbar geworden. Daraufhin wurde die Wirkung von Rotklee eingehender untersucht: Bei Rindern und Stuten zeigte sich diese Wirkung nicht. Beim Menschen hat Rotklee durch die Isoflavonoide Genistein, Daidzein, Formononetin und Biochanin A eine ähnliche, wenn auch stärkere Wirkung als Soja.

Was den Rotklee aber zu einer ganz besonderen Substanz macht, ist seine doppelte Wirkungsweise. In einer Studie[29] wurden Rotklee und Soja besonders genau verglichen. Herausgefunden haben die Forscher dabei, daß sich Rotklee an einen ganz bestimmten Rezeptor bindet, den Betarezeptor, daß also Rotklee hauptsächlich auf den »guten« Betarezeptor wirkt, nicht aber auf den für den Mann schlechten Alpharezeptor, der zum Beispiel für die weibliche Fettverteilung und die Brust verantwortlich ist. Das andere sensationelle Ergebnis ist folgendes: Rotklee, aber anscheinend nicht Soja, hemmt die Aromatase und ein *Rotklee hemmt die* anderes Enzym. Das heißt, wenn man Rotklee ein- *Produktion von Östradiol* nimmt, hemmt man bis zu einem gewissen Grad die *im Körper des Mannes.* Produktion des körpereigenen Östradiols beim Mann. Was von Vorteil ist, weil das Östradiol auf Alpha- und Betarezeptoren wirkt! Durch die Hemmung der Aromatase kommt es sogar noch zu einem leichten Anstieg des vorgeschalteten Testosterons. Und die Substitution mit Rotklee bringt dem Mann alle gewünschten positiven Wirkungen in bezug auf den Östrogen-Betarezeptor, also auf die Knochen, das Gehirn etc., aber nicht auf die Brust und die Fettverteilung! Man sollte allerdings ausdrücklich vom Rotklee-Extrakt in seiner Gesamtheit als natürlichem selektiven, rezeptormodulierenden Östrogen sprechen und nicht von der Einzelsubstanz bzw. den Einzelsubstanzen, die darin enthalten sind.

Soja

Bekannt geworden sind die Phytohormone aber besonders durch die Erforschung von Soja. In epidemiologischen Studien, die Eßgewohnheiten in Asien und Europa miteinander verglichen, zeigte sich deutlich[30]: *Soja senkt das Brustkrebs-* Soja senkte bei japanischen Männern das Prostata- *und Prostatakrebsrisiko.* krebsrisiko und bei japanischen Frauen das Brustkrebsrisiko. Da Japaner lebenslang phytohormonhaltige Nahrung zu sich nehmen, liegt das Brustkrebsrisiko für

Frauen im Vergleich zu Europa um die Hälfte niedriger. Das Prostatakrebsrisiko bei Männern ist sogar um zwei Drittel geringer.

Hopfen

Die Östrogenwirkung des Hopfens wiederum wurde durch böhmische Hopfenpflückerinnen bekannt,[31] die wegen der Überdosis an Östrogen, die sie bei der Arbeit mit dem Hopfen aufnahmen, plötzlich häufiger Menstruationsbeschwerden hatten. Im aus Hopfen und Malz gebrauten Bier finden sich allerdings nur mehr winzigste Mengen an den Hopfenöstrogenen. Ein Verweiblichungseffekt für Biertrinker, der auf Hopfenhormone zurückzuführen wäre, ist bei mäßigem Bierkonsum daher auszuschließen. Wenn allerdings täglich drei bis vier Liter Bier getrunken werden, können die Phytoöstrogene zu einer wachsenden Brust und einem Bierbauch führen.

Der Bierbauch stammt möglicherweise von den Hormonen des Hopfens.

Ginseng

Das bekannteste Beispiel und aufgrund seiner sehr deutlichen und vor allem auch rasch einsetzenden Wirkung ist Ginseng, welches ein Phytoandrogen darstellt, eine in Pflanzen enthaltene, männlichen Hormonen ähnliche und ähnlich wirkende Substanz. Bis die Ginsengwurzel den entsprechenden Ertrag liefert, muß sie sieben Jahre angebaut werden. Zudem ist ihr Hormongehalt sehr von der Anbauregion abhängig. In den letzten zehn Jahren gibt es aber zunehmend seriöse Studien,[32] welche die zahlreichen Vorteile des Ginsengs unterstreichen. Seine Wirkung entspricht dem Testosteron oder Androsteron, doch hat er gegenüber dem reinen Botenstoff einen wesentlichen Vorteil: Die Substanzen im Ginseng schaffen eine Balance zwischen den vorteilhaften, erwünschten Wirkungen und den nichterwünschten Wirkungen wie beispielsweise auf Prostatakrebszellen. Es scheint geradezu so, als hätte uns die Natur mit Ginseng ein »natürliches, selektives, androgenrezeptormodulierendes Steroid« an die Hand gegeben. Ginseng, so zeigten Studien,[33] steigert die Beweglichkeit der Spermien und läßt sie sich schneller entwickeln. Die Hochschulen der traditionellen chinesischen Medizin, welche mit den verschiedenen Phytohormonen in der Therapie sehr intensiv gearbeitet haben, haben Ginseng über die Maßen geschätzt. Und nicht nur die Oberschicht um den chinesischen Kaiser griff begeistert zu, um Ginseng und andere Hormonpräparate als Substitutions- oder Stimulationstherapie sowie als Anti-Aging-Mittel zu verwenden.

Ginseng verwendete schon die chinesische Oberschicht vor 4000 Jahren.

Es ist schon seltsam, daß Hormonkuren auf natürlicher Basis häufig noch belächelt und unterschätzt werden. Das ist ein Fehler. Die westliche Medizin hat erst lernen müssen, mit den modernen Methoden der Analytik und Pharmakologie die Rätsel der Natur zu entschlüsseln. Anders als bei synthetisch hergestellten Medikamenten, denen Phytopharmaka oft sogar überlegen sind, nimmt sich nur eine sehr kleine Industrielobby der Pflanzenprodukte an. Oft wird daher zu wenig geforscht, zu wenig präsentiert und zu wenig Marketing für das wirklich Wirksame betrieben. Langsam beginnen Pharmafirmen eigene Biolinien aufzubauen und nehmen Pflanzenpräparate in ihr Programm auf.

Wirkungsweise von Phytoöstrogenen

Bisher wurden zwei Östrogenrezeptoren entdeckt – ein Alpha- und ein Betarezeptor. Alpharezeptoren sind vor allem an den Fortpflanzungsorganen und im Brustgewebe zu finden. Betarezeptoren sind meist im

Knochengewebe, im Herz-Kreislauf-System und im Gehirn lokalisiert. Je nachdem, wo nun angedockt wird, wird eine andere Wirkung entfaltet. Phytoöstrogene und vor allem Rotklee haben eine deutlich höhere Affinität zu den Betarezeptoren. Das heißt, sie können als SERMs (selective estrogen receptor modulator) bezeichnet werden. SERMs zeichnen sich durch positive Effekte auf Knochen, Herz und Kreislauf aus.

Krebsvorbeugende Wirkung

Bestimmte Phytohormone können Enzyme hemmen, die bei der Krebsentstehung mitwirken. Die Phytohormone greifen dabei in den Rückkoppelungsmechanismus des Wachstumshormons des Menschen ein. Genistein hemmt das Wachstum von Leukämie- und Melanomzellen. Auch Biochanin oder das in Tomaten enthaltene Lycopen kann Krebszellen in ihrem Wachstum hemmen. Man könnte daher von einer sanften prophylaktisch wirkenden Chemotherapie mittels Phytohormonen sprechen (siehe auch das Kapitel »Männerleiden«, besonders den Abschnitt über Krebs, S. 356).

Phytohormone: sanfte prophylaktische Chemotherapie.

»Anti-Aging-Effekt Radikalfänger«

Phytohormone sind Radikalfänger. Vor allem das Genistein aktiviert Enzyme (Catalase, Superoxiddismutase und Glutathionperoxidase), die freie Radikale – jene Abfallprodukte aus der körperlichen Energieverbrennung, die das Altern vorantreiben – neutralisieren können.

Sanfte Hormonstimulation

Phytohormone können in den Testosteron- und Östrogenhaushalt über Enzyme eingreifen. Damit lassen sich aus dem Gleichgewicht geratene Hormonwerte wieder normalisieren. Wichtig ist dabei das Aromataseenzym.

Eicosanoide: die Kommunikatoren der Zellen

Im Jahr 1982 ging der Nobelpreis für Medizin an die Forscher John Vane, Sune Bergström und Bengt Samuelsson. Ihr Forschungsgebiet waren die Eicosanoide, jene bis dahin von der Wissenschaft vernachlässigten hormonähnlichen Substanzen im menschlichen Gewebe. Auch heute noch sind die Eicosanoide, im Gegensatz zu vielen anderen Hormonen wie etwa Testosteron oder Melatonin, der breiten Öffentlichkeit kaum bekannt. Dennoch ist die Bedeutung, die ihnen für das Funktionieren des menschlichen Organismus zugeschrieben wird, enorm. Und auch beim Alterungsprozeß kommt den Gewebshormonen eine Schlüsselfunktion zu: Die richtige Balance an Eicosanoiden gilt als ausgezeichnetes Anti-Aging-Mittel.

Als »Kurzstreckenläufer« erledigen die Gewebshormone die ganze Kommunikationsarbeit zwischen den einzelnen Zellen. Wie Boten werden sie von den Zellen abgesondert, um die externe Umgebung zu inspizieren. Wenn sie zurückkehren, erstatten sie den Zellen Bericht über die Außenwelt und die Befindlichkeit der benachbarten Zellen. Basierend auf dieser Information, leitet dann die Zelle die biologisch sinnvollste Antwort ein.

Eicosanoide brauchen, um der Nachbarzelle eine wichtige Information zu übermitteln, nicht zuerst in den Blutstrom zu tauchen, sondern wandern direkt von Zelle zu Zelle. Sie existieren nur in winzigen Konzentrationsmengen und oft nur einige Minuten. Gerade so lange, bis sie ihre lebenswichtigen Aufgaben erfüllt haben. Danach zerstören sie sich selbst. Im Gegensatz zu allen anderen Hormonen kann der Endokrinologe – der Hormonexperte also – daher nicht die Menge der Eicosanoide messen. Im Hormonstatus werden die Eicosanoide nicht erfaßt.

Eicosanoide existieren immer nur für einige Minuten.

Alle diese Faktoren machen die Erforschung der Eicosanoide sehr schwierig. Ihr Aufbau und ihre Funktion sind sogar so kompliziert, daß ihre enorme Bedeutung erst 60 Jahre nach der Erforschung anderer Hormone erkannt wurde. Das meiste Wissen über die Eicosanoide kommt daher aus der Untersuchung von Zellkulturen oder Zerfallsprodukten der Hormone im Urin.

In Medikamentenstudien, etwa zur Wirkweise des Aspirins, konnte die Beeinflussung der Gewebshormone genauer untersucht werden. Die Azetylsalizylsäure ist in seiner natürlichen Form in Weidenbäumen enthalten. Ihre Wirkweise erzielt die Säure in der Beeinflussung der Eicosanoide. Tatsächlich ist die Säure ein Hauptbestandteil von Aspirin. Ihre geheimnisvollen Kräfte kannten aber auch schon die Kelten – und sogar der tapfere Comic-Gallier Asterix stärkt sich mit Zaubertrank, der auch den Extrakt des Weidenbaumes enthält.

Die besondere Anti-Aging-Funktion der Eicosanoide liegt in ihrer Fähigkeit, »second messengers«, etwa das sogenannte cAMP (zyklisches Adenosinmonophosphat), zu produzieren. Die »second messengers« verstärken die Wirkung der Hormone in den Zellen. Je mehr vom cAMP in der Zelle vorhanden ist, um so leichter kann diese auf Hormone reagieren. Eicosanoide können daher zu Turboboostern für die Zelle werden: Denn wird durch bestimmte Eicosanoide zusätzlich cAMP erzeugt, können Zellen schon auf wesentlich niedrigere Hormonspiegel reagieren. Das ist besonders mit zunehmendem Alter wichtig, wenn bereits viele Hormone nur mehr in geringer Konzentration vorhanden sind.

Eine weitere Besonderheit der Eicosanoide im Vergleich zu anderen Hormonen ist, daß sie weder zentral über den Hypothalamus gesteuert noch von einer bestimmten Drüse ausgeschüttet werden. Die Natur hat einen äußerst eleganten Mechanismus eingerichtet, mit dem Zellen die hormonelle Balance halten können: Im Körper existieren mehr als 100 verschiedene Unterarten von Eicosanoiden. Zu den bekanntesten zählen die Prostaglandine, Thromboxien oder Leukotriene. Eicosanoide können sich gegenseitig beeinflussen und besitzen oftmals sogar gegenteilige Wirkungen. Ist das Verhältnis der Eicosanoide ausbalanciert, herrscht in der Zelle ein homöostatischer – das heißt ausgeglichener – Zustand. Die Zelle scheint sich so vor Streßeinflüssen aus der Umwelt zu schützen und damit ihr Altern verhindern zu können.

Je nach Wirkung können Eicosanoide in »gute« und »schlechte« eingeteilt werden.

100 verschiedene Eicosanoide.

Die Eigenschaften der Eicosanoide

»gute« Eicosanoide	»schlechte« Eicosanoide
entzündungshemmend	entzündungsfördernd
die Zellteilung kontrollierend	Zellteilungsprozesse beschleunigend
gefäßerweiternd	gefäßverengend
blutverdünnend	blutverdickend
das Immunsystem unterstützend	das Immunsystem schwächend

Wenn die Balance der Eicosanoide kippt

Kommt das sensible Gleichgewicht der Eicosanoide langfristig aus der Balance, können eine ganze Reihe chronischer Krankheiten gefördert werden.

Chronische Krankheiten, die mit einer Eicosanoid-Inbalance in Verbindung gebracht werden, sind:

Chronische Krankheit durch eine Dysbalance der Eicosanoide.

- Herz-Kreislauf-Erkrankungen
- Bluthochdruck
- Typ-II-Diabetes
- Entzündliche Erkrankungen
- Autoimmun-Erkrankungen
- Rheumatoide Arthritis
- Multiple Sklerose
- Krebs
- Depression

Die Nobelpreisträger von 1982 gehen sogar so weit, daß sie alle chronischen Krankheiten auf eine »Imbalance« der Eicosanoide zurückführen. Je mehr sich das Gleichgewicht in Richtung »schlechte« Eicosanoide neigt, desto mehr werden chronische Erkrankungen gefördert. Umgekehrt können durch eine Gleichgewichtsverschiebung in Richtung »gute« Eicosanoide ein vorbeugender Effekt gegen Krankheiten, ein erhöhter »Wellneß-Faktor« und ein längeres Leben erreicht werden.

Beispiel Herzattacken: Hier sind mehr von den gefäßverengenden und blutverdickenden »schlechten« Eicosanoiden vorhanden und nicht genug von den gefäßerweiternden und blutverflüssigenden »guten« Eicosanoiden.

Beispiel Bluthochdruck: zu viel der »schlechten« gefäßverengenden und zu wenig der gefäßerweiternden »guten« Eicosanoide.

Beispiel Rheumatoide Arthritis: zu viel von entzündungsfördernden »schlechten«, zu wenig von den entzündungshemmenden »guten« Eicosanoiden.

Beispiel Krebs: zu viel von das Immunsystem unterdrückenden »schlechten«, zu wenig von das Immunsystem fördernden »guten« Eicosanoiden.

Wie Eicosanoide entstehen

Gibt es ein Vitamin F?

Wie aber entstehen nun die Eicosanoide? Da der Körper ihre Bausteine nicht selbst erzeugen kann, müssen sie über die Nahrung zugeführt werden. Das erklärt auch die große Wichtigkeit der Ernährung im Anti-Aging-Prozeß.

Eicosanoide werden aus den essentiellen Fettsäuren produziert, die der Körper nicht selbst herstellen kann. Daß es essentielle Fettsäuren überhaupt gibt, ist eine noch sehr junge Entdeckung. 1929 wurden essentielle Fettsäuren noch als Vitamin F bezeichnet. Aber das Vitamin F war nutzlos, solange es nicht in Eicosanoide umgewandelt wurde. Erst in den 70er Jahren wurde der Wissenschaft langsam klarer, wie dieser Prozeß funktioniert. Doch Fettsäure ist nicht gleich Fettsäure. Vor allem die ungesättigten Fettsäuren Omega-3 und Omega-6 sind gesundheitsförderlich. Die Omega-3-Fettsäuren sind vor allem in Kaltwasserfischen wie Lachs oder in bestimmten Ölen wie etwa Flachsöl enthalten. Die Omega-6-Fettsäuren sind hingegen in Maisöl und Nüssen enthalten.

Typischerweise sind essentielle – also vom Körper nicht selbst herstellbare – Fettsäuren 18 Kohlenstoffatome lang und müssen vom Körper noch verlängert werden, um eine 20-Kohlenstoff-Fettsäure zu erzeugen. Aus dieser können dann Eicosanoide produziert werden. Einem Hinweis auf diese Zahl gibt auch der Name, denn »eicosa« kommt aus dem Griechischen und bedeutet 20.

Nicht nur die Länge der Atome zählt, sondern auch ihre Konfiguration. Wie nun aber der Körper aus dem Rohstoff Nahrung die wichtigen Eicosanoide zusammenbaut, ist ein höchst interessanter und komplexer Vorgang. Im Kapitel »Lifestyle« (siehe den Abschnitt »Fette: Zeit für einen Ölwechsel«, S. 236) werden uns die Eicosanoide noch häufiger begegnen. Denn wer es versteht, die guten Eicosanoide anzuregen und gleichzeitig die Eigenschaften schlechter Eicosanoide zu minimieren, der hat für sein persönliches Anti-Aging-Programm eine Menge getan.

Anti-Aging mit Eicosanoiden.

Maximizing Manhood:
Sex als Anti-Aging-Medizin

Sex kann als Anti-Aging-Medizin nur empfohlen werden. Denn guter Sex kann für den Erhalt Ihrer Gesundheit mehr bewirken als die meisten Medikamente. Alterungsprozesse werden durch ihn verlangsamt und manchmal auch gestoppt. Ein erfülltes Sexualleben, so haben viele Studien gezeigt, hält den Menschen gesünder, vitaler – und eben auch jünger.

Guter Sex hält jung und gesund.

Eine der neuesten Studien dazu kommt aus Schottland: Der schottische Psychologe David Weeks vom Royal Edinburgh Hospital untersuchte 3500 Teilnehmer im Alter von 18 bis 102 Jahren. Er befragte sie detailliert nach ihren Einstellungen, Aktivitäten und ihrem Sexleben. Dann ließ er von einer neutralen Kommission das Alter der Teilnehmer an der Studie schätzen. Das Ergebnis spricht für den Sex: Denn genau jene, die »jünger aussahen, als sie waren«, waren diejenigen, die mindestens dreimal pro Woche Sex hatten. Wer dieses wichtigste Kriterium erfüllte, wurde um durchschnittlich zehn Jahre jünger geschätzt. Guter Sex, so die Ergebnisse dieser Untersuchung, schien zudem den Männern noch besser zu bekommen als den Frauen. Frauen wurden durchschnittlich um 9,7 Jahre jünger geschätzt, Männer aber sogar um 12,1 Jahre.[1]

Neben einer befriedigenden Sexualität war ein weiteres Kriterium für das jugendliche Aussehen der Teilnehmer an dieser Studie der regelmäßige Schlaf. Die Rede vom sogenannten Schönheitsschlaf ist also kein leerer Spruch. Besonders dann nicht, wenn vor dem Einschlafen das Vergnügen nicht zu kurz kommt. Aus der Sicht eines Endokrinologen – also eines Hormonexperten – sind diese Ergebnisse freilich keine Überraschung. Heute weiß man, daß guter Sex etwa den Testosteronspiegel über einen Zeitraum von bis zu zwei Tagen anheben kann und so – auf ganz natürliche Weise – hormonell bedingten Mangelerscheinungen entgegenwirkt. Regelmäßiger und ausreichender Schlaf wirkt sich zudem positiv auf die Regeneration des gesamten Hormonhaushalts aus (siehe S. 112). Intensive Erregung und Spiele der Lust sind jedenfalls gut für das Herz: Die sexuelle Aktivität stärkt Herz und Kreislauf, hilft Arterien frei von Ablagerungen zu halten, hält den Cholesterinspiegel im grünen Bereich, senkt den Blutdruck und regt den Stoffwechsel dazu an, Kalorien und Fett stärker zu verbrennen. Die körperliche und geistige Aktivität, die mit einem erfüllten Sexualleben einhergeht, läßt jede einzelne Körperzelle in lebenswichtigem Sauerstoff baden und überflutet den ganzen Körper mit Lebensenergie.

Ein aufregender Orgasmus ist wahrscheinlich die beste Medizin gegen Streß, welche die Wissenschaft kennt. Ein Orgasmus entspannt, hebt die Stimmung und wirkt sich positiv auf das Immunsystem aus. Wer sich seine physiologische Orgasmusfähigkeit erhält, hat nicht nur mehr vom Leben, sondern auch etwas für seine Gesundheit getan. So hat sich in einer Studie mit 918 Männern im Alter von 45 bis 59 Jahren gezeigt, daß das Risiko, an koronaren Herzerkrankungen zu sterben, bei Männern mit einer höheren Orgasmusfrequenz um 50 Prozent niedriger lag.[2]

Wenn die Libido nachläßt:
Warnsignal des Körpers.

Wenn die Libido nachläßt, handelt es sich häufig um ein Alarmsignal des Organismus. Oftmals tritt sexuelle Lustlosigkeit schon vor den ersten tatsächlichen Krankheitssymptomen auf. Wer Erektions-schwierigkeiten, eine nachlassende Libido, Schmerzen (in der Brust) beim Geschlechtsakt oder die Unfähig-keit, einen Orgasmus zu erreichen, bei sich bemerkt, sollte gewarnt sein: Sehr oft sind diese Symptome frühe Zeichen des Körpers für ganz andere Probleme. Zwei von drei Herzinfarktopfern leiden nämlich schon Jahre zuvor an sexuellen Schwierigkeiten.

Libido und Erotik: die Lust auf die Lust

Libido, Erotik und Potenz sind Begriffe, die häufig durcheinandergebracht werden. Auf eine Kurzformel gebracht, ist der Geschlechtstrieb, die Libido, die Lust auf die Lust, und die Potenz ist die Fähigkeit, den Geschlechtsakt auch auszuüben. Bei der Libido steht dabei die sexuelle Phantasie, die Erotik, im Vorder-grund. Giacomo Casanova (1725–1798) ist ein sehr interessantes Beispiel für einen Mann, der diesen Aspekt der Sexualität besonders kultivierte. Ihm war das Talent gegeben, Frauen den Glanz ihrer eigenen Schönheit vor Augen zu führen, sie zum Strahlen und zum Leuchten zu bringen. Wie kein anderer be-herrschte der Venezianer das Vexierspiel der Leiden-schaften und die Kommunikation der Erotik. Er schenkte den Frauen Zeit, die andere nicht hatten, er ließ Gold und Geschmeide als Geschenke bringen, wenn er es eilig hatte, um an sein Ziel zu gelangen. Immer wieder versuchte er bei jeder seiner Gespielin-nen nach dem Außergewöhnlichen zu suchen, nach jenem gewissen Etwas, das sie einzigartig machte. Denn Casanova wußte, daß das Feuer des Begehrens

»Men consists of balls and brain.«
Hugh Hefner,
Playboy-Gründer

Giacomo Casanova kultivierte die Spiele der Leidenschaft.

erst dann zu lodern beginnt, wenn er seine und auch die Phantasie seiner Angebeteten zum Schwingen bringt.

Ohne Zweifel besaß Casanova die Lust auf die Lust und beherrschte zudem die raffiniert frivolen Winkelzüge der galanten Liebeskommunikation des Rokoko. Seine »Libido« war also über jeden Zweifel erhaben. Auch um seine Potenz war es nicht schlecht bestellt, selbst wenn es in seinen Memoiren Passagen gibt, in denen er nach einer Unzahl von Liebesspielen innerhalb eines Tages über seine nachlassende Manneskraft zu klagen beginnt.

Auch wenn viele der erotischen Abenteuer Casanovas im nachhinein möglicherweise schriftstellerisch veredelt worden sind, eines kann über den bekanntesten Playboy des 18. Jahrhunderts dennoch sicher gesagt werden: Der Chevalier de Seingalt (so der bürgerliche Name des venezianischen Galans) wäre nicht zu dem Liebhaber geworden, der er war, hätte ihm jenes Hormon gefehlt, das seine sexuelle Phantasie erst entzünden konnte, das Testosteron. Denn nur wenn dieser die Lust entfachende Botenstoff in ausreichender Menge im Blut zirkuliert, setzt das Gehirn jene elektrisierend erotischen Phantasien frei, welche die Libido des Menschen erst zur Hochform auflaufen lassen.

Der Wiener Hormon- und Sexualforscher Eugen Steinach hatte das Zusammenspiel von Gehirn und Sexualität schon zu Beginn des 20. Jahrhunderts erkannt und von einer »Erotisierung des Gehirns« durch Sexualhormone gesprochen. Erst Jahre später konnten seine Thesen auch wissenschaftlich abgesichert werden. Denn das Gehirn besitzt nicht nur eine Unzahl von Rezeptoren für die Aufnahme von Sexualhormonen, sondern ist selbst sogar Produzent dieser Hormone.

Diese Besonderheit wurde übrigens auch bei Eunuchen – den kastrierten Haremswächtern – beobachtet. Obwohl ihrer Hoden beraubt, waren sie sehr wohl noch sexuell erregbar und traten – sehr zum Leidwesen ihrer Herren – den Reizen der Haremsdamen alles andere als gelassen gegenüber. Das Gehirn und die Nebennierenrinden konnten das Fehlen des normalerweise in den Hoden gebildeten Testosterons – zumindest teilweise – kompensieren.

Auch der berühmteste Kastrat der Operngeschichte, Carlo Broschi (1705–1782), besser bekannt unter seinem Künstlernamen Farinelli, wird als sexuell äußerst aktiver Mann beschrieben, wobei seine leidenschaftlichen Affären ganz und gar nicht an der Bettkante endeten. Ob es sich wirklich so zugetragen hat, ist freilich nicht verbürgt.

Der Sänger Farinelli gilt als der berühmteste Kastrat der Operngeschichte.

Allgemein waren Kastraten aber wegen ihrer androgynen Ausstrahlung als »Callboys« begehrt – sowohl bei Frauen als auch bei Männern. Und aus zeitgenössischen Berichten weiß man, daß auch Farinelli – in seiner zweiten Karriere als Minister des spanischen Königs Philipp V. – in der Madrider Oper für sich Gucklöcher an den Umkleidekabinen der Sängerinnen hat anbringen lassen.

Libido als Quelle kultureller Spitzenleistungen

Sigmund Freud hat der Libido – und damit indirekt wohl auch den Sexualhormonen – einen ganz besonderen Stellenwert zugewiesen. Der große Wiener Psychoanalytiker baute auf dem Geschlechtstrieb ein neues Weltbild auf. Seiner Ansicht nach ist der Prozeß der Zivilisation nichts anderes als die erfolgreiche und stetige Sublimierung, also die Umwandlung sexueller Impulse in geistige und kulturelle Spitzenleistungen.

Spötter meinen zwar, daß schon der visuelle Reiz

145

einer attraktiven Frau in kurzem Rock mit durchsichtiger Bluse genüge, um 4000 Jahre Zivilisationsprozeß mühelos außer Kraft zu setzen. Vergessen seien dann plötzlich alle sozialen Verpflichtungen, Frau, Kind und Familie. Statt der veredelten Libido re(a)giere nur mehr der blanke sexuelle Trieb.

Abseits kulturphilosophischer Bewertungen bedeutet eine solche Reaktion aus medizinischer Sicht freilich bloß eines: Wer auf sexuelle Reize reagiert, ist gesund, besitzt eine ordentliche Portion an erotischer Phantasie und höchstwahrscheinlich einen ideal ausbalancierten Hormonhaushalt. Es zirkuliert genügend freies Testosteron im Blut, die Östrogenwerte sind nicht überhöht, und die Nebennierenrinde erzeugt ausreichende Mengen an DHEA (Dehydroepiandrosteron). Erst wenn diese physiologischen Grundvoraussetzungen vorliegen, kann sexuelle Energie überhaupt entstehen – und eventuell auch sublimiert werden.

Unser Held Casanova würde aber selbst unter dem kulturphilosophischen Blickwinkel hervorragend abschneiden. Denn neben seinem erotischen Elan war Casanova ein ausgezeichneter Beobachter, Menschenkenner und Erzähler. Weil er fast alle Länder Europas bereist hatte, gehören seine in sechs Doppelbänden verfaßten Memoiren zu den kulturgeschichtlich bedeutendsten Quellen des 18. Jahrhunderts. Er schrieb sie an seinem Lebensabend als Bibliothekar auf Schloß Dux in Böhmen.

Wie sexuelle Gedanken produziert werden

Auch wenn die Medizin nicht genau erklären kann, was die Liebe denn nun tatsächlich ausmacht, den biochemischen Ablauf, wie sexuelle Gedanken entstehen, kann sie zumindest in Ansätzen nachvollziehen.

Bekommt ein Mann einen sexuellen Impuls von außen – einen optischen Reiz, einen stimulierenden Duft, eine sanfte Berührung –, so setzt sich im Gehirn eine hormonelle Regelkaskade in Bewegung, die sexuelle Erinnerungen in den verschiedensten Gehirnregionen stimuliert. Hypophyse, limbisches System (das Zentrum der Instinkte) und Hypothalamus beginnen in ihrer ganz besonderen Weise zu arbeiten. Das GnRH (Gonadotropin-Releasing-Hormone) »tropft« aus dem Hypothalamus und aktiviert die Kurzstreckenläuferhormone FSH (follikelstimulierendes Hormon) und LH (luteinisierendes Hormon). Diese wiederum aktivieren die Leydigschen Zellen der Hoden; Testosteron wird in die Blutbahnen ausgeschüttet, das nach kürzester Zeit (einige Sekunden bis ein paar Minuten) wieder in das Gehirn gelangt und eine positive Rückkoppelung in verschiedenen Hirnregionen (Sexualzentrum, Zentrum der Aggressivität, aber auch der räumlichen Vorstellungskraft) erzeugt. Erotische Bilder, Szenen des eigenen Liebeslebens werden aus dem Gedächtnis abgerufen und mit den aktuellen Impulsen zu einem neuen, sexuell erregenden Bild verwoben.

Die Sexualität beginnt im Kopf.

Im Alltag werden sexuelle Phantasien oft niedergerungen. Kurz scheint zwischendurch zwar ein erotischer Gedanke durch, dann stehen der neue Geschäftsauftrag, die Besprechung im Büro oder die Vorbereitung auf den abendlichen Konzertbesuch wie-

Ein Candlelight-Dinner für die Libido

Wer einen wunderbaren Abend zu zweit verbringen möchte, sollte Vorkehrungen treffen, damit die Libido nicht von Anfang an desavouiert wird. Es gibt ausgezeichnete Rezepte für ein Candlelight-Dinner, mit denen der Abend zu einem vollen Erfolg – und zwar für beide – werden kann.

Gleich unser erster Tip: Wählen Sie leichte Gerichte. Dann muß der Körper nicht die ganze Energie in die Verdauung stecken, und Ihnen bleibt noch genügend Energie für Spannenderes. Schweres, fettreiches Essen, Rippchen mit gebackenen Kartoffeln, Butter und Eiscreme sollten vermieden werden. Die darin enthaltenen gesättigten Fettsäuren haben auf die Testosteronproduktion einen ähnlichen Effekt wie eine eiskalte Dusche.

Schweres, fettreiches Essen schadet dem sexuellen Appetit.

Hier unser Menüvorschlag: Zur Vorspeise empfehlen wir Austern. Diese sind reich an Zink und werden ihre Wirkung als natürliches Aphrodisiakum nicht verfehlen. Übrigens: Auch Casanova genoß sie in reichlichen Mengen.

Salat, Lachs und Obst sind libidofreundliche Speisen.

Danach sollte ein großer grüner Salat nicht fehlen – mit Kürbiskernen, frischen Kräutern (Knoblauch, Petersilie) und einem leichten Dressing aus Olivenöl und Balsamico-Essig. Kürbiskerne sind ebenfalls zinkhaltig, und die darin enthaltenen ungesättigten Fettsäuren haben einen hervorragenden Einfluß auf die Prostata. Die Kräuter wiederum wirken sich gut auf die Blutzirkulation aus – eine unbedingt notwendige Bedingung für ein befriedigendes Liebesspiel. Der grüne

Salat besitzt darüber hinaus eine ganze Reihe von wichtigen Mineralstoffen, die positiv die Lebensenergie beeinflussen.

Besonders anregend und daher empfehlenswert ist Lachs. Eine Portion Lachs, gegrillt oder kurz angebraten, möchten wir Ihnen daher als Hauptgericht des Candlelight-Dinners vorschlagen. Dazu sonnengereifte Tomaten und Paprika. Das Fleisch des Lachses besitzt gute ungesättigte Fette (Omega-3-Fettsäuren) und läßt – wie der Knoblauch – das Blut in den Arterien herzhaft zirkulieren.

Als Beilage eignen sich gekochte Kartoffeln, die – anstatt in libidofeindlicher Butter gebacken – mit Zimt und Gewürznelken gewürzt werden können. Im Orient gelten diese Gewürze als ein Zünder für das innere Feuer der Leidenschaft.

Als Nachtisch nehme man ein Potpourri aus frischen und saftigen Früchten der Saison, garniert mit ein paar Blättern der Pfefferminze, welche die Lebensenergie in Schwung bringt.

So vorbereitet, kann eigentlich nichts mehr schiefgehen.

Menüvorschlag:

Austern

Salat mit Kürbiskernen, frischen Kräutern und einem leichten Dressing aus Olivenöl und Balsamico-Essig

Gegriller Lachs mit Tomaten, Paprika und Kartoffeln, gewürzt mit Zimt und Gewürznelken

Potpourri aus frischen Früchten der Saison

der im Vordergrund. Daß sexuelle Empfindungen automatisch zum Geschlechtsakt führen, findet allenfalls im Tierreich mit absoluter Sicherheit statt.

Freud könnte sagen: Die Libido wird sublimiert, der Zivilisationsprozeß der Menschheit kann fortschreiten. Doch wie auch immer die Libido »weiterverarbeitet« wird: Für den Zivilisationsprozeß der Menschheit mögen noch viele Faktoren wichtig sein; für eine Erektion ist die Libido auf jeden Fall eine wesentliche Grundvoraussetzung.

Sexualität: Potenz bis ins hohe Alter

Probleme mit der Potenz

Wenn es darum geht, daß es nicht mehr geht, war lange Zeit verschämtes Schweigen angesagt, sogar in der Wissenschaft. Für mehr als vier Jahrzehnte stellte der *Kinsey-Report* aus dem Jahr 1948 die einzige brauchbare Studie zum Sexualverhalten und zu Sexualstörungen dar. Erst 1994 kam eine zweite Quelle hinzu: die *Massachussetts Male Aging Study.* Sie wies nach, daß jeder zweite Mann zwischen 40 und 70 Jahren an – mehr oder weniger großen – Potenzstörungen leidet. Zehn Prozent der Männer waren vollständig impotent, 25 Prozent klagten über gravierende und 17 Prozent über geringfügige Potenzprobleme.

Mit der Potenzpille Viagra, die 1998 ihren Weg in die Apotheken fand, wurde das Thema Erektionsprobleme auch in der Öffentlichkeit um eine Spur offener besprochen. Heute wissen wir, daß weltweit rund 169 Millionen Männer an schweren Potenzproblemen leiden – besonders wenn sie in die Jahre kommen.

Die Zeiten sind allerdings vorbei, als der Mann sich einfach seinem Schicksal ergab nach dem Motto »Na gut, wenn es nicht mehr geht, dann geht es eben nicht mehr«, kurz einmal mit den Achseln zuckte und sich anderen – geruhsameren – Aktivitäten widmete. »Sex im Alter« spielt heute eine weit größere Rolle als noch vor einigen Jahrzehnten. Für eine sexuell wesentlich aufgeklärtere und freizügigere Nachkriegsgeneration wird eine intakte Sexualität immer wichtiger. In einer großen Umfrage der Kölner Urologischen Universitätsklinik unter 4500 Männern gaben etwa vier von fünf 60- bis 70jährigen und drei von fünf 70- bis 80jährigen an, noch sexuell aktiv zu sein (Koitus, Masturbation). Doch auch wenn das Wollen vorhanden ist, ist es doch mit dem Können nicht zum Besten bestellt. Denn mehr als zwei von fünf Männern über 60 sind mit ihrem Sexualleben unzufrieden.[3]

Sex im Alter spielt eine immer größere Rolle.

Die den Erektionsproblemen zumeist zugrunde liegenden Ursachen können aber schon bei wesentlich jüngeren Männern die Lebensqualität beeinträchtigen. Herz-Kreislauf-Erkrankungen haben als unerfreuliche Begleiterscheinung zum Beispiel ein hohes Impotenzrisiko von rund 40 Prozent, und zwar unabhängig davon, wie alt ein Mann nun tatsächlich ist. Junge Herzleidende, die noch keine 40 Jahre alt sind, sind von Potenzproblemen ebenso betroffen wie ein 70jähriger mit Kreislaufproblemen.

Andererseits muß das Alter an und für sich nicht immer mit Potenzproblemen verbunden sein: Denn schließlich – auch so können die Studienergebnisse gelesen werden – erfreut sich noch jeder vierte Mann über 80 an einer unbeeinträchtigten Erektion.

Erektionsprobleme und Alter

Jeder dritte Mann zwischen 40 und 50 leidet an leichten bis mäßigen Potenzstörungen. Rund fünf Prozent sind vollständig impotent. Zwischen 50 und 60
Jahren hat sich die Zahl der schweren Fälle von erektilen Dysfunktionen schon
mehr als verdoppelt. Zwölf Prozent bekommen keine Erektion mehr. Von den
60- bis 70jährigen Männern leiden drei von fünf an leichten bis mittelschweren Erektionsstörungen, 15 Prozent haben ihre Erektionsfähigkeit komplett verloren. Bereits ab 70 bleibt die Erektion dem Großteil der Männer versagt. Drei von vier Männern sind dann völlig impotent.

Quelle: *Massachussetts Male Aging Study*

Was den Penis hart macht

Jeder Mann kennt das Eigenleben seines »besten
Freundes«. Besonders in der Jugend ist die morgendliche Erektion der tägliche »Weckruf«, und mit dem
Urinieren muß so lange gewartet werden, bis das Blut
aus den Schwellkörpern wieder abfließt und die Blase
sich über die Harnröhre entleeren läßt. Im Alter
kommt es seltener zu dieser Potenzdemonstration,
weil auch das dafür verantwortliche freie Testosteron
im Blut abnimmt. Meist steht es dann auch mit
»gewollten« Erektionen nicht mehr zum Besten, weil
darüber hinaus bereits Durchblutungsstörungen vorliegen können. Urologen sehen jedenfalls eine seltener
werdende morgendliche Erektion als ein Zeichen für
eine (beginnende) organisch bedingte Erektionsstörung an.

Testosteronmangel oder Durchblutungsstörungen lassen die Potenz schwinden.

Wenn man sich die mannigfaltigen Voraussetzungen
für eine gelingende Erektion näher betrachtet, ist es
kein Wunder, daß im Laufe der Zeit Störungen auftreten können.

Notwendige Bedingungen für eine Erektion sind jedenfalls eine intakte Psyche, ein normaler Hormonhaushalt, intakte Nervenleitungen und unbeeinträchtigte Durchblutungsverhältnisse. Und nicht zu vergessen die Libido: Erst wenn die Lust auf die Lust vorhanden ist, Körper und Geist also in harmonischer Weise zusammenspielen, setzt sich auch der biohydraulische Aufrichtmechanismus in Bewegung.

Das erotisierte Gehirn beginnt erektionsfördernde Botenstoffe (Neurotransmitter), insbesondere Dopamin, NO, Oxytocin und Serotonin, freizusetzen. Über das Rückenmark werden die Signale zum Erektionszentrum in den Kreuzbeinwirbeln weitergeleitet. Von dort aus werden dann alle weiteren Erektionsvorgänge gesteuert. Im Erektionszentrum werden alle Stimuli gewissermaßen auf »Erektionstauglichkeit« geprüft. Über die Rückmeldungsschleifen von Gehirn, Rückenmark, Penis und Hoden können dann sowohl Berührungsreize an den Genitalien als auch sexuelle Phantasien stimulierend wirken.

Spielen Körper und Geist in bewährter Weise zusammen, kommt es zur Freisetzung eines Botenstoffs, dem die Wissenschaft lange Zeit keine besondere Aufmerksamkeit schenkte und dessen Wichtigkeit sie erst in den letzten Jahren erkannte. Es ist das freie Radikal namens NO (»nitric oxide«), das Stickstoffmonoxid. Erst wenn dieses Molekül im Penisgewebe erzeugt wird, können sich die Zellen der feinen Muskelfasern entspannen und den Stoffwechsel dazu anregen, quasi »vor Ort« weitere erektionsfördernde Stoffe zu produzieren. NO steigert die Produktion von zyklischem Guanosinmonophosphat (cGMP), das die feinen Muskelfasern in der Nähe der Penisarterie weiter entspannt, wodurch Blut in die Schwellkörper einfließen kann.

Ein Auspuffabgas bringt die Erektion in Gang

Stickstoffmonoxid (NO) wurde 1992 zum »molecule of the year« gewählt. Von den »dunklen NO-Seiten« hatte man schon lange gehört: NO ist in Auspuffgasen vorhanden und verschmutzt die Luft. Allein, »die Dosis macht das Gift«. Stickstoffmonoxid kommt in geringsten Mengen auch im Körper vor und spielt eine vitale Rolle bei einer ganzen Reihe von Körperfunktionen: Es kontrolliert den Blutdruck, stärkt das Immunsystem, killt Krebszellen und Mikroorganismen und hilft, die Muskelaktivität zu koordinieren. NO wird vom Körper nur dann produziert, wenn er es braucht; zum Teil erfolgt die Produktion über die Zellen der Arterienwände. Für die NO-Produktion holt sich der Körper Unterstützung aus seinem Enzymsystem. Das Enzym »nitric oxid synthase« oder NOS holt sich dafür ein Stickstoffatom (N) aus einer vorbeischwirrenden Aminosäure (L-Arginin) und kombiniert es mit einem Sauerstoffatom (O) zum erektionsfördernden NO-Molekül.

Stickstoffmonoxid wirkt erektionsfördernd.

NO-Moleküle haben eine sehr kurze Lebenszeit (ihre Halbwertzeit liegt im Sekundenbereich). Deshalb werden sie immer genau dort produziert, wo sie gerade benötigt werden. Die in den Arterienwänden entstandenen NO-Moleküle wandern sofort zu den feinen Muskelfaserzellen der Blutgefäße, wo der Stoffwechsel sie prompt in die weitere Verarbeitung einbaut. Mit dem Effekt: Die Muskeln entspannen sich, die Arterien können sich erweitern, und Blut kann in die Schwellkörper einfließen.

Weil die Venen von den nun größer werdenden Schwellkörpern im Penis immer stärker abgedrückt werden, kommt es dort zu einem Blutstau. Die dabei stattfindenden Veränderungen sind durchaus beeindruckend: Der Blutstrom steigt im Penis während einer Erektion auf das 700fache, die Fließgeschwindigkeit des Blutes auf das 25fache. Nur so kann die Biohydraulik den Penis aufrichten, ihn länger, dicker und steifer machen. Im voll erigierten Zustand können dann im Penis die vierfach erhöhten Normalblutdruckwerte eines 35jährigen gemessen werden – der höchste Wert im gesamten menschlichen Körper.

Die Erektion: perfekte Biohydraulik

Ist die Erregung erst einmal in Gang gesetzt, gibt es nur mehr ein Ziel: den Orgasmus. Reicht für eine Erektion noch die sexuelle Phantasie allein, so benötigt der Orgasmus bei 99 Prozent aller Männer zusätzlich den körperlich-mechanischen Berührungsreiz. In den Hoden beginnt nun die Vorbereitung der Spermien für die Ejakulation, in der Prostata wird die Samenflüssigkeit bereitgestellt. Der gesamte Körper arbeitet jetzt auf Hochtouren.

Die Ejakulation wird über die genitalen Reize und das vegetative Nervensystem eingeleitet und schließlich durch den Druckanstieg in der hinteren Harnröhre reflexartig ausgelöst.

Nach dem Höhepunkt verändern sich die biochemischen Impulse über die Nervenleitungen. Erektionsfördernde Substanzen wie NO und cGMP werden wieder abgebaut, die Penisarterien beginnen sich wieder zu verengen, der Druck auf die Penisvenen fällt ab. Das Blut kann wieder ungestört aus den Schwellkörpern abfließen, der Penis erschlafft.

Ursachen von Erektionsstörungen

Neben den organischen Beschwerden können psychische Probleme wie Depressionen oder Streß, insbesondere übertriebene Erwartungshaltungen und Leistungsdenken, sowie Angst als Liebeshemmer auftreten. Beinahe 90 Prozent der Männer mit schweren Depressionen haben auch Erektionsprobleme. Umge-

Depressionen erhöhen das Impotenzrisiko.

Erektionsstörungen: psychisch oder körperlich?

Psychisch bedingte Impotenz	Körperlich bedingte Impotenz
akutes Auftreten	langsamer Beginn
nur bei bestimmtem Ereignis	schleichender Verlauf
nur bei bestimmter Person	zunehmende Verschlechterung
morgendliche Erektion vorhanden	morgendliche Erektion selten
Masturbation möglich	Masturbation nicht mehr möglich

kehrt haben Männer mit Erektionsproblemen auch ein um das 2,8 fache erhöhtes Risiko, in das schwarze Loch einer Depression zu fallen.[4]

Die Hauptursache für Erektionsprobleme sind aber in den meisten Fällen systemische Krankheiten, die

- die Durchblutung beeinträchtigen (Arteriosklerose, Herz-Kreislauf-Erkrankungen)
- die Nervenleitungen angreifen (Morbus Parkinson, Multiple Sklerose, Diabetes) oder
- den Hormonhaushalt beeinträchtigen (Schilddrüsenunterfunktion, Testosteronmangel etc.).

Rund 85 Prozent aller Erektionsstörungen basieren auf körperlichen Ursachen.

Medikamente als Erektionskiller

Impotenz ist eine häufige Nebenwirkung bestimmter Medikamente.

Auch die Einnahme von Medikamenten löst nicht selten Erektionsprobleme aus. Bei über zweihundert Arzneien ist diese Nebenwirkung bekannt. Sehr häufig kann die Impotenz durch das Absetzen beziehungsweise die Einnahme alternativer Arzneien völlig geheilt werden. Setzen Sie sich bei einem Medikamentenwechsel aber zuvor unbedingt mit Ihrem Arzt in Verbindung!

Die wichtigsten Erektionskiller:

- Blutdrucksenker (Clonidin, Reserpin, Betablocker, Dhydralazin)
- Blutfettsenker (Clofibrinsäure)
- entwässernde Medikamente (Spironolacton, Hydrochlorathiazid)
- Herzmittel (Digitalis, Verapamil)
- Antidepressiva (trizyklische Wirkstoffe, Lithiumsalze)
- Tranquilizer (Benzodiazepine)
- Aufputschmittel (Amphetamine)
- Migränemittel (Dhydroergotamin)
- Abmagerungsmittel (Fenfluramin)
- Corticosteroide (Kortisonpräparate)
- Opiate
- Östrogene und Gestagene
- Zytostatika

Welche Krankheiten zu Erektionsstörungen führen können

Gefäßerkrankungen
Arterienverkalkung (Arteriosklerose), Bluthochdruck (Hypertonie), hoher Cholesterinspiegel und andere Faktoren können die Durchblutung im Penis beeinträchtigen.

Zuckerkrankheit
Zuckerkrankheit (Diabetes) kann sowohl die Nerven schädigen als auch die Durchblutung beeinträchtigen. Zu den häufigsten Ursachen der erektilen Dysfunktion gehört der im Alter auftretende Diabetes.

Nervenerkrankungen
Multiple Sklerose, die Parkinson-Krankheit, Rückenmarksverletzungen und andere neurologische Erkran-

kungen können die Übertragung der Nervenimpulse in den Penis stören.

Operationen

Operationen an der Vorsteherdrüse (Prostata), am Darm oder an der Harnblase sowie andere Eingriffe im Beckenbereich können Nerven und Blutgefäße schädigen.

Drogenkonsum

Rauchen, Alkohol- und Drogenkonsum können die Durchblutung, die Nervenfunktionen und andere für den Erektionsvorgang wichtige Körperfunktionen herabsetzen.

Hormonstörungen

Hormonstörungen, Nierenversagen und Dialysebehandlung senken den Spiegel des männlichen Geschlechtshormons (Testosteron) auf einen zu geringen Wert. Auch bei einer Schilddrüsenunterfunktion ist übrigens Unlust am Sex fast unausweichlich, da dadurch auch viele andere Hormonwerte in den Keller geschickt werden. Der einfache Selbsttest, um eine Schilddrüsenstörung festzustellen: Messen Sie Ihre Körpertemperatur. Wenn sie dauerhaft unter dem physiologisch normalen Wert von 36,8 Grad Celsius liegt, deutet das auf eine Unterfunktion der Schilddrüse hin, und Sie sollten einen Arzt aufsuchen.

Psychische Ursachen

Schlechte Erfahrungen bei früheren sexuellen Begegnungen, Streß, Depression, Angst. Wegen des engen Wechselspiels zwischen Psyche und Körper sind Erektionsstörungen oft gleichzeitig durch organische und psychische Faktoren bedingt.

Essen als Sexkiller

»Man ist, was man ißt.« Jeder kennt dieses Sprichwort, und in gewisser Weise hat es damit auch seine Richtigkeit. Die richtigen Speisen können Körper und Geist stimulieren, die falschen hingegen bleierne Müdigkeit aufkommen lassen. Bestimmte Ingredienzien können dabei als regelrechte »Sexkiller« wirken.

»Man ist, was man ißt.«

Gesättigte Fettsäuren

Das sind vor allem die gesättigten Fettsäuren im (roten) Fleisch, in Butter, Käse, Eiscreme oder Margarine. All diese Nahrungsmittel können einen rapiden Abfall des Testosteronspiegels hervorrufen – und sich so negativ auf Ihre Libido auswirken. Sie senken die Werte für das freie Testosteron drastisch. Statt des anschließenden Abenteuers kommt das große Gähnen. Die Erotik, Libido und schon gar die Erektion bleiben auf der Strecke. Im Gegensatz dazu, so haben Studien[5] gezeigt, kann eine Reduzierung des Cholesterinspiegels Ihre Libido steigern. Wer die Werte seines »schlechten« Cholesterins (LDL-Werte) senken kann, wird relativ schnell eine Steigerung seiner Potenz und Freude am Sex bemerken können.

Ganz besonders die gehärteten Fette, die in vielen industriell gefertigten Nahrungsmitteln zu finden sind – wie beispielsweise auch in Margarine –, können durch cholesterinhebende Wirkungen einen negativen Einfluß auf die Erektion haben. Denn das Gewebe der Penisschwellkörper wird durch sie auf Dauer in seiner Flexibilität beeinträchtigt. Das Ergebnis: Die Erektion wird schwächer und hält kürzer an.

Zucker

Auch Zucker wirkt sich negativ auf die Potenz aus. Zucker wirkt zwar wie ein »Turbobooster« in Sachen Energie – er wird über das Blut schnell an die Körperzellen weitergegeben –, aber genauso schnell sinkt der Energielevel auch wieder ab, meist sogar unter die Ausgangswerte. Zucker beschleunigt die Bildung von Ablagerungen in den Blutgefäßen, was naturgemäß das Risiko von Herz-Kreislauf-Erkrankungen erhöht. Die Folge – und darauf kann man sein letztes Hemd verwetten: Probleme mit der Erektion. Ein anderes Problem mit dem Zucker ist sein Einfluß auf die Stoffwechselprozesse des Gehirns: So kann Zucker etwa depressive Stimmungen begünstigen. Wer sich aber schlecht fühlt, hat normalerweise auch wenig Lust auf Sex. Die Erklärung dafür: Zucker reduziert die Endorphine, und diese sind gerade jene chemischen Substanzen im Gehirn, die man als »Glückshormone« bezeichnet.

Pommes frites und Co.

Deren Verzehr blockiert die Arterien und reduziert den Blutfluß. Die Auswirkungen auf die Erektion können katastrophal sein. Sexuelle Erregung beginnt im Gehirn, Frittiertes aber macht schläfrig und energielos. Ein einziges Abendessen mit hohen Fettwerten kann die Blutgefäße so verengen, daß die Erektionsfähigkeit schwindet. Zudem werden auch noch die Testosteronwerte gesenkt, was sich ebenfalls negativ auf die Libido auswirkt.

Fast Food

Wer sich hauptsächlich von Fast Food ernährt, handelt so, als ob er einem Auto, das eigentlich mit Superbenzin betankt werden müßte, nurmehr Normalbenzin gönnt. Behandeln Sie Ihren Körper lieber so, wie es sich für die Pflege eines hochkomplexen Systems gehört: Gehen Sie keine Kompromisse ein, und ernähren Sie sich von qualitativ hochwertigen Naturprodukten.

Koffein und koffeinhaltige Getränke

Kaffee und Koffein enthaltende Softdrinks verengen die Gefäße. Das Ergebnis können (auf Dauer und über die Maßen genossen) wieder Erektionsprobleme sein. Wird Koffein aber als Genußmittel eingesetzt, kann es durchaus auch stimulierend wirken.

Alkohol

Alkohol erweitert zwar die Gefäße, kann aber auch die Testosteronwerte senken. Gerade bei Alkohol gilt jedoch die alte Devise: Die Dosis macht das Gift. In Maßen, das heißt drei bis vier Gläschen pro Woche, sind Wein und möglicherweise auch Bier der Gesundheit sogar förderlich. Die positiven Seiten alkoholischer Getränke wurden erst jetzt in einer Reihe von Studien nachgewiesen (siehe im Kapitel »Lifestyle« den Abschnitt »Wein und Bier: Fluch oder Segen der Götter«, S. 305). Dabei zeigte sich, daß man den Gesundheitseffekt von Wein und Bier keinesfalls auf den Alkohol beschränken kann. Denn Alkohol ist nur einer von Hunderten an Inhaltsstoffen. Viele davon wirken, meist in Kombination, positiv auf die Gesundheit.

»Allzuviel ist ungesund«

Wer den kulinarischen Genüssen zu ausgiebig zu-spricht, läuft Gefahr, das Feuer der (eigenen) Leiden-schaft zu löschen, bevor es richtig zu lodern begonnen hat. Zuerst schwindet die Libido, dann kommt die Erektionsfähigkeit abhanden. Der Körper zieht seine Energiereserven für die Verdauung ab, der Rest ist gähnendes Schweigen.

Was tun?

Impotenz ist ein weitver-breitetes Männerproblem.

Wenn Sie unter Erektionsstörungen leiden, können Sie sich in einem sicher sein: Sie stehen damit nicht allein da. Rund fünf Millionen Männer in Deutsch-land, Österreich und der Schweiz teilen mit Ihnen die Frustration der (zeitweiligen) Impotenz. Der Zustand ist schwer zu definieren. Impotenz verursacht keine körperlichen Schmerzen und tritt in verschiedensten Verlaufsformen in einmal kürzer, einmal länger dau-ernden Intervallen auf. Die Übergänge sind oft flie-ßend, und nicht jedes Versagen braucht gleich eine Behandlung.

Bei erektilen Dysfunktionen gibt es mehrere Mög-lichkeiten, je nachdem, woher die Erektionsstörung ursächlich herrührt. Ist eine (schwere) Durchblutungs-störung der Grund, so unterscheiden Urologen zwi-schen einer Vor- und einer Nach-Viagra Zeit. Mit der Erektionspille hat die biochemische Therapie der erektilen Dysfunktionen eindeutig an Bedeutung gewonnen. Penisoperationen, bei denen künstliche Schwellkörper eingesetzt oder Gefäßerweiterungen vorgenommen wurden, sind nurmehr bei einer klei-nen Minderheit impotenter Männer die Therapie der Wahl.

Bei hormonell bedingten Potenzproblemen gibt es die beschriebenen neuen Möglichkeiten der Hormontherapie (siehe das Kapitel »Hormone. Botenstoffe der Jugend«, S. 39 ff.). Bei psychogenen Erektionsproblemen kann auch eine psychologische Beratung in Frage kommen. Auch in der Sexualtherapie kommen aber Viagra und natürliche Alternativen zur Unterstützung des Behandlungserfolgs zum Einsatz. Bei psychogener Impotenz kann manchmal schon ein erfolgreiches Erlebnis genügen, um die Potenz wieder zurückzugewinnen. Viagra und vor allem auch natürliche Aphrodisiaka können dabei der wiedererstarkten Manneskraft die nötige Sicherheit geben.

Viagra

Mit Viagra hat der Pharmakonzern Pfizer seinen großen Wurf gelandet. Seit der Zulassung der erektionsfördernden Pille im Jahre 1998 hat sich Viagra hundertmillionenfach verkauft. Allein in Deutschland haben bisher schon mehr als 500000 Männer das Hilfsmittel versucht, um sich über erektile Störungen hinweghelfen zu lassen.

Dabei begann die Erfolgsgeschichte mit einem großen Flop. Ursprünglich war der Viagra-Wirkstoff Sildenafil für die Behandlung koronarer Herzerkrankungen gedacht gewesen. Doch die in Tests erzielten Wirkungen waren so minimal, daß das Unternehmen die Studien schon bald wieder einstellen wollte. Erst als Pfizer-Mitarbeiter die Studienprotokolle detaillierter überprüften, wurde entdeckt, daß die Patienten auffällig oft über eine verbesserte und länger anhaltende Erektionsfähigkeit berichteten. Das Konzept für den Angina-pectoris-Einsatz wurde fallengelassen, die ein-

Viagra ist eine Zufallsentdeckung.

stige Nebenwirkung zum Mittelpunkt der weiteren Forschungen erhoben.

Die Zulassungsstudien mit mehr als 4000 Männern und schließlich der millionenfache Einsatz weltweit bestätigten die ersten zufälligen Beobachtungen beeindruckend: Viagra wirkt. Die Erfolgsrate liegt bei 60 bis 80 Prozent. Und mit der – auch als »blauer Diamant« bezeichneten – Pille können nicht nur psychogene Ursachen von Impotenz, sondern auch organisch bedingte Erektionsstörungen erfolgreich behandelt werden.

So wirkt die Erektionspille

Viagra ist kein Aphrodisiakum, das das Sexualzentrum des Gehirns stimulieren könnte, vielmehr wirkt der in der Pille enthaltene Wirkstoff Sildenafil in erster Linie und ausschließlich als durchblutungsfördernde Substanz. Das heißt, die Erektionspille kann – anders als Testosteron – keine sexuellen Phantasien oder die Libido des Mannes direkt stimulieren. Ist ein sexueller Impuls vorhanden, dann unterstützt Viagra den gesamten weiteren biochemischen Ablauf einer Erektion.

Wirksamkeit von Viagra bei verschiedenen Ursachen von Erektionsstörungen

Psychogene Ursache:	84 Prozent
Organische Ursachen:	68 Prozent
Querschnittslähmung	83 Prozent
Diabetes	57 Prozent
Entfernung der Prostata	43 Prozent
Bluthochdruck	68 Prozent

Quelle: *Manual der Impotenz*, Bremen 2000.

Freilich benötigt man für ein erfolgreiches intimes Tête-à tête ein gutes Timing: Viagra sollte etwa eine bis vier Stunden vor dem Geschlechtsakt eingenommen werden. Nur so kann es seine Wirkung rechtzeitig entfalten. Die Wirkung tritt nach etwa 30 Minuten ein und erreicht ihre volle Stärke nach einer Stunde. Pro Tag sollte nicht mehr als eine Pille genommen werden.

Die Erektionspille verlangt perfektes Timing.

Der Wirkmechanismus ist durchaus elegant: Der Wirkstoff Sildenafil greift in den Stickstoffhaushalt der Schwellkörperzellen ein und blockiert die Wirkung eines »Erektionsverhinderers«: Das Sildenafil hemmt das Enzym Phosphodiesterase Typ 5 (PDE 5). PDE 5 ist der Gegenspieler zur erektionsfördernden Substanz cGMP (Cyclo-Guanosinmonophosphat), einem Produkt des NO-Stoffwechsels, welches die feinen Muskelfaserzellen in den Schwellkörpern »entspannt«, damit leichter Blut einfließen kann.

Bei Männern mit Erektionsstörungen ist das Gleichgewicht zwischen erektionsfördernden und erektionsverhindernden Substanzen aus der Balance geraten. PDE 5 – und verwandte Enzyme – bauen das cGMP schon wieder ab, noch bevor eine tatsächliche Erektion erfolgen konnte. Weil Viagra diese PDE 5-Wirkung hemmt, kann das erektionsfördernde cGMP länger wirken, der Penis richtet sich auf und bleibt länger erigiert.

Tödliche Erektion?

Insgesamt sind seit der Zulassung mehr als 500 Todesfälle dokumentiert, die mit der Viagra-Einnahme in Zusammenhang gebracht werden. Meist überschätzten Männer ihre neue Leistungsfähigkeit und unterschätzten dabei Risikofaktoren wie Erkrankungen des Herzens, hohen Blutdruck oder die Einnahme von

Herzmitteln. Normalerweise ist ein Geschlechtsakt ungefähr so anstrengend wie das Treppensteigen über zwei Stockwerke. Wem das keine Schwierigkeiten bereitet, dem wird auch Viagra nicht gefährlich werden. Anders sieht es freilich aus, wenn man nun – ausgerüstet mit vermeintlicher »Pillenenergie« – gleich vier und noch mehr Stockwerke erklimmen möchte.

»Mors in coitu« –
Überschätzung der eigenen
Möglichkeiten.

Den »mors in coitu« (Tod während des Geschlechtsverkehrs) durch Überanstrengung ereilte denn auch eine nicht unbeträchtliche Gruppe.

Hochriskant ist die gleichzeitige Einnahme von Viagra und Herzmitteln wie Nitroglyzerin oder anderen nitrathaltigen Medikamenten, die wie Viagra den Stickstoffhaushalt des Körpers beeinflussen. Denn durch die gleichzeitige Beeinflussung kann es zu einem plötzlichen, lebensgefährlichen Blutdruckabfall kommen.

Dennoch wurde Viagra nicht vom Markt genommen. Der Viagra-Hersteller Pfizer hatte von Anfang an vor diesen schweren Nebenwirkungen gewarnt. Es liegt an den mündigen Patienten, mit der Erektionspille verantwortungsvoll umzugehen.

Nebenwirkungen

Am häufigsten treten Kopfschmerzen auf (14 bis 30 Prozent), Gesichtsröte (13 bis 20 Prozent), Sodbrennen (drei bis 16 Prozent), verstopfte Nasen (ein bis elf Prozent), seltener Sehstörungen (zwei bis neun Prozent).

Die Erektion wird
häufig mit Neben-
wirkungen erkauft.

Allgemein gilt bei Viagra: Je höher die Dosis, desto häufiger auch Nebenwirkungen. Bei älteren Männern über 65 wurden auch höhere Blutspiegel von Sildenafil festgestellt, weil der Wirkstoff durch Leber- und Nierenschäden langsamer abgebaut wurde.

Viagra-Anwendern wird daher geraten, zuerst mit der kleinen Dosierung (25 mg) zu beginnen und erst dann auf eine eventuell höhere Dosis (50 mg, 100 mg) umzusteigen. Männer, die zu einer Dauererektion neigen (Priapismus), dürfen Viagra nicht nehmen. Auch Patienten mit Blutgerinnungsstörungen oder akutem Magen- oder Zwölffingerdarmgeschwür sollten während der Erkrankung auf keinen Fall zu Viagra greifen.

Übrigens: Die Sehstörungen rühren daher, daß Viagra nicht nur auf das Zielenzym PDE 5, sondern auch auf verwandte Enzyme wirkt. Ein solches, das PDE 6, findet sich in der Netzhaut des Auges und ist für das Blau- und Grünsehen verantwortlich. Bei hohen Viagra-Dosen kann sich daher das Gesichtsfeld bläulich einfärben. Dieser Effekt verschwindet in der Regel innerhalb von zwei Stunden. Männer, die Viagra häufiger als zweimal pro Woche einnehmen, und solche, die bereits an einer Erkrankung der Netzhaut leiden (zum Beispiel Retinitis pigmentosa), sollten deshalb regelmäßig ihren Augenarzt konsultieren.

Neue Alternativen

Viagra-Mittel der 2. Generation

Der amerikanische Pharmakonzern Pfizer arbeitet derzeit an einer inhalierbaren Version seines Potenzmittels Viagra. Der Grund für diese Entwicklung ist simpel: Die blaue Pille braucht ungefähr eine Stunde, um ihre volle Wirkung zu entfalten. Die damit verbundene Planung macht aber vielen Männern Probleme. Mit dem derzeit in Erprobung befindlichen Nasenspray soll es Viagra-Anwendern möglich werden, schneller zur Sache zu kommen. Mit der verbesserten Variante laufen gerade Testreihen. Ob und wann das neue Medikament tatsächlich auf den Markt kommen wird, sei, so eine Sprecherin der Firma, noch keineswegs sicher und hänge vom Ausgang der Studien ab.

Auch die Konkurrenz schläft nicht. In naher Zukunft dürften bereits einige neue Präparate auf den Markt kommen, die nach dem gleichen Prinzip wie Viagra wirken.

Das »Weekend-Viagra« soll Die neuen PDE-5-Inhibitoren werden als »Week-
das Timing erleichtern. end-Viagra« bezeichnet, weil sie sich durch eine verlängerte Wirkdauer auszeichnen. Freitag abends eingenommen, kann ihre Wirksamkeit über einen Zeitraum von 48 Stunden, also fast das gesamte Wochenende, anhalten. Die Schäferstündchen müssen also nicht mehr wie beim klassischen Viagra minutiös geplant werden. Durch eine größere Selektivität könnten die neuen Präparate auch punktgenauer wirken und damit die Nebenwirkungen verringert werden – wie etwa Störungen des Farbensehens und der Lichtempfindlichkeit.

Uprima (Apomorphin)

Synthetische Alternativen Uprima ist eine Erektionspille, die Viagra in ihrer Wir-
machen Viagra Konkurrenz. kung übertrumpfen könnte. Denn der darin enthaltene Wirkstoff Apomorphin wirkt nicht nur blutgefäßerweiternd, sondern auch auf das zentrale Nervensystem. Das heißt: Apomorphin kann als Aphrodisiakum angesehen werden, das das Gehirn »erotisieren« hilft. Die Pille kann unter die Zunge plaziert werden und entfaltet ihre Wirkung innerhalb von zehn bis 20 Minuten. Mehr als die Hälfte aller Männer mit Potenzschwierigkeiten, so zeigten Studien, bekam wieder eine Erektion.

Apomorphin besitzt aber einen besonders unangenehmen Nebeneffekt: Es führt, zu hoch dosiert, zu Brechreiz, weil das stimulierte Sexualzentrum im Gehirn direkt neben dem Brechzentrum liegt. Dieser Wirkung wegen war Apomorphin daher auch schon lange vor seiner Karriere als Aphrodisiakum als Brechmittel eingesetzt worden. Auch bei der empfohlenen Dosierung von vier Milligramm ist bei empfindlichen Männern mit leichter Übelkeit zu rechnen. Im Gegensatz zu Viagra kann Apomorphin aber auch mit nitrathaltigen Herzmitteln gleichzeitig eingenommen werden. Auf den Blutdruck hat Apomorphin keine Auswirkungen.

Vasomax (Phentolamin)

Vasomax soll wie Viagra gefäßerweiternd wirken, und zwar indem es im Gehirn bestimmte Neurotransmitter durch den Wirkstoff Phentolamin blockiert. Phentolamin kann Alpharezeptoren der Nervenzellen stillegen und damit eine Entspannung der Muskelzellen bewirken. Im allgemeinen wird Phentolamin gut vertragen. Die Wirksamkeitsstudien zeigten aber keine wirklich überzeugenden Ergebnisse. Zwar stellte jeder dritte Mann eine Verbesserung seiner Erektion fest. Die Männer in der Placebogruppe, die nur Zuckerpillen bekamen, berichteten aber über ähnliche Ergebnisse. Einen signifikanten Unterschied konnten die strengen Tester also nicht erkennen. Die amerikanische Medikamentenzulassungsbehörde FDA (Food and Drug Administration) verweigerte der ehemals als Blutdrucksenker verwendeten Substanz daher die Zulassung. In Brasilien ist ein Phentolamin-Produkt unter dem Namen Regitina auf dem Markt.

MUSE

MUSE wird nicht geschluckt, sondern ist für die lokale Anwendung gedacht. Durch ein kleines Plastikröhrchen wird eine winzige Kapsel von vorne in die Harnröhre geschoben. Daß diese Anwendungsform weniger angenehm ist als eine Pille, versteht sich von selbst. Außerdem kann die Anwendung von MUSE zu Brennen in der Harnröhre führen. Doch dieses Medikament richtet sich an eine andere Patientengruppe als Viagra. MUSE hilft bei vielen Männern (etwa nach Prostataoperationen), die auf Viagra nicht ansprechen. Und MUSE gilt als sehr sicher und kann auch von Männern verwendet werden, die nitrathaltige Herzmedikamente einnehmen. Für die Zukunft verspricht der MUSE-Hersteller Vivus übrigens eine überarbeitete Version des Medikaments, die leichter anzuwenden sein soll. Auch an einem Mittel gegen den vorzeitigen Samenerguß wird bei Vivus intensiv gearbeitet.

Was noch in der Pipeline steckt

Wissenschaftler der Universität von Pennsylvania haben eine Substanz entwickelt, die ebenfalls in die biochemischen Erektionsabläufe eingreifen kann. Bis jetzt wurde der Stoff namens ABH allerdings erst an Peniszellen von Hasen getestet. Man weiß aber sehr genau, wie seine Wirkung zustande kommt (Hemmung des Enzyms Arginase), und rechnet daher damit, daß sich die Ergebnisse mit menschlichen Zellen wiederholen lassen. Biochemisch gesehen besteht zwischen einer Erektion beim Hasen und der beim Mann nämlich wenig Unterschied.

Natürliche Alternativen

Die Natur hat ein reichhaltiges Depot an verschiedenen Pflanzen bereitgestellt, die libido- und potenzfördernd wirken können. Dabei gibt es natürliche Arzneien, die schon seit Jahrhunderten, wenn nicht Jahrtausenden eingesetzt werden. Viele von ihnen sind nur deshalb nicht bekannter, weil ihnen als nichtpatentierbaren Naturstoffen die Lobby für die Vermarktung fehlt. Denn in ihrer Wirkung sind sie oft noch breiter als die künstlich hergestellten chemischen Erektionshelfer.

Alle Aphrodisiaka beziehungsweise Potenzmittel – synthetisiert oder aus der Natur – können letztlich an drei verschiedenen Punkten ansetzen:

- Sie können die Durchblutung fördern (z. B. Viagra, aber auch Cayennepfeffer).
- Sie können die Nerven stimulieren (z. B. Uprima, aber auch Yin Yang Huo).
- Sie können die Wirkung, aber auch die Ausschüttung wichtiger Hormone wie etwa des Testosterons beeinflussen.

Natürliche Potenzmittel können in dreifacher Weise wirken.

Häufig setzen Aphrodisiaka auch an mehreren Punkten gleichzeitig an, können also beispielsweise sowohl die Libido durch Nervenstimulation als auch die Durchblutung fördern.

Avena sativa: Hafer für die Zweisamkeit

Avena sativa ist ein natürlicher Extrakt aus (wildem) Hafer und wurde von Wissenschaftlern des Instituts für Studien der menschlichen Sexualiät untersucht. Sie konnten zeigen, daß Avena sativa ein gutes Beispiel für die libidofördernde Beeinflussung des Hormonhaushalts ist. Avena sativa hebt in natürlicher Weise die

Werte für das freie Testosteron, indem es das SHBG schwächt. Nach einigen Wochen der Einnahme von Avena sativa wurden bei den untersuchten Männern häufigere und länger andauernde Erektionen festgestellt – sogar bei denjenigen, die vorher völlig impotent waren. Die sexuellen Gedanken nahmen wieder zu, die Erektionsstörungen verschwanden. Auch für Frauen kann Avena sativa hilfreich sein. Frauen berichteten, daß sie durch den Extrakt erregter und die Scheide während des Vorspiels feuchter wurde.

Yin Yang Huo (Horny Goat Weed)

Im Süden Chinas haben Ziegenhirten schon vor 2200 Jahren eine interessante Entdeckung gemacht: Wenn ihre Tiere von einer bestimmten Pflanze fraßen, wurden sie unmittelbar darauf sexuell erregt und zeichneten sich durch außergewöhnliche Potenz aus. Chinesische Pharmakologen untersuchten Blätter und Stengel der Pflanze *Aceranthus sagittatum* und fanden eine Substanz, die gefäßerweiternd wirken soll. Andere Forscher wiederum entdeckten in der Pflanze das Flavonoid Icariin, eine aromatische Substanz, die das Verlangen steigert, indem sie den Testosteronspiegel hebt. Zudem soll die Pflanze auch noch die Libido anregen, indem ihre Wirkstoffe die sensorischen Nerven stimulieren.

Yin Yang Huo: vor zwei Jahrtausenden von Ziegenhirten entdeckt.

Dieses natürliche Aphrodisiakum mit Dreifachwirkung heißt im Chinesischen Yin Yang Huo, und in amerikanischen Drugstores findet sich die Substanz unter dem Namen Horny Goat Weed.

In der traditionellen chinesischen Medizin wird Yin Yang Huo Männern zur Anregung der Spermienproduktion und Frauen bei postmenopausalem Bluthochdruck verschrieben.

Niacin: ein Vitamin läßt aufhorchen

Das ganz normale Vitamin B3 kann ebenfalls für ein verbessertes Sexleben sorgen. Niacin besitzt eine blutgefäßerweiternde Wirkung und senkt die Blutfettspiegel. Niacin muß jedoch zur Erzielung dieses Effektes in höheren Dosen genommen werden. Das aber kann Nebenwirkungen hervorrufen wie Hautrötungen oder Hitzewallungen.

Yohimbin: bringt das Blut zum Strömen

Yohimbin ist ein natürlicher Bestandteil der Rinde des in Westafrika beheimateten Baumes *Coryanthe Yohimbe K. Schum* (Yohimbe-Baum). Das Alkaloid wurde erstmals 1896 isoliert und stellt auch heute noch das Rohmaterial für die verschiedenen Yohimbin-Präparate dar. Bis zur Zulassung von Viagra war es weltweit das am häufigsten verschriebene Mittel zur Impotenzbehandlung. Yohimbin weitet die Blutgefäße im Penis und kann erektionshemmende Impulse im Penismuskelgewebe unterdrücken. Diese Effekte sind aber nicht sonderlich stark. Die Stärke von Yohimbin liegt daher vor allem in der Behandlung von psychogen bedingten Erektionsstörungen. Die Erfolgsrate liegt bei etwa 50 Prozent. Als Nebenwirkungen können Nervosität, Zittern, Ängstlichkeit, Getriebenheit, Übelkeit, Schlaflosigkeit oder Herzrasen auftreten. Besonders starke Yohimbin-Präparate können unter Umständen zu einem plötzlichen und möglicherweise gefährlichen Absinken des Blutdrucks führen. Wer an Bluthochdruck leidet, sollte daher vorsichtig sein und seine Blutdruckwerte laufend kontrollieren.

Yohimbin: hilft der Potenz, ist aber auch nicht frei von Nebenwirkungen.

Ginseng: 5000 Jahre Erfahrung

Ginseng wird als ein hochwirksames Aphrodisiakum gepriesen, weil es Kraft, Ausdauer und Konzentrationsfähigkeit verbessern kann. In China wird Ginseng seit 5000 Jahren auch zur Verbesserung des allgemeinen Gesundheitszustands verwendet. Es gibt mehrere unterschiedliche Ginseng-Arten, die in Korea, den USA oder in Sibirien angebaut werden. Die biologisch aktiven Stoffe des amerikanischen und koreanischen Ginseng heißen Ginsenoside, jene des sibirischen Ginseng Eleutheroside. In placebokontrollierten Studien konnte koreanischer Ginseng gute Ergebnisse erzielen.[6] Bei drei von fünf Männern kam es wieder zu einer Erektion.

Maca: das natürliche Viagra aus Peru

Maca gilt als das natürliche Viagra Perus. Es stammt aus einer dem Rettich verwandten Wurzel *(Lepidium meyenii)* und war schon den Inkas als energie-, libido- und erektionsfördernde Substanz bekannt. Wenn Inka-Krieger etwa in den Kampf zogen, nahmen sie Maca. War eine Stadt aber einmal erobert, schritten die Generäle rigoros ein und verboten ihren Soldaten den weiteren Maca-Konsum, um die eroberten Frauen vor sexuellen Übergriffen zu schützen.

Maca macht müde Männer munter.

Heute haben Forscher diese historischen Berichte über die Maca-Wirkung auf ihre Richtigkeit hin untersucht. Die Wurzel ist reich an Aminosäuren, die für ihren secretagogen Effekt bekannt sind (siehe im Kapitel »Hormone: Botenstoffe der Jugend« den Abschnitt »Secretagoga«, S. 52). Darüber hinaus enthält Maca Glycoside, die als libidosteigernd gelten, wie etwa das Benzyl Thiocyanat oder das p-Methoxyben-

174

zyl Isothiocyanat. Im Pure World Botanicals in Shanghai haben Forscher kürzlich noch zwei weitere Maca-Komponenten entdeckt: Macamid und Macaen. In Tierversuchen, durchgeführt von der Chinese Academy of Preventive Medicine in Peking, zeigten die beiden Substanzen auch tatsächlich eine libidofördernde Wirkung.[7] Wie auch immer: Die Peruaner scheinen ihrem Maca jedenfalls auch ohne Studien zu vertrauen. Maca wird sowohl von Frauen als auch von Männern gern angewandt.

L-Arginin: die Poweraminosäure

L-Arginin ist eine Aminosäure, die für die Stickstoffmonoxidproduktion notwendig ist. Mehrere Studien zeigten, daß L-Arginin bei Erektionsstörungen helfen kann.

L-Arginin kann, da es an der Stickoxidproduktion beteiligt ist, den Blutfluß im Penis erhöhen. Es liefert dem Enzym NOS das notwendige Stickstoffatom, mit dem es das NO-Molekül generieren kann. Die Wirkung von L-Arginin ist allerdings nur von kurzer Dauer. Es sollte daher etwa 45 Minuten vor dem Sex eingenommen werden. Eine Studie gibt aber Anlaß zu der Überzeugung, daß L-Arginin die Schwellkörperfunktion dauerhaft verbessern kann. Männer, die in einer placebokontrollierten Studie über einen Zeitraum von sechs Wochen täglich fünf Gramm L-Arginin nahmen, zeigten die besten Ergebnisse. Jeder dritte der 55- bis 75jährigen Männer, die zuvor an kompletter Impotenz gelitten hatten, war wieder fähig, einen Koitus zu vollziehen.

Muira puama: Amazonas-Potenzholz

Die aus Brasilien stammende Pflanze wird auch als »Potenzholz« bezeichnet. Nach einer kürzlich am Institut für Sexualwissenschaft in Paris durchgeführten Studie[8] deutet alles darauf hin, daß der Name auch wirklich hält, was er verspricht. Muira puama ist Naturvölkern des Amazonasgebiets schon lange als libido- und potenzförderndes Mittel bekannt. Muira puama stammt aus der Rinde des Muira-Puama-Baums *(Ptycho-Petalum olacoides)* und kann »die sexuelle Kraft der Jugend« wieder zurückbringen. In den (wenigen) Studien wurden in Muira puama Sterole, einschließlich der aphrodisierend wirkenden Substanz Beta-Sitosterol, entdeckt. In der französischen Studie, an der 251 impotente Männer teilnahmen, berichtete jeder zweite von Verbesserungen seiner Erektion und 62 Prozent von einer erhöhten Libido. Obwohl Muira puama klinisch nur an Männern getestet worden ist, wird die Substanz im Amazonasgebiet auch von Frauen eingenommen. Angeblich soll sie auch bei ihnen das Feuer der Leidenschaft entfachen.

Astralagus: Chinas Spermienbeschleuniger

Die Astralagus-Pflanze wird in China gern als Tonikum zur Belebung, Stärkung und Wiederherstellung der sexuellen Energie und körperlichen Ausdauer verwendet. Sie kann auch bei der Behandlung der männlichen Unfruchtbarkeit helfen. Im Reagenzglas jedenfalls konnte durch Astralagus die Spermienbeweglichkeit verbessert werden.

Ginkgo biloba: Goethes Liebling

Ginkgo-biloba-Präparate kommen von einem Baum, für den es nicht ungewöhnlich ist, wenn er 1000 Jahre alt wird. Der Ginkgo-biloba-Baum war Goethes Lieblingspflanze, weil der Dichterfürst die Form seiner Blätter für besonders ästhetisch hielt. Er widmete dem Baum sogar ein Gedicht. Ginkgo-biloba-Extrakt kann bei Kreislaufproblemen genommen werden, weil er den Sauerstofftransport anregt – vom Gehirn bis zu den Sexualorganen. Schon 1992 wurde im *British Journal of Clinical Pharmacology*[9] eine Studie veröffentlicht, derzufolge 120 bis 150 mg Ginkgo-biloba-Extrakt pro Tag die Blutversorgung des Gehirns verbesserten und damit die Merk- und Konzentrationsfähigkeit der Probanden erhöhten. In einer in der Fachzeitschrift *Journal of Urology* veröffentlichten Studie erhielten 50 impotente Männer neun Monate lang 240 mg Gingko biloba. Die Erektionsfähigkeit erhöhte sich erheblich. Gingko hat gefäßerweiternde und durchbutungsfördernde Eigenschaften.[10] Freilich waren nicht alle Studien mit Ginkgo biloba erfolgreich. Eine im Jahre 1998 durchgeführte Studie, bei der impotente Männer über 24 Wochen Ginkgo biloba erhielten, konnte die ersten Studienergebnisse nicht bestätigen. Keiner der Patienten berichtete von verbesserten Erektionen.[11]

Ginkgo biloba: Potenz von Bäumen, die 1000 Jahre alt werden.

Cayennepfeffer, Paprika, Ingwer, Zimt, Gewürznelken

Scharfe Gewürze wie etwa Cayennepfeffer können das Sexualleben wieder auf Trab bringen. Ihre besondere Eigenschaft: Sie wirken blutgefäßerweiternd. Cayennepfeffer etwa enthält Capsaicin. Dieses fördert den Stoffwechsel und bringt die Blutzirkulation in

Schwung. Cayennepfeffer kann übrigens auch einem hohen Cholesterinspiegel entgegenwirken, was vor Arteriosklerose schützt, die eine Hauptursache (nicht nur) für sexuelle Probleme ist. Aber auch andere scharfe Gewürze wie Paprika, Ingwer, Zimt oder Gewürznelken können die Blutzirkulation anregen. Sie werden in asiatischen und arabischen Ländern daher als aphrodisierende Mittel, die das Feuer der Leidenschaft wecken, geschätzt. Man sollte freilich auch nicht übertreiben: Zu viel der Würze kann zu Magenbeschwerden führen.

Koffein: die Dosis bringt die Wirkung

Eine Studie mit 2000 Versuchspersonen über 60 Jahren an der Universität Michigan brachte ein interessantes Ergebnis: Jene Probanden, die täglich eine Tasse Kaffee tranken, waren sexuell aktiver als jene, die auf Kaffee verzichteten. Die These der Wissenschafter: Es ist das Koffein, welches das erhöhte sexuelle Interesse hervorgerufen hatte.

Koffein in Maßen wirkt belebend. Wie auch immer: Fest steht, daß koffeinhaltige Getränke unmittelbar belebend wirken und die Ausdauer erhöhen können. Weil viele aber Koffein über Kaffee, Tee oder Cola-Getränke viel zu häufig zu sich nehmen, überwiegen längst die schlechten Seiten. Zuviel Koffein kann zu – jeder weiß es – Herzklopfen und Erschöpfung führen.

Sarsaparilla: Cowboys schwören drauf

Sarsaparilla ist ein Aphrodisiakum des »Wilden Westens«. Cowboys sollen nach den langen Viehtrieben nämlich nicht sofort in den Saloon gelaufen sein.

Zuerst besorgten sich sich im Country Store Sarsaparilla, ein Aphrodisiakum, das den Testosteronspiegel in Wallung bringen soll und so als ein Beispiel für die Hormonstimulation gelten kann. Earl Mindell, Autor der *Nährstoff-Bibel*, meint allerdings, daß die Cowboys die erfreuliche Tatsache gesteigerter sexueller Leistungskraft eher dem Umstand verdankten, daß sie nach dem Sarsaparilla-Getränk weniger Whiskey tranken und dadurch eben weniger Alkohol zu sich nahmen. Dieser kann nämlich den Testosteronspiegel senken und damit die sexuelle Phantasie verebben lassen.

Kürbiskerne: besser als jedes Knabbergebäck

Eine gesunde Prostata ist eine absolut notwendige Voraussetzung für eine gute sexuelle Aktivität (siehe den Abschnitt »Prostata« im Kapitel »Männerleiden«, S. 375). Kürbiskerne können vor Prostataerkrankungen schützen, was auf ihren hohen Anteil an guten (ungesättigten) Fettsäuren und vor allem ihren hohen Zinkanteil zurückzuführen ist. Werden Kürbiskerne aber kontinuierlich genossen – wie das in einigen osteuropäischen Ländern der Fall ist, wo Kürbiskerne als Knabbergebäck für zwischendurch gelten –, so wird damit auch etwas für die Libido getan. Durch den hohen Zinkanteil wird der Wert für das freie Testosteron gehoben.

Zink: gut für Prostata und Hoden

Die größten Zinkkonzentrationen treten in den Hoden und auch in der Prostata auf. Zink hemmt das Enzym Aromatase und kann so auf zweifache Weise helfen.

Zink hemmt die Östrogen- und fördert die Testosteronproduktion. Viele (ältere) Männer haben einen Zinkmangel. Durch eine Zufuhr von Zink kann deshalb auch das sexuelle Verlangen gesteigert werden.

Gelée Royale & Blütenpollen: die Kraft der Bienen

Gelée Royale:
Libido aus
dem Bienenstock.

Von Bienen gesammelte Blütenpollen spezieller Pflanzengattungen beeinflussen das Sexleben positiv. Studien mit einer Kombination dieser speziellen Pollenmischung (fermentierte Pollen und Gelée Royale) zeigten, daß die Libido gesteigert und die Leistungsfähigkeit signifikant verbessert wird.[12]

Pheromone: Düfte des Begehrens

Der Zusammenhang von Duftstoffen und Libido ist schon lange kein Geheimnis mehr. Nicht umsonst wurden Parfums schon seit Jahrhunderten hergestellt. Patrick Süskinds Werk *Das Parfum* zeigt literarisch gekonnt, wie groß der Einfluß des Duftes auf den Menschen sein kann. Doch auch die Wissenschaft hat die Düfte des Begehrens akribisch untersucht.

Versuche mit Tieren konnten belegen, daß sie nicht mehr zur Begattung fähig waren, wenn ihnen ein bestimmter Nasenteil mit dem komplizierten Namen Vomeronasalorgan (VNO) entfernt wurde. Liebe geht also nicht nur durch den Magen, sondern zuerst einmal durch die Nase. Das VNO ist das eigentliche Geruchsorgan sowohl bei Tieren als auch beim Menschen. Es handelt sich dabei um einen winzigen paarigen Blindschlauch von etwa 0,2 bis zwei Millimeter Durchmesser und einer Länge von zwei bis acht Millimetern. Das VNO verläuft dabei in der Nasenschleimhaut und ist reich mit Rezeptoren bestückt, die Geruchsempfindungen sofort an das Gehirn weiterleiten. Pheromone sind die für die sexuelle Stimulation verantwortlichen Substanzen. Sie können nicht gerochen werden, aber das VNO dennoch stimulieren. Pheromone sind unterschiedliche Substanzen, die in erster Linie von den Schweißdrüsen abgesondert werden.

Für den Menschen sind unter den Pheromonen besonders wichtig die sogenannten Kopuline, die von der Vagina abgesondert werden, die Androsterone aus dem Schweiß und dem Urin und die sogenannten Vomeropherine, die im Achselschweiß entstehen. So zeigte sich, daß die Menstruationszyklen von Frauen, die gemeinsam in Schlafsälen schliefen, durch Pheromone synchronisiert wurden. Auch die Anti-Baby-Pille hat eine – nicht unwesentliche – Auswirkung auf die Zusammensetzung der Pheromone und somit auf das Geruchsempfinden. Frauen, die die Anti-Baby-Pille nehmen, riechen anders und ihr Geruch wird von den Männern anders wahrgenommen. Wird die Anti-Baby-Pille abgesetzt – weil sich das Paar ein gemeinsames Kind wünscht –, kann es sein, daß sich Mann und Frau plötzlich »nicht mehr riechen können«.

Die Anti-Baby-Pille verändert den Geruch der Frau.

Welche Auswirkungen Pheromone auf das Sexualleben haben können, wurde auch vom Athena Pheromon Forschungsinstitut untersucht. In einer achtwöchigen, placebokontrollierten Studie bekam ein Teil einer 38köpfigen Männergruppe ein Aftershave, das mit Pheromonen angereichert worden war. Das Ergebnis: Ihre sexuelle Aktivität war signifikant höher als die ihrer pheromonlosen Kollegen. Ein ähnliches Ergebnis wurde auch bei Frauen festgestellt. Frauen bekamen über einen Zeitraum von zwölf Wochen dreimal täglich eine pheromonhaltige Lösung auf die Nasenregion aufgetragen. Der Effekt war noch stärker als bei den Männern: Frauen der Pheromongruppe legten plötzlich ein

wesentlich gesteigertes Sexualverhalten an den Tag.
Ihre Koitusfrequenz stieg auf das 6,5 fache.[13]

Die Wirkung der Pheromone: Puls- und Herzfrequenz werden abgesenkt, die Körpertemperatur steigt ebenso an wie die Hautwiderstände, im Enzephalogramm können vermehrt Alphahirnwellen gemessen werden, und Angstfaktoren werden durch Pheromone deutlich verringert. Anfang der neunziger Jahre wurde zudem erstmals erkannt, daß Pheromone die hormonellen Kurzstreckenläufer der Hypophyse anregen können. Und zwar das luteinisierende Hormon (LH) und das follikelstimulierende Hormon (FSH). Damit konnten die ein paar Jahre zuvor empirisch überprüften Änderungen im Sexualverhalten bei Männern und Frauen auch biochemisch erklärt werden.[14]

Der Wiener Verhaltensforscher Karl Grammer vom Ludwig-Boltzmann-Institut für Stadtethologie machte vor kurzem einen weiteren Test mit 66 jungen Männern. Sie bekamen künstliche Kopuline zu riechen, jene Stoffe also, die während der Menstruation und während des Eisprungs von der Frau freigesetzt werden. Bereits kurz nach dem ersten Riechen untersuchte er den Testosterongehalt im Speichel der Männer. Das Ergebnis: Bei allen Männern, die Kopuline – und nicht nur wie in der Placebogruppe Wasserdampf – zu riechen bekommen hatten, war der Testosteronspiegel stark erhöht. Außerdem bewirkten die Kopuline, die während des Eisprungs freigesetzt werden, einen ganz besonderen Effekt: Die Duftmarken glichen die Attraktivität der Frauen in den Augen der Männer aus. Die weniger begehrenswerten Frauen gewannen an Attraktivität. Am stärksten gewann die am wenigsten attraktive Frau. »Es findet eine Art chemische Kriegsführung zwischen den Geschlechtern statt, die auf einer Ebene abläuft, die kognitiv nicht zugänglich ist.«

Kopuline:
unriechbare Duftstoffe
mit größter Wirkung.

Mit diesen neuen Ansätzen versucht die Wissenschaft nicht nur Libido und Erektion, sondern auch dem Phänomen der »Liebe« näherzukommen. Freilich ist man von einer endgültigen Aufklärung noch weit entfernt. Jenseits der Grenzen des Erklärbaren aber, so sagte ein berühmter Psychiater, »lasse man lieber die Dichter sprechen«.

Fruchtbarkeit:
Vater werden mit 100

Im Auditorium herrschte gespannte Stille. Es war noch in den Anfangszeiten der Erforschung des männlichen Wechsels, ein Kongreß über die Andropause, die männlichen Wechseljahre. Nur eine kleine Schar von Experten hatte sich eingefunden. Erstmals wurde nicht aus der Distanz über postmenopausale Beschwerden der Frauen referiert und diskutiert, vielmehr standen die eigenen Verfallserscheinungen im Mittelpunkt. Die Stimmung sank zusehends auf einen absoluten Tiefpunkt. Zu ungewohnt war noch der Blick auf die eigenen Schwächen und Leiden. Plötzlich, durch einen einzigen Satz, kam wieder Leben in den Saal. Ein amerikanischer Hormonexperte, der über die männliche Infertilität referieren sollte, begann seinen Vortrag mit dem Beispiel eines seiner Patienten: »Er ist 100 Jahre alt und wurde gerade zum achten Mal Vater.« Die Stimmung unter den Männern im Saal verbesserte sich schlagartig.

Potenz und Fruchtbarkeit werden für Männer bis ins hohe Alter möglich.

Potenz bis ins hohe Alter und die Fähigkeit, noch mit 100 ein Kind zu zeugen, sind ein Wunschbild vieler Männer. Mit der Zunahme der Lebenserwartung wird sich dieser Trend in Zukunft sicherlich noch verstärken. Einigen wenigen Männern war es auch bisher schon nachweislich vergönnt, in einem Lebensalter von 100 Jahren noch ein Kind zu zeugen. Sie können als Beweis dafür gelten, daß der männlichen Fruchtbarkeit prinzipiell keine Schranken gesetzt sind. Freilich brauchen ältere Männer in der Regel erheblich länger, bis es »einschlägt«. So wurde an der Universität Bristol festgestellt, daß 25- bis 35jährige Männer in der Regel sechs Monate benötigen, bis sie ein Kind zeugen. Männer im Alter von 45 bis 55 Jahren brauchen dazu eine Anlaufzeit von durchschnittlich zwölf Monaten. Höchstwahrscheinlich hängt die Verlängerung damit zusammen, daß die Samenqualität älterer Männer im Sinken begriffen ist. Die Hoden produzieren weniger Spermien, die sich nicht mehr so schnell bewegen können wie jene von jungen Männern.

Ältere Väter, höheres Risiko?

*Nimmt die Spermien-
qualität ab?*

Die Frage, ob die genetische Spermienqualität bis ins hohe Alter erhalten bleibt, ist bis heute nicht restlos geklärt. Eine französische Studie[15] konnte aber nachweisen, daß Babys von Vätern, die über 39 Jahre alt sind, ein dreifach höheres Risiko einer Behinderung haben als jene, die von jüngeren Männern abstammen. Vorsorglich wird von der Reproduktionsmedizin und Neonatologie daher von einem höheren Risiko für Fehlbildungen ausgegangen, wenn ältere Männer einen Kinderwunsch hegen. In Kalifornien beispielsweise ist das Höchstalter für Samenspender auf 34 Jahre begrenzt. Denn eines ist zweifelsfrei festgestellt: Etwa zehn Prozent der Down-, Trisomie- und Patau-Syndrome sind vom Mann vererbt.

Frauen, deren Kindsväter das Alter von 45 Jahren überschritten haben, wird daher vorsorglich zu einer

Fruchtwasseruntersuchung (Amniozenthese) oder einem Chorionsampling (Plazentauntersuchung) plus genetischer Samenanalyse geraten. (Den Frauen selbst werden solche Untersuchungen schon ab dem Alter von 35 Jahren empfohlen.) Ergibt die Addition der Lebensjahre von Mann und Frau mehr als 70 Jahre, ist eine dieser Untersuchungen obligat.

Die medizinische Forschung stellt aber auch bei jüngeren Männern immer häufiger beeinträchtigte Spermienqualitäten fest. In Fällen eines unerfüllten Kinderwunschs ist schon jede zweite künstliche Befruchtung (In-vitro-Fertilisation) auf eine schlechte Spermienqualität des Mannes zurückzuführen.

Ist es um die Fruchtbarkeit des Mannes also insgesamt schlecht bestellt? Seit einigen Jahren wird in der medizinischen Forschung jedenfalls ein eigenartiges Phänomen diskutiert. So zeigte eine Reihe von Untersuchungen eine kontinuierliche Verringerung der Spermienanzahl in der Samenflüssigkeit. Eine französische Studie, durchgeführt von einer Pariser Samenbank, stellte fest, daß die Spermienkonzentration in den Jahren von 1973 bis 1992 um 2,6 Prozent abgenommen hatte.

Fruchtbarkeitstest à la Napoleon

Heute stehen mehr oder weniger einfache Methoden zur Verfügung, mit denen sich abklären läßt, ob nun die Ursache der Kinderlosigkeit beim Mann oder bei der Frau liegt. In der Geschichte war das freilich nicht immer so. So war auch Napoleons Ehe mit seiner Frau Joséphine kinderlos geblieben. Da der Franzosenkaiser nicht wußte, wer von ihnen beiden nun dafür verantwortlich zu machen sei, griff er mangels geeigneter Fruchtbarkeitstests zu einer – eher archaisch anmutenden – Selbsthilfe. Nach der Eroberung Wiens im Herbst 1805 ließ er sich drei Bauernmädchen in sein Schlafgemach im Schloß

Schönbrunn bringen und verbrachte eine Nacht mit jeder von ihnen. Eines der Mädchen wurde auch tatsächlich von ihm schwanger. Bonaparte ließ sich von Joséphine scheiden und heiratete 1810 (gegen ihren Willen) die österreichische Kaisertochter Marie Louise. Sie gebar ihm einen Sohn – den späteren Herzog von Reichstadt.

Als Ursache für die oben erwähnten abnehmenden Samenqualitäten wurden zuerst Umweltgifte verantwortlich gemacht. Östrogene oder wie Östrogene wirkende Stoffe in der Umwelt – so die Annahme – hätten einen negativen Einfluß auf die männliche Fruchtbarkeit. Ebenso wurde das Tragen von engen Slips und Hosen oder das stundenlange tägliche Radfahren auf hodenfeindlichen Satteln als fruchtbarkeitsmindernd eingestuft. Die Hoden würden dadurch dermaßen stark an den Körper gedrückt, daß sich die Temperatur erhöht und die Spermienqualität damit deutlich abnimmt. All diesen Studien haften allerdings methodische Mängel an, und die Ergebnisse werden von vielen Mitgliedern der Forschergemeinde angezweifelt. Die »evidence based medicine« schweigt dazu noch immer.

Ursachen männlicher Unfruchtbarkeit

- Vererbung
- Krampfadern im Hodensack
- Verletzungen der Hoden
- Schadstoffe und Genußmittel im Übermaß wie etwa zuviel Nikotin, Alkohol, aber auch Umweltgifte
- besondere Umwelteinwirkungen (zum Beispiel ein Arbeitsplatz, an dem ein Mann einer ständigen Überhitzung ausgesetzt ist)
- Infektionen, Chromosomenanomalien, Durchblutungsstörungen, Diabetes, Tumore
- In seltenen Fällen können die Samenleiter durch Verletzungen oder Operationen (Leistenbruch) blockiert sein

Im Einzelfall läßt sich die männliche Fruchtbarkeit leicht abklären. Ein durch Masturbation gewonnenes Ejakulat wird dabei unter dem Mikroskop in einer Zählkammer beurteilt. Als Richtwert für eine normale Spermienqualität gelten mindestens 20 Millionen Spermien pro Milliliter Samenflüssigkeit. Davon sollten mindestens 50 Prozent beweglich sein, und der Anteil normal geformter Spermien muß über 30 Prozent liegen.[16]

20 Millionen Spermien pro Milliliter Samenflüssigkeit gelten als normal.

Die evolutionäre Sackgasse der Fortpflanzung

Für den Nobelpreisträger Konrad Lorenz ähnelt die evolutionäre Situation des Menschen jener des Pfaus. Der Pfau läuft Gefahr, wegen seiner immer länger, bunter und größer werdenden Schwanzfedern das Pfauenweibchen nicht mehr decken zu können.

Auch wenn dieser Vergleich provokant wirken mag, Tatsache ist, daß die Reproduktion des Menschen im allgemeinen als nicht sehr effektiv bezeichnet werden muß. Wenn sich junge Paare ein Kind wünschen und entsprechend häufig miteinander schlafen, liegt die Wahrscheinlichkeit einer Befruchtung bei 20 Prozent. Betrachtet man den Weg der Spermien zur Eizelle, zeigt sich auch, warum die erfolgreiche Befruchtung einer weiblichen Eizelle eigentlich immer wieder als ein Wunder angesehen werden kann. Hineingeschleudert in die Scheide, müssen die durchschnittlich 400 Millionen Spermien pro Samenerguß wahre Höchstleistungen vollbringen, um nicht gleich abgetötet zu werden. Denn das saure, manchmal basische Umweltmilieu der Vagina ist von Haus aus spermizid und erlaubt nur ein Überleben von fünf bis sechs Stunden. Die Samenzellen, gerade einmal 0,002 Millimeter lang, können sich mit Hilfe ihres Schwanzes drei bis

Der beschwerliche Weg der Spermien zur Eizelle.

vier Millimeter pro Sekunde vorwärtsbewegen. Wenn alles gut geht, schaffen es die kämpferischsten Samenzellen, sich innerhalb von Minuten an den Muttermund heranzupirschen. Der Muttermund ist normalerweise durch den Zervix-Schleim eine schier unüberwindbare Hürde für die Spermien. Nur während des Eisprungs der Frau wird er durchlässiger. Durch den Muttermund hindurch führt dann der lange Marsch durch die Gebärmutter endlich zu den Eileitern. Auch hier ist die Umgebung wenig freundlich, denn die Cilien – kleine Flimmerhärchen innerhalb des Eileiters – bürsten den letzten Rest wackerer Spermien unaufhörlich, wie in einer auf Dauerbetrieb geschalteten Autowaschstraße. Von allen Seiten wird gegen die Eindringlinge angearbeitet. Auch der Eileiter bewegt sich wellenförmig, und zwar in die entgegengesetzte Fortbewegungsrichtung der Spermien, da seine Aufgabe der Transport der herangereiften Eizelle von den Eierstöcken hin in Richtung Gebärmutter ist. Steht der Eisprung der Frau erst an, so heißt es für die Samenzelle, sich auf die Lauer zu legen und bei Kräften zu bleiben. Längstens vier bis fünf Tage kann eine Samenzelle mit ihrem im Spermienkopf verpackten Reiseproviant aus Zucker und Proteinen überleben. Nach den vorangegangenen Kraftanstrengungen grenzt es schier an ein Wunder, daß wenigstens einmal 40 von 400 Millionen Spermien bis zur Eizelle vordringen können. Die schwierigste Übung steht jetzt aber noch bevor. Die dicke Haut der weiblichen Eizelle, die Zona pellucida, die im Laufe der Evolution zur dicksten bei allen Spezies geworden ist, muß »geknackt« werden. Die »durchscheinende Zone« lockt die Spermien durch ihre Zucker- und Proteinverbindungen an. All jene Spermien, die nicht ihrer Vorstellung entsprechen, schüttelt sie aber auch sofort wieder ab. Mit Enzymen aus

Zona pellucida: Die weibliche Eizelle schützt sich mit einer besonders zähen Hülle vor Eindringlingen.

ihrem Kopf versuchen die Spermien nun die Zona pellucida zu »knacken«. Erst wenn ein Spermium die Hülle durchbohren konnte, kann die Verschmelzung des männlichen und weiblichen Erbguts endlich vonstatten gehen.

Nur eine geringfügige Veränderung der Zuckerketten in der »durchscheinenden Zone« könnte Spermien zu »artfremden« Feinden degradieren, die chancenlos auf einen Einlaß in das Innere der Eizelle warten. Aus evolutionärer Perspektive wäre es möglich, daß die Zona pellucida noch an Stärke zunehmen könnte. Der Effekt: Die Spermien könnten sich kaum mehr aus eigener Kraft Einlaß in die Eizelle verschaffen. Die Evolution wäre in einer Sackgasse gelandet, welche die Spezies Mensch zum Aussterben verurteilen würde.

Die Evolution überlisten: In-vitro-Fertilisation

Bei Fruchtbarkeitsproblemen kann mittlerweile gut geholfen werden. Seit 1978, als von den britischen Medizinern Robert G. Edward und Patrick Steptoe die erste erfolgreiche In-vitro-Fertilisation (IvF) durchgeführt wurde, erblickten mehr als eine halbe Million Kinder mit Hilfe der IvF das Licht der Welt. Allein in Deutschland kommen jährlich rund 6000 Kinder zur Welt, die im Reagenzglas gezeugt worden sind. Durch das Verfahren der In-vitro-Fertilisation (IvF) – nicht ganz korrekt auch als »künstliche Befruchtung« bezeichnet – können Eizellen der Frau und Samenflüssigkeit des Mannes außerhalb des Körpers in einer Nährlösung zusammengeführt und so die Chancen für eine erfolgreiche Befruchtung erhöht werden. Die Technik: Wesentlich mehr Spermien haben die Chance, ohne Umwege an eine teilungswillige Eizelle heranzukommen. Die befruchteten Eizellen werden nach einem kurzen Aufenthalt in einem Brutkasten in die Gebärmutter der Frau eingesetzt. Erfahrene Reproduktionskliniken kommen mit der IvF-Methode auf eine Schwangerschaftsrate von 25 Prozent pro Embryonentransfer. Die Geburtenrate nach IvF liegt bei 15 bis 20 Prozent.

Intrazytosplasmatische Spermatozoeninjektion (ICSI)

ICSI-Methode: mikromanipulatorische Spermieninjektion in die Eizelle.

Wenn die Spermienqualität deutlich unter die Mindestanforderungen sinkt, kann noch eine weitere Methode helfen, dem Spermium seinen Weg in die Eizelle zu bahnen: die mikromanipulatorische Spermieninjektion, auch intrazytoplasmatische Spermatozoeninjektion (ICSI) genannt. Für die ICSI-Methode genügt theoretisch schon ein Spermium, das sogar völlig unbeweglich sein kann. Diese Methode, bei der die Samenzelle mittels einer extrem feinen Nadel in die Eizelle injiziert wird, wurde von den beiden Autoren dieses Buches Mitte der achtziger Jahre entwickelt[17] und ist jetzt in allen Reproduktionskliniken fest etabliert. Mehr als 100 000 Kinder sind mit dieser Methode bereits auf die Welt gekommen.

Sex und Fortpflanzung trennen sich

Mit 20 ein Spermiendepot für das Alter anlegen?

In Zukunft könnten die IvF- und die ICSI-Methode einen noch größeren Stellenwert erlangen, als sie heute schon besitzen. Die Samenzellen eines Mannes werden zum günstigsten Zeitpunkt – meist um das 20. Lebensjahr – für einen späteren Kinderwunsch eingefroren. Wenn sich der Mann schließlich mit 80 Jahren noch dazu entschließt, Vater werden zu wollen, kann er auf das Spermiendepot zurückgreifen, das frei von Umwelteinflüssen und Schädigungen ist.

Eine andere Möglichkeit: Ein Mann könnte sich mit 40 Jahren sterilisieren lassen und mit 65 doch noch ein Kind wünschen. Aus den Nebenhoden können durch die sogenannte Aspiration vereinzelte Spermien entnommen und mit Hilfe der mikromanipulatorischen Spermieninjektion in die Eizelle eingesetzt werden. Nicht anders bei der Frau. Sie kann ihre Eizellen in jungen Jahren tiefkühlen lassen und für jenen Tag X deponieren, an dem Karrierepläne und gesellschaftliches Umfeld für eine Schwangerschaft am günstigsten sind.

Wahrscheinlich wird sich in den nächsten 50 Jahren jeder Mann in der westlichen Welt seine persönliche Anti-Aging-Strategie erarbeitet haben. Er wird auch im hohen Alter Kinder zeugen, ohne daß er die Risiken einer beeinträchtigten Spermienqualität fürchten müßte. Nur derjenige pflanzt sich noch fort, der es aktiv beschließt und auch tatsächlich will. Und Sex wird nur mehr um des Spaßes – oder der Gesundheit – willen, nicht aber aus Gründen der Fortpflanzung betrieben. Ein Standpunkt, der aus ethischen und religiösen Gesichtspunkten sicher noch kontrovers diskutiert werden wird.

Lifestyle

Ernährung

Essen fürs Leben

Es waren epidemiologische Studien, die erstmals auf den eindeutigen Zusammenhang zwischen Ernährungsgewohnheiten und dem Aufkommen bestimmter Krankheiten aufmerksam machten. In diesen breit angelegten Untersuchungen wurden häufig mehr als 10000 Menschen befragt und riesige Datenmengen sorgfältig erfaßt, unter anderem auch Angaben über Lebensstil und Ernährungsgewohnheiten. Vernetzt, miteinander verglichen und ausgewertet, zeigten die Daten gravierende kulturelle Unterschiede. Derartige Unterschiede kann jeder selbst beobachten, wenn er morgens in den Frühstücksraum eines internationalen Hotels kommt: An dem einen Tisch sitzt ein japanischer Geschäftsmann, an dem anderen ein amerikanischer. Beide genießen ihr Frühstück. Doch während der Japaner seinen Tag mit einem halben Kilogramm Früchte beginnt, danach noch ein Stück Tofu verspeist und eine leichte Misosuppe aus Soja löffelt, bevorzugt der Amerikaner am Nebentisch weitaus Deftigeres. Zuerst einen Teller Ham and Eggs, dazu kleine Würstchen und öltriefende Potatoes. Anschließend bestellt er noch Pancakes, eine echte Kohlenhydratbombe, übergossen mit einer Überdosis gezuckertem Ahornsirup.

»Es ist das Schwierigste, was uns am einfachsten erscheint. Nämlich das zu sehen, was vor uns liegt.«
J.W. Goethe

Zusammenhang zwischen Lebensstil und Auftreten bestimmer Krankheiten.

Haben diese Gaumengenüsse auch Auswirkungen auf die Lebenserwartung der beiden Herren? Ohne Zweifel: Die Lebenserwartung in Japan ist wesentlich höher als in den USA. Der japanische Mann kann damit rechnen, 5,4 Jahre älter zu werden als sein Kollege am Nachbartisch.[1] Überdies ist das Risiko, an Prostatakrebs zu erkranken, für den Japaner deutlich geringer. Während in Japan Prostatakrebs bei Männern, und übrigens auch Brustkrebs bei den japanischen Frauen, nur an zwölfter Stelle der Todesursachenstatistik rangiert, ist er bei US-amerikanischen Männern die zweithäufigste Todesursache.

Die Lebenserwartung in Japan ist um 5,4 Jahre höher als in den USA.

Ein weiteres Ergebnis epidemiologischer Untersuchungen zeigt die Situation in Europa: Am ungesündesten, so lassen die Datenauswertungen erkennen, ernähren sich die Ungarn. Hier wird nicht selten schon zum Frühstück Paprikaspeck, Salami oder gar Gänsefett gegessen. Die Ungarn haben die kürzeste Lebenserwartung der westlichen Gesellschaft (siehe die Grafik S. 15).

Ungarn: Paprikaspeck und Salami zum Frühstück.

Ein anderes klassisches Beispiel aus der Epidemiologie der Nahrungsgewohnheiten ist das auffallend hohe Magenkrebsrisiko in zwei Kulturen, die auf den ersten Blick nicht allzuviel gemeinsam haben: in Japan und in Tirol. Bei näherem Hinsehen jedoch entdeckt man bei beiden Volksgruppen die Vorliebe für Geräuchertes, bei den einen für geräucherten Fisch, bei den anderen für geräucherten Speck. Weil aber beim Prozeß des Räucherns schädliche krebserregende Substanzen, die sogenannten Nitrosamine oder Benzpyrene, anfallen, ist das Risiko, an Magenkrebs zu erkranken, bei Japanern und Tirolern ähnlich hoch.

Auf faszinierende Erkenntnisse stießen die Epidemiologen auch, als sie Bergvölker nach ihren Ernährungsgewohnheiten befragten. So fanden sie einerseits, daß die Lebenserwartung von Menschen, die in den Bergen leben, deutlich höher ist als diejenige von Siedlern in Tälern oder Ebenen. Und andererseits entdeckten die Forscher, daß schon kleine Unterschiede in den Eßgewohnheiten enorme Auswirkungen auf die Lebenserwartung haben können. So zeigte sich, daß Bergvölker, die sich vor allem von Kuhmilch und ihren Folgeprodukten ernährten, eine geringere Lebenserwartung aufwiesen als andere Bergvölker, die sich von Ziegenmilchprodukten ernährten. Bald entdeckten die Wissenschaftler den Grund dafür: In der Ziegenmilch befinden sich Substanzen der ganz besonderen Art, nämlich Ubichinone (Co-Enzym Q10), welche potente Radikalfänger sind. Eine andere, in der Milch – vor allem Ziegenmilch, in der höchsten Konzentration aber in Eselinnenmilch – vorkommende Substanz ist der Tissue Growth Factor TGF1. TGF1 ist ein äußerst potenter Wundheiler. Er regt sowohl Bindegewebszellen als auch das Kollagen zur Heilung an.

Ziegenmilch hält die Haut straff und geschmeidig.

Diesen hochpotenten Anti-Aging-Substanzen, die sowohl in Ziegen- und Stutenmilch als auch in Eselinnenmilch enthalten sind, werden geradezu unglaubliche Wirkungen zugeschrieben. So entdeckten Forscher, daß bei einem Nomadenvolk im indischen Rajastan die Hautalterung rund zehn Jahre später einsetzt als bei benachbarten Stämmen. Selbst bei schwangeren Frauen treten keine Schwangerschaftsstreifen auf, jene harmlosen, aber aus ästhetischen Gründen gefürchteten Risse der Bindegewebshaut, registrierten die erstaunten Wissenschafter. Der Grund war auch hier – die Ziegenmilch. Im Gegensatz zu allen ihren Nachbarn ernährte sich dieser Nomadenstamm hauptsächlich von Ziegenmilch und Ziegenmilchprodukten.

Das besondere Geheimnis der Ziegenmilch kannten selbstverständlich auch Anti-Aging-Anhänger vergangener Jahrhunderte und Jahrtausende. Cleopatra etwa badete in Eselinnenmilch, in der Ubichinone und eben TGF1 in der höchsten bekannten Konzentration vorkommen, um so ihre Haut jugendlich straff und geschmeidig zu halten. Und die österreichische Kaiserin Sisi bestand darauf, täglich einen halben Liter Ziegenmilch zu trinken. Selbst auf Reisen führte die schöne Kaiserin aus diesem Grund oft zwei Ziegen mit.

Doch während in früheren Epochen Anti-Aging ein Privileg der Aristokratie und der Reichen war, bleiben die Tips und Methoden, um ein erfülltes, gesundes Leben bis ins hohe Alter zu genießen, heute niemandem vorenthalten. Denn konnte früher die wohltuende und gesundheitsfördernde Wirkung bestimmter Lebensmittel lediglich empirisch beobachtet werden, widmen sich heute immer mehr Wissenschaftler diesem Forschungsfeld. Gerade in den letzten fünf Jahren konnten aufgrund moderner analytischer Verfahren geradezu sensationelle Ergebnisse erzielt werden. Die gesundheitlichen Auswirkungen unserer Ernährung können immer besser nachvollzogen werden.

So belegen immer mehr wissenschaftliche Studien den gesundheitsfördernden Effekt der TGF1-ubichinonhaltigen Ziegenmilch, während der Konsum von Kuhmilch neuerdings mitverantwortlich für Prostataleiden gemacht wird. Und auch in Thailand, so haben führende Urologen beobachtet, sei die Rate der Prostatakrebserkrankungen parallel mit dem vermehrten Konsum von Kuhmilch gestiegen[2] (siehe auch im Kapitel »Männerleiden« den Abschnitt »Prostata«, S. 375).

Doch kommen wir zurück zu dem Volk mit der höchsten Lebenserwartung, den Japanern. Daß die japanischen Männer nur selten an Prostatakrebs *Soja verhindert wirksam* erkranken, wird vor allem dem Genistein zugeschrie- *Prostatakrebs.* ben. Dieser Naturstoff ist ein Phytohormon, das in Sojaprodukten enthalten ist, im Tofu ebenso wie in der

Misosuppe, die unser japanischer Geschäftsmann im Frühstücksraum verspeist hat. Sollte der Japaner jedoch beschließen, in die USA auszuwandern, so liegt das Risiko seiner Söhne, an Prostatakrebs zu erkranken, bereits im US-amerikanischen Durchschnitt. Schuld an dem gestiegenen Erkrankungsrisiko ist die Umstellung der Ernährung, und entscheidend dabei der deutlich geringere Genuß von Sojaprodukten.

Alle diese Beispiele zeigen den unmittelbaren Zusammenhang zwischen Nahrung, Ernährungsgewohnheiten und sozialen Komponenten auf. Schließlich hat unsere Ernährung auch einen großen Einfluß auf die Häufigkeit sowie die Art von Krankheiten. Prostata- oder Dickdarmkrebs, so wird angenommen, sind lediglich zu einem Drittel genetisch bedingt, vor allem werden sie von falscher Ernährung ausgelöst. Das Wissen um diese Zusammenhänge ist alt. »Man ist, was man ißt«, wußten schon unsere Vorfahren, und: »Der Mensch stirbt durch den Darm«. Beides sind überlieferte Volksweisheiten, die so alt sind wie die Medizin selbst.

In den letzten 20 Jahren, vor allem in den letzten fünf Jahren, hat die Wissenschaft aber ein sehr konkretes Wissen über Zusammenhänge zwischen falscher Ernährung und Krankheiten und damit letztlich vorzeitigem Altern und verkürzter Lebenserwartung durch Ernährung gewinnen können.

Ernährung als wirksame Anti-Aging-Medizin.

Doch ebenso gilt das Gegenteil, wie die medizinische Forschung heute weiß: Das Altern kann mit der richtigen Ernährung auch verzögert werden. Immerhin erfolgt mit jedem einzelnen Biß auch ein kleiner Eingriff in die ausgewogene Balance der Hormone. Zucker, Kohlenhydrate, Fette, Eiweiß, sie alle gelangen über den Verdauungstrakt und die Blutbahn zu den rund 70 Billionen Zellen unseres Organismus, wo sie die Hormonproduktion fördern oder drosseln können. Wie falsche Ernährung den Hormonhaushalt beträchtlich durcheinanderbringt, so kann mit richtiger Ernährung ein positiver Effekt herbeigeführt werden, und die Zellen bleiben jung. Ernährung wird zur Anti-Aging-Medizin. Essen Sie sich gesund, lautet die Devise.

Wir versprechen: Wenn Sie dieses Kapitel gelesen haben, werden Sie verstehen, weshalb die Inuits auf Grönland trotz fettreicher Ernährung kaum an Arterienverkalkung leiden. Oder weshalb die Männer auf Kreta so gut wie nie am Herz-Kreislauf-System erkranken, obwohl sie wenig Sport treiben und wie die Schlote rauchen. Oder warum sowohl die asiatische als auch die mediterrane Kost uns nicht nur Gesundheit, sondern auch jede Menge Lebensgenuß bringen.

Zur Kulturgeschichte der Ernährung

»Man ist, was man ißt.«
Volksmund

Ein Einkaufsbummel durch den Supermarkt ist zum lukullischen Erlebnis geworden: frisches Gebäck, feiner Serranoschinken aus Spanien, edler französischer Käse, Meeresfrüchtebuffet, frisch gepreßter Orangensaft, exotische Früchte, knackiges heimisches Gemüse und jede Menge Süßigkeiten – Eßlust und genußvolles Schlemmen als Inbegriffe der Lebenslust.

Essen als Inbegriff der Lebenslust.

Doch das war nicht immer so. Erstmals in der Geschichte Europas war im 20. Jahrhundert eine Generation herangewachsen, die keine Not kannte: Jahrhundertelang war es auch in Mitteleuropa immer wieder zu fatalen Ernteausfällen aufgrund von anhaltenden Schlechtwetterperioden oder Kriegen gekommen. Schreckliche Hungersnöte waren die Folge. Chronisten des 17. Jahrhunderts berichten davon: »Landbewohner und Soldaten verzehrten Katzen und Mäuse, tote Tiere und Menschen. Vor den Toren der

Stadt Brandenburg schrien Menschen, damit man ihnen die verwesenden Tiere herausgebe«, schreibt der Zeitgenosse Johann Crüvell[3] über eine der größten Hungersnöte während des Dreißigjährigen Krieges. Drei Jahre, von 1637 bis 1639, dauerte diese Hungersnot mitten in Europa.

Innerhalb weniger Jahrzehnte erfolgte im 20. Jahrhundert ein rasanter Wandel von einer Mangelgesellschaft zu einer Gesellschaft, die im nie gekannten, nie dagewesenen maßlosen Überfluß lebt. Der gewaltige Umbruch nahm seinen Anfang bereits im 19. Jahrhundert mit dem Beginn der Industrialisierung. Erstmals in der Geschichte wurden in großem Ausmaß Produktion und Bereitstellung von Nahrungsmitteln aus dem familiären Bereich ausgelagert. Große Industriebetriebe übernahmen jetzt die Herstellung von Lebensmitteln. Der Wandel von der Agrargesellschaft zur Industriegesellschaft hatte eingesetzt. Bis dahin hatten Ernte-, Brotback- und Schlachttermine den Speiseplan der Familien vorgegeben. So wurde zu Beginn des 20. Jahrhunderts das Brot noch in zwei Drittel aller Haushalte selbst gebacken.

20. Jahrhundert: vom Mangel zum Überfluß.

Doch selbst im 20. Jahrhundert war das »tägliche Brot« am Tisch keine Selbstverständlichkeit. Milch- und Mehlsuppen, Haferbrei und gedörrtes Obst sowie Rüben, Bohnen und Kartoffeln stellten zu Beginn des 20. Jahrhunderts die Hauptbestandteile der Mahlzeiten dar – überwiegend pflanzliche Nahrung, die ballaststoffreich war und deshalb eine gute Verdauung gewährleistete, aber wenig energiereich war. Mangelerkrankungen waren in Mitteleuropa weit verbreitet, so z. B. Rachitis, eine Vitamin-D-Mangelerkrankung, die Knochenerweichung zur Folge hat. Ebenso waren Eisen- und Proteinmangelerkrankungen häufig, viele Menschen litten an allgemeiner Schwäche.[4] Besonders in Gebieten mit jodarmen

Das »tägliche Brot« war keine Selbstverständlichkeit.

Böden wurden häufig Schilddrüsenvergrößerungen diagnostiziert.

Erst in der zweiten Hälfte des 20. Jahrhunderts wurde Fleisch, das bis dahin ein Privileg der Reichen gewesen war, für alle erschwinglich. Der Pro-Kopf-Verbrauch von Fleisch stieg rapide an. Die Gicht, die »Krankheit der Könige«, wird dadurch zu einer weitverbreiteten Krankheit. Gleichzeitig ist der Verbrauch von Kartoffeln und Getreide, das Hauptnahrungsmittel der vergangenen Jahrhunderte in Europa, kontinuierlich gesunken. Wurden zur Jahrhundertwende noch rund 270 kg Kartoffeln pro Person und Jahr verspeist, waren es in den neunziger Jahren nur mehr 70 kg.

Heute Fleisch, früher Kartoffeln und Getreide.

Heute gibt es eine größere Auswahl an Lebensmitteln denn je. Mehr als 10 000 Produkte bringt die Lebensmittelindustrie jährlich auf den Markt. Lediglich vier Prozent davon gelangen jedoch unverarbeitet in die Regale. Der Großteil der Ernte kommt über den Umweg der Lebensmittelindustrie als »Convenience«-Food in Konserven, Tiefkühl- oder Fertiggerichtpackungen. Das hat auch Vorteile: Die Produkte sind unkompliziert in der Zubereitung, gleichbleibend in Qualität, Menge und Aussehen, dank moderner Kon-

Siegeszug des Convenience-Foods: Tiefkühl-, Konserven- und Fast-food-Gerichte.

Was früher auf die Tische kam

Jahr	Getreide	Kartoffeln	Fleisch	Zucker
1750–1800	255	50	17	k. A.
1900	139	271	47	13
1950	99	186	37	29
1960	80	132	57	30
1970	66	102	79	34
1980	68	81	91	36
1990	74	72	100	34

Angaben in Kilogramm pro Person und Jahr.

Pommes, Pizza, Schnitzel: Was wir gerne essen

Der Mensch ist, was er ißt. Ganze 55 Prozent mehr Kalorien als benötigt nehmen Deutsche, Österreicher und Schweizer jeden Tag zu sich, zeigen Bestandsaufnahmen der Ernährungsgewohnheiten in Mitteleuropa: Das sind täglich 200 Kilokalorien zuviel. Hinzu kommt, daß mit dem Essen ein viel zu hoher Anteil an tierischen Nahrungsmitteln wie Fleisch, Milch und Milchprodukten aufgenommen wird. Pflanzliche Nahrungsmittel hingegen haben oftmals noch das Image einer unvermeidlichen Beilage zum »richtigen« Essen. Denn beinahe 80 Prozent der Männer essen täglich Fleisch. Ein kleiner Teil gab an, sich fleischarm zu ernähren, und nur zwei Prozent erklärten, Vegetarier zu sein. Das Alter spielt bei den Ernährungsgewohnheiten eine entscheidende Rolle. Jüngere Männer ernähren sich oftmals gesünder als ältere. Die Rate der Vegetarier bei jungen Männern liegt bei sechs Prozent. Auch geschlechtsspezifische Unterschiede konnten festgestellt werden: Frauen wissen über Ernährungsfragen besser Bescheid als Männer. Außerdem ernähren sie sich wesentlich häufiger fleischarm. Am gesündesten von allen Bevölkerungsgruppen ernähren sich junge Frauen.

80 Prozent der Männer essen täglich Fleisch.

Aufgrund der Fehlernährung ist beinahe ein Drittel der Gesamtbevölkerung übergewichtig. Der historische Wandel von Mangel und Not zu Wohlstand und Überfluß ist so rasch erfolgt, daß der menschliche Organismus keine Zeit zur Anpassung hatte. Jahrhundertelang auf das Überstehen langer Hungerperioden trainiert, reagiert der Körper auf das kulinarische Überangebot mit Vorratswirtschaft. Die Folge: Immer größer wird die Zahl der Europäer mit krankhafter Fettsucht, der Adipositas.

servierungstechniken lange Zeit haltbar, und vor allem stehen sie zu jeder Jahreszeit uneingeschränkt zur Verfügung.

Ein Gutteil der erforderlichen Vitamine und Mineralstoffe wird mit den Lebensmitteln schon automatisch mitgeliefert, so daß die alten Mangelerkrankungen der vergangenen Jahrhunderte weitgehend verschwunden sind. Auch Lebensmittelvergiftungen sind heute wesentlich seltener. Verunreinigungen, Salmonellen und andere Keime, die früher häufig das ohnehin karge Mahl auch noch gesundheitsschädlich machten, haben heute weitaus geringere Bedeutung. Die Folge: Die Lebenserwartung in den westlichen Ländern ist während der letzten fünf Jahrzehnte um beachtliche 15 Jahre angestiegen.[5] Wesentliche Faktoren dabei, neben verbesserter medizinischer Versorgung und Hygiene, sind die große Vielfalt, allgemeine Zugänglichkeit und die gute Qualität der Lebensmittel.

Durchschnittlich wird in den westlichen Ländern nur noch ein Viertel des Haushaltseinkommens für Essen und Trinken ausgegeben. Freilich: Häufig wird zu den falschen Produkten gegriffen. Fette, kalorienreiche Ernährung und zu viel Fleischgenuß können für den Organismus schädlich sein, ebenso wie Bewegungsmangel, übermäßiger Alkoholkonsum, Rauchen oder beruflicher Streß. Alle diese Lifestyle-Komponenten können die Lebenserwartung auch wieder senken.

Diabetes, Arteriosklerose, Herz-Kreislauf-Erkrankungen: die neuen Zivilisationskrankheiten.

Der unmittelbare Zusammenhang zwischen Ernährungsgewohnheiten und dem Auftreten bestimmter Krankheiten zeigt sich auch im historischen Vergleich. Denn während unsere Vorfahren noch an Mangelerkrankungen litten, sind es heute die neuen »Zivilisationskrankheiten«, die gefürchtet werden: Herz-Kreislauf-Erkrankungen, Diabetes, Arteriosklerose und Krebs.

Epidemiologische Studien zeigen, daß jede Generation und jede Kultur ihre eigenen, für sie typischen Krankheitsbilder hat, die unter anderem aus der Fehlernährung resultieren. Auch die Todesursachenstatistik der *Statistischen Jahrbücher* spiegelt diese Entwicklung wider: Herz-Kreislauf-Erkrankungen stehen derzeit in Mitteleuropa bei den Todesursachen an erster Stelle – bei Männern und Frauen gleichermaßen.

Essen ist in aller Munde

Jeder scheint über die richtige Kost Bescheid zu wissen. Doch schon wenn es um die Grundlagen der Ernährung geht, zeigt sich, wie viele Irrtümer und Mythen nach wie vor weitverbreitet sind. Beispiele dafür sind Behauptungen wie: Proteine bilden Muskeln. Fettes Essen macht fett. Und: Kohlenhydrate sind Energiespender.

Stimmt nicht, sagt die Wissenschaft. Denn gerade in den letzten Jahren wurden immer mehr neue Erkenntnisse über die Stoffwechselvorgänge im menschlichen Organismus gewonnen. Immer präziser kann die Wirkungsweise der einzelnen Nahrungsmittelbausteine auf ihrem Weg durch den menschlichen Körper nachvollzogen werden. Und so konnte die Wissenschaft gerade in jüngster Zeit mit vielen Irrtümern aufräumen und selbst weitverbreitete, hartnäckige Binsenweisheiten berichtigen. So gilt heute als bestätigt: Viele Formen der Nahrung werden während des Verdauungsvorgangs in einzelne molekulare Bestandteile aufgespalten und anschließend vom Organismus wieder neu zusammengesetzt. Und zwar genau in jene Baustoffe, die der Organismus gerade benötigt, um richtig zu funktionieren.

So werden etwa nicht nur Kohlenhydrate als Ener-

Neue wissenschaftliche Erkenntnisse über Stoffwechselvorgänge.

Bausteine des Lebens

Wasser, Kohlenhydrate, Proteine und Fette sind die Bausteine des Organismus

Wasser: Der menschliche Körper besteht zu mehr als zwei Dritteln aus Wasser. H_2O ist damit ein wichtiger Bestandteil der Ernährung, um alle unsere Körperfunktionen aufrechtzuerhalten. Wasser hilft beim Transport der Stoffwechselprodukte in die Zelle und auch wieder aus der Zelle sowie beim Erhalt der Körpertemperatur. Außerdem müssen einige Vitamine in Wasser gelöst werden, um ihre Wirkung zu entfalten (siehe den Abschnitt »Die Radikalfänger«, S. 210).

Kohlenhydrate: Kohlenhydrate gelten als die Energielieferanten, um die Stoffwechselprozesse des Körpers am Laufen zu halten. Sie kommen in zwei Formen vor: einmal als einfache Kohlenhydrate, die oftmals auch simpel Zucker genannt werden. Dazu gehören: Fruktose, Glukose, Laktose und einige andere. Mehrfache Kohlenhydrate sind zwar auch aus Zucker aufgebaut, bilden aber lange, komplexe Ketten. Sie sind vor allem in Obst und Gemüse, etwa Erbsen, Bohnen und Kartoffeln, sowie in der Stärke von Getreideprodukten enthalten. Aber auch Milch und Milchprodukte enthalten eine beträchtliche Menge an Kohlenhydraten.

Proteine: Proteine (Eiweiße) sind für das Wachstum und die Entwicklung des Körpers zuständig. Sie liefern das notwendige Material, um Hormone, Antikörper und Enzyme zu produzieren und Gewebe aufzubauen. Außerdem halten sie den Säure-Basen-Haushalt des Körpers im Gleichgewicht. Proteine werden dem Körper zugeführt über Fleisch, Fisch, Geflügel, aber auch Soja, ungeschälten Reis, Weizen, Mais, Nüsse und Bohnen.

Fette: Der Organismus braucht Fette für die Entwicklung während der Kindheit. Außerdem liefern Fette die konzentrierteste Form von Energie, die dem Körper zur Verfügung steht. Fette können die Leistung von Gedächtnis, Organen und Drüsen aktivieren. Zudem lösen sie viele Vitamine und Nährstoffe, so daß diese resorbiert werden können, und fungieren als Geschmacksträger.

gielieferanten herangezogen, sondern ebenso auch Proteine oder Fette – je nachdem, was gerade für den Organismus verfügbar ist. Das heißt aber, daß der Körper Fett auch aus Proteinen gewinnen kann, ebenso wie aus Kohlenhydraten. Die alte Empfehlung, »viele Kohlenhydrate und wenig Fett« mit der Nahrung aufzunehmen, entpuppt sich somit als ein grundlegender Irrtum. Kein Wunder, daß Versuche, auf diese Weise abzunehmen, oftmals kläglich scheitern.

Wie bei den Hormonen, ist auch bei der Ernährung der Hypothalamus im Gehirn der eigentliche Chef. Er steuert unsere Befindlichkeit, ob wir etwa Hunger verspüren oder Appetit entwickeln. Die entscheidende Frage ist aber, wie wir unseren Appetit befriedigen und unseren Hunger stillen. Wir wissen heute, daß Gesundheit keine Glückssache ist, sondern zu einem überwiegenden Teil das Produkt einer wohlüberlegten, intelligenten Lebensführung. Die richtige Ernährung ist ein wesentlicher Faktor dabei. Doch wie tanke ich die benötigte Energie für meinen Körper richtig? *Energie richtig tanken.* Eine Vielzahl von Nahrungsmittelbestandteilen und eine ausgewogene Balance sind für die gesunde Ernährung maßgeblich. Erst wenn ihre Prinzipien verstanden werden, ist Anti-Aging auch durch Ernährung möglich.

Wasser, Kohlenhydrate, Proteine und Fette sind die *»Der Mensch stirbt* Basisbestandteile unserer Ernährung. Sie kommen in *durch den Darm.«* allen unseren Speisen vor. Mehr als drei Tage lang *Volksmund* können die aufgenommenen Speisen im menschlichen Organismus verbleiben. Während dieser Zeit durchwandern sie den Verdauungstrakt, einen durchgehenden, mit Schleimhäuten ausgekleideten Kanal. Zunächst werden sie von den Zähnen zerkleinert und mit Speichel schlüpfrig gemacht. Mehr als 1,5 Liter Speichelflüssigkeit wird täglich produziert. Dann wird der Nahrungsbrei durch die Speiseröhre in den Magen weitertransportiert. Dieser ist gleich mit drei Muskelschichten ausgekleidet, die sich ebenfalls dehnen und kontrahieren können, so daß der Speisebrei in kleine Portionen aufgeteilt wird. Dadurch können die im Magensaft enthaltenen Enzyme einfacher an die Nahrung gelangen und diese in ihre einzelnen Bestandteile zerlegen. Kohlenhydrate werden in einfache Zucker aufgespalten, Proteine in Aminosäuren und Fette in Glyzerin und Fettsäuren. Nur in dieser Form können sie später die Darmwand durchdringen und in die Blutbahn gelangen.

Rund zwei Liter Magensaft produziert der Magen täglich. Weil die darin enthaltene Salzsäure aber konzentriert ist, muß sich der Magen mit einer besonders dicken Schleimhautschicht davor schützen, sich selbst zu verdauen. Damit sie intakt bleibt, muß der Organismus jede einzelne Minute eine halbe Million Zellen ersetzen. Auf diese Weise wird die gesamte Schutzschicht des Magens innerhalb von jeweils drei Tagen neu gebildet. Vom Magen wandert der teilweise bereits zersetzte Nahrungsbrei in den Zwölffingerdarm, den ersten Trakt des Dünndarms. Hier werden weitere Enzyme aus der Bauchspeicheldrüse und der Gallenblase zugesetzt. Mit seiner enormen Länge von bis zu acht Metern findet im Dünndarm der wichtigste Teil des Verdauungsprozesses statt. Seine Dimensionen sind enorm: Würde man die komplette Resorptionsfläche des Dünndarms eben ausbreiten, könnte ein ganzer Tennisplatz bedeckt werden.

Im Dünndarm findet der wichtigste Teil des Verdauungsprozesses statt.

Winzige Ausstülpungen und haaresdicke Fühler bedecken die ganze Innenwand des Dünndarms. Diesen sogenannten Darmzotten kommt eine wesentliche Bedeutung zu. Zucker, Aminosäuren, Glyzerine, Fettsäuren und all die anderen Bestandteile der Nahrung werden von ihnen aufgesogen und in die Blutbahnen weitergeleitet. Die Pfortader transportiert die Nährstoffe zur Leber, wo sie weiterverarbeitet werden. Erst in dieser aufgespaltenen Form sind die Nährstoffe für die 70 Billionen Zellen des Körpers nützlich. Die winzigen Bruchstücke können nun durch die Zellwände hindurch in das Zytoplasma der Zellen gelangen.

Der Rest des Speisebreis, dem nun fast alle Nährstoffe entzogen sind, wandert weiter in den Dickdarm, wo ihm noch einmal Wasser und Mineralsalze entzogen werden. Obwohl der Dickdarm nur etwa zwei Meter lang ist und damit wesentlich kürzer als der Dünndarm, kann der Brei hier bis zu 72 Stunden verbleiben. Der unverdauliche Teil wird gemeinsam mit abgestoßenen Zellen der Darmschleimhaut, Bakterien und Mineralien ausgeschieden.

Essen Sie sich jung

Eigentlich kann der Begriff Altern ganz einfach definiert werden: Jemand wird älter, wenn die Körperfunktionen sich zunehmend verschlechtern. Aber wie läuft

Die lange Reise durch den Verdauungstrakt

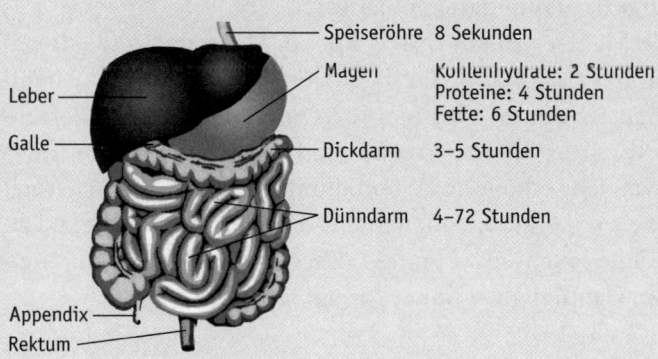

Speiseröhre	8 Sekunden
Magen	Kohlenhydrate: 2 Stunden Proteine: 4 Stunden Fette: 6 Stunden
Leber	
Galle	
Dickdarm	3–5 Stunden
Dünndarm	4–72 Stunden
Appendix	
Rektum	

Zehn Tips, wie Sie den Verdauungsprozeß unterstützen

1. Nehmen Sie täglich fünf kleine Mahlzeiten zu sich.
2. Gestalten Sie Ihren Speiseplan abwechslungsreich. Ihr Körper kann eine Vielfalt an Nahrungsmitteln verdauen. Eine Vielfalt an wertvollen Nährstoffen wird automatisch mitgeliefert.
3. Essen Sie viel Obst, Gemüse und Vollkornprodukte. Diese Lebensmittel enthalten besonders viele Vitamine und Mineralien und halten den Verdauungstrakt frei von Blockierungen.
4. Beginnen Sie Ihre Mahlzeit mit rohem Obst oder Gemüse. Die darin enthaltenen Enzyme unterstützen die Aufspaltung der Nahrungsmittelbestandteile in Magen und Dünndarm. Da in und unter den Schalen besonders viele Enzyme sind, sollten die Früchte mit dünner Schale nur gewaschen und nicht geschält werden.[6]
5. Wählen Sie Gemüse als Beilage zu schwer verdaulichen Fleischgerichten. Zwiebeln oder Knoblauch im Gemüse fördern die Ausschüttung der Verdauungsenzyme.
6. Essen Sie langsam, damit der Magen die Speisen in kleine, verdaubare Portionen unterteilen kann.
7. Kauen Sie gründlich, um Magen und Dünndarm zu entlasten.
8. Trennen Sie Essen und Trinken. So vermeiden Sie die Verdünnung der Verdauungssäfte.
9. Reduzieren Sie Ihren Fleischkonsum. Für die Verdauung von rotem Fleisch benötigt der Dünndarm am längsten.
10. Vermeiden Sie Mahlzeiten am späten Abend. Denn der Verdauungsprozeß ist dann verlangsamt. Deftige Gerichte liegen am Abend besonders lange schwer im Magen. Sie können nicht nur Schlafprobleme, sondern sogar Krebserkrankungen am Magen-Darm-Trakt hervorrufen. Verzicht erhöht das Wohlbefinden (s. auch S. 373). Auch die alten Chinesen meinten, daß man nur den Feinden am Abend zu essen gibt (siehe auch im Kapitel »Maximizing Manhood« den Abschnitt »Ein Candlelight-Dinner für die Libido«, S. 148).

das Altern im Detail ab? Welche Mechanismen stecken hinter diesem Phänomen? Und können diese Mechanismen beeinflußt werden?

Grundsätzlich gibt es zwei Schulen der Alterungstheorien. Die eine besagt, daß der Alterungsprozeß dem Menschen einprogrammiert ist. Gleich einer inneren Uhr tickt jede Zelle im vorbestimmten Rhythmus, und irgendwann läuft ganz einfach die Zeit ab. Die andere Schule betrachtet das Altern schlicht als eine Aneinanderreihung von zufälligen Ereignissen, die den Organismus beeinträchtigen, wobei diese Ereignisse im Laufe der Lebensjahre verstärkt zunehmen.

Keiner der beiden Ansätze – von denen sich eine Vielzahl an Abarten entwickelte (siehe in der Einleitung den Abschnitt »Alterungstheorien«, S. 21) – ist viel mehr als eine Arbeitshypothese, doch Laborversuche mit Tieren haben gezeigt, daß der Alterungsprozeß sehr wohl verzögert werden kann. Mit relativ simplen, für jedermann durchführbaren Strategien könnte das Leben auf bis zu 120 Jahre voller Gesundheit und Wohlbefinden verlängert werden. Ein Schlüssel dazu liegt in der richtigen Ernährung. Betrachtet man alle Theorien gemeinsam, so ergeben sich nicht nur faszinierende Einblicke in den Stoffwechsel des Körpers, sondern vor allem handfeste und praktische Hinweise, wie man das Altern auch aufhalten kann. Anti-Aging mit der richtigen, intelligenten Ernährung ist möglich.

Grundsätzlich können, so der US-amerikanische Anti-Aging Forscher Barry Sears, Autor des Bestsellers *The Anti-Aging Zone*, aus den Alterungstheorien vier verschiedene Mechanismen erkannt werden, die den menschlichen Organismus schneller altern lassen. Das sind: ein Übermaß an Cortisol, an Insulin, an freien Radikalen sowie an Blutzucker. Jedem der vier Mechanismen kann jedoch mit der richtigen Ernährung entgegengewirkt werden. In den folgenden Kapiteln stel-

Mit richtiger Ernährung die innere Uhr anhalten.

Zuviel Cortisol, Insulin, Blutzucker und freie Radikale beschleunigen das Altern.

len wir Ihnen die maßgeblichen Strategien vor, wie
Anti-Aging durch Ernährung gelingt. Damit haben Sie
den Schlüssel zum erfolgreichen Anti-Aging in der
Hand.

Die Radikalfänger:
Rostschutzmittel für den Körper

Eine der ersten Alterungstheorien wurde 1882 von
dem deutschen Biologen August Weismann aufgestellt. Seine Grundüberlegung war einfach: Zellen
funktionieren wie Maschinenteile. Mit der Zeit ver-
schleißen sie jedoch. Sie funktionieren nicht mehr
Zellen nützen sich ab. so recht und werden schließlich ganz funktionsun-
fähig.

Ein wichtiger Unterschied zwischen einer Maschi-
ne und dem menschlichen Organismus wurde dabei
jedoch von Weismann nicht berücksichtigt: Zellen erneuern sich ständig, und tatsächlich werden die meisten Moleküle im Körper im Zweijahresrhythmus ausgetauscht. Die Frage also, warum die Zellen trotzdem zu altern beginnen, kann erst im Zusammenhang
mit anderen biochemischen Erklärungsmodellen beantwortet werden.

Erst in den fünfziger Jahren des 20. Jahrhunderts
fand der US-Forscher Denham Harman, Professor am
Nebraska College of Medicine, eine schlüssige Erklärung für den Alterungsprozeß der Zellen. Altern, so
Harman, ist die Folge einer Überproduktion sogenannter freier Radikale. Doch was sind freie Radikale? Um
ihre Entstehungs- und Wirkungsweise nachvollziehen
zu können, müssen wir einen kurzen Ausflug in die
Biochemie unternehmen.

Sauerstoff, der ein Fünftel der Luft ausmacht, die
wir atmen, erzeugt das »Feuer«, aus dem der Großteil

unserer Energie entsteht. Er hat eine enorme Kraft, Leben zu erhalten, kann es aber auch zerstören, wenn das »Feuer« außer Kontrolle gerät.

Das Sauerstoffmolekül (O_2) hat die Fähigkeit, in die Chemie anderer Moleküle einzugreifen. Es kann ihnen entweder ein Elektron entreißen und dadurch zu einem Superoxid (O_2^-) werden oder auch anderen Molekülen ein Elektron abgeben, um dadurch ein Singlet (O_2^+) zu werden. Dieses reaktive Potential des Sauerstoffs ermöglicht die Produktion jeglicher biologischer Energie. Aber diese Energie hat einen Preis.

Häufigstes Sauerstoffradikal: Superoxidanion.

Durch die Aktivität des Sauerstoffs entsteht eine enorme Anzahl von Molekülen, die entweder ein Elektron vermissen oder eines zu viel haben, also jene gefürchteten freien Radikale, auch Oxidantien genannt. Jedes einzelne davon kann eine Kettenreaktion von Elektronenübertragungen schaffen, welche im Körper zur Veränderung hunderter normaler Moleküle pro Sekunde führen kann.

Verbrennungsrückstände, die bei der Energieumwandlung entstehen.

Besonders verwundbar sind hierbei die Membranen unserer Zellen. In rapider Folge können die freien Radikale die Membranstrukturen verändern und lebenswichtige Transportvorgänge unterbrechen. Dadurch werden weitere Kettenreaktionen in Gang gesetzt, die tief in die Zelle eindringen und zu Mutationen oder zum Tod der Zelle führen können.

Freie Radikale sind also Moleküle, deren Atome vom normalen Gleichgewicht zwischen ihren negativ geladenen Elektronen und ihren positiv geladenen Protonen abweichen, indem sie ein Elektron zuwenig oder zuviel aufweisen. Da diese unvollständigen Moleküle das Bedürfnis haben, komplett und intakt zu sein, versuchen sie anderen vollständigen Molekülen Elektronen zu entreißen, wenn sie zu wenige haben, oder an diese abzugeben, wenn sie zu viele haben.

Als Beispiel zur Erklärung solcher Vorgänge wird meist der Fall des fehlenden Elektrons herangezogen. Wenn demnach zu viele solcher räuberischen Moleküle im Organismus auf der Suche nach einem ergänzenden Elektron unterwegs sind, können Proteine, Fettsäuren und auch die Erbsubstanz, DNA, attackiert werden.

Diese extrem reaktionsfreudigen Moleküle sind nicht nur für den Alterungsprozeß des Körpers mitverantwortlich, sondern spielen auch eine entscheidende Rolle bei der Entstehung vieler Krankheiten.

Oxidativer Streß: Freie Radikale attackieren die Zellen.

Ein Oxidationsprozeß setzt ein, der Körper beginnt gleichsam zu rosten. Seine Funktionen werden erheblich eingeschränkt. Dieser Vorgang wird oxidativer Streß genannt.

Um diese Oxidationsprozesse zu unterbinden, ist einer der wichtigsten Ansatzpunkte der Anti-Aging-Medizin die Zufuhr von Antioxidantien, die im Organismus als Radikalfänger fungieren. Radikalfänger sind jene Vitamine, Mineralstoffe und Enzyme, die gleich einem Rostschutzmittel den ganzen Körper vor den Schäden durch freie Radikale schützen.

Woher stammen die freien Radikale?

Fatale Schäden durch ein Übermaß an freien Radikalen.

Zunächst ist darauf hinzuweisen, daß der menschliche Körper ein gewisses Ausmaß an Radikalen benötigt, sonst könnte er nicht funktionieren. Ein Leben ganz ohne freie Radikale wäre unmöglich. Erst das Übermaß an freien Radikalen führt zu fatalen Schäden. Die Freie-Radikale-Alterungstheorie ist also genauer gesagt eine Altern-durch-zu-viele-freie-Radikale-Theorie.

90 Prozent der freien Radikale stammen aus der Nahrung.

Tatsache ist, daß im Normalfall rund 90 Prozent, also der überwiegende Teil der freien Radikale, aus der Nahrung selbst stammen. Eine weitaus unbedeutendere Radikalequelle ist unser Immunsystem. Dieses setzt ganz gezielt freie Radikale ein, um eindringende Bakterien und andere Krankheitserreger zu vernichten. Die freien Radikale kämpfen hier an einer Front gemeinsam mit den weißen Blutkörperchen, den Lymphozyten, gegen die eindringenden Angreifer und bilden ein stabiles Bollwerk der menschlichen Immunabwehr. Weitere bekannte Faktoren, welche die Bildung von freien Radikalen begünstigen, sind die Bestrahlung mit Sonnen- oder Röntgenstrahlen, körperliche und psychische Überanstrengung, Umweltverschmutzung sowie Rauchen.

Krank durch freie Radikale

Doch wie kommt es nun zum oxidativen Streß, jenem Prozeß, der die Zellen »Rost« ansetzen läßt?

Alle beschriebenen Vorgänge in den Zellen wären an sich harmlos und durchaus nützlich, wäre da nicht noch ein unangenehmer Punkt. Unglücklicherweise bleiben geschätzte sechs Prozent der gebildeten, extrem reaktionsfreudigen Superoxid-Radikale einfach in den Körperzellen übrig. Diese an sich nützlichen Moleküle haben keine Aufgabe mehr und sind mit einem Mal nutzlos. Dennoch haben sie den Drang, ihr Gleichgewicht der Elektronen wieder zu erlangen, und beginnen zu »randalieren«, das heißt: Die wild gewordenen Moleküle flitzen umher und versuchen benachbarten Molekülen ein Elektron abzugeben oder wegzunehmen, um selbst wieder komplett zu werden.

Befinden sich in der Nachbarschaft zufällig Fette, Eiweiße oder DNA, dann werden auch diese Moleküle attackiert, wodurch sie ihr Gleichgewicht verlieren und nun selbst zu freien Radikalen werden, wodurch sich die Kettenreaktion fortsetzt.

Jede Zelle muß täglich rund 100 000 Angriffe freier Radikale abwehren.

Rund hunderttausend Angriffe freier Radikale muß jede Zelle täglich abwehren. Ein Großteil der Schäden kann repariert werden, nur ein geringer Teil ist irreparabel. Die Folgen sind dennoch fatal: Das Gewebe verliert an Elastizität, die Arterien verhärten sich. Die Haut altert und wird runzlig. Die Immunabwehr ist empfindlich gestört. Bei fast allen Krankheiten scheinen diese aggressiven freien Radikale eine entscheidende Rolle zu spielen, weiß die Wissenschaft heute.

Wie freie Radikale den Körper schädigen

Wenn Sauerstoffradikale auf mehrfach ungesättigte Fettsäuren treffen, entsteht ein besonders großer Schaden. Denn ist den an sich »guten« Fetten erst einmal ein Elektron entrissen, können sie die Zellen nicht mehr beim Aufbau der Zellmembran unterstützen. Dadurch können die Zellen auch keine Eicosanoide mehr produzieren, jene extrem wichtigen Gewebshormone, die für die Kommunikation von Zelle zu Zelle verantwortlich sind (siehe den Abschnitt »Fette: Freunde oder Feinde« in diesem Abschnitt, S. 254. Im Extremfall kann die Zellmembran zerstört werden und platzt. Die Zelle stirbt und kann sogar benachbarte Zellen in Mitleidenschaft ziehen.

Nicht alle Schäden können repariert werden.

Wird einem Eiweißmolekül ein Elektron entrissen, entsteht ein aggressives Eiweißradikal: Dieses reagiert mit Glucosemolekülen. Gemeinsam verbrennen sie zu neuen Produkten, den »Advanced Glycosylated Endproducts« oder kurz: AGEs. Diese zähflüssigen, klebrigen Produkte kann man sich als karamelisierten Zucker zwischen den Zellen vorstellen, der jetzt alle Membranen und Gefäße verklebt. Selbst für den

Nichtmediziner sind die negativen Folgen deutlich sichtbar. An den Hautzellen entstehen durch diesen »Karamelisierungsprozeß« Altersflecken. Nicht sichtbar, aber ebenso schwerwiegend ist der oxidative Streß an den übrigen Zellen des Organismus, wenn zuviel Zucker mit freien Radikalen verbrennt. Auch dadurch werden die Eicosanoide behindert. Sie können nicht mehr durch den zähen Zucker zwischen den Zellmembranen passieren (siehe den Abschnitt »Zucker: süßes Gift« in diesem Kapitel, S. 263).

Das Bindegewebe der Haut (Kollagen) wird verdichtet. Auf die Zellen hat das drastische Auswirkungen. Ihre Blutzufuhr wird beeinträchtigt und später ganz verhindert. Die Haut altert sichtbar und wird runzlig. Stoffwechselprodukte können nun nurmehr schwer das dichte Gewebe durchdringen. Die Zufuhr an wichtigem Sauerstoff, Wasser und Nahrungsmittelbestandteilen in die Zelle ist eingeschränkt, ebenso der Abtransport der Verbrennungsrückstände aus der Zelle.

Freie Radikale beschleunigen die Hautalterung.

Aber auch die Arterien sind betroffen. Sie verhärten, an ihrer Innenseite lagert sich Cholesterin ab. Das Risiko, an Arthritis, Gicht oder Rheuma zu erkranken, steigt.

Nervenzellen werden zerstört. Es kommt zur Einschränkung der Nervenfunktionen, Gefühllosigkeit kann auftreten.

Selbst die Augen werden angegriffen. Die Zellen degenerieren, in der Folge können Grüner (Glaukom) oder Grauer Star (Katarakt) entstehen.

Am schlimmsten ist es jedoch, wenn DNA-Moleküle, die Träger der menschlichen Erbsubstanz, von den freien Radikalen attackiert werden. In der Folge kommt es zu genetischen Mutationen. Bei der nächsten Zellgeneration kann die Eiweißproduktion bereits beträchtlich verfälscht sein. Schätzungsweise jedes hunderttausendste freie Radikal beeinflußt die DNA

Genetische Mutationen: Angriff auf die Erbsubstanz DNA.

im Zellkern. Wenn aber immer mehr mutierte, fehlerhafte Eiweißmoleküle im Organismus unterwegs sind, hält das Immunsystem diese für Feinde, die bekämpft und zerstört werden müssen. Ein besonders drastisches Beispiel dafür, was freie Radikale anrichten, ist bei Opfern atomarer Strahlung zu beobachten. Die interne Körperabwehr wird lahmgelegt, die gesteigerte Produktion von freien Radikalen überschwemmt den Körper und führt zu einer Schädigung der DNA.

Bestimmte Reparaturmechanismen können zwar normalerweise viele der negativen Effekte auf die DNA im Zellkern wieder ausgleichen. In den eigentlichen Energieerzeugungsstätten der Zellen, den Mitochondrien, sind diese Reparaturmechanismen aber nicht wirksam. Die Mitochondrien besitzen eine eigene DNA. Diese steuert 13 Proteine, die alle für die Produktion des Energiespeichermoleküls ATP verantwortlich sind. Wird die Mitochondrien-DNA geschädigt, arbeitet sie fehlerhaft. Das heißt, daß mit zunehmendem Alter auch weniger ATP produziert wird. Gleichzeitig entschlüpfen immer mehr freie Radikale und gelangen in Umlauf.

Altern hat daher auf der Zellebene eine zweifache Auswirkung: weniger Energie und mehr freie Radikale. Eine ungünstige Kombination, gegen die es aber Hilfe gibt.

Wie sich der Körper vor freien Radikalen schützt

Einen Vorgeschmack auf das »ewige Leben« hat bereits ein Wurm genossen. In einer Versuchsreihe des Buck Instituts for Age Research in Kalifornien und der Emory University sowie der Universität Manchester wurde Würmern Euk-8 und Euk-134 – beides eine Art »Supervitamin C« – verfüttert.[7] Das Ergebnis: Der

Wurm *Caenorhabditis elegans* lebte doppelt so lange. Die Substanzen nahmen Einfluß auf die körperlichen Schutzenzyme, die das Altern verhindern können. Sie räumen den Schutt des Stoffwechsels weg und verhindern ein unregelmäßiges Zellwachstum.

Ganz allgemein versteht man unter Radikalfängern also bestimmte Enzyme, Vitamine, Hormone und Mineralstoffe, die allesamt die Fähigkeit haben, den oxidativen Streß zu verhindern. Wie Rostschutzmittel haben sie eine antioxidative Wirkung auf den Körper und werden daher auch als Antioxidantien bezeichnet. Antioxidantien sind eines der wirksamsten Anti-Aging-Mittel, welche die Wissenschaft heute kennt. Mit ihrer Hilfe können das Entstehen von Krankheiten verhindert, die hormonelle Balance erhalten und der Alterungsprozeß verzögert werden.

Antioxidantien halten den Alterungsprozeß auf.

Die Strategie der Antioxidantien im Kampf gegen die freien Radikale ist einfach zu verstehen. Die Radikalfänger bieten sich den »wild gewordenen« freien Radikalen als Opfer an. Dabei verlieren sie zwar ein Elektron und werden dadurch selbst zu einem freien Radikal. Doch im Unterschied zu ihren plündernden Kollegen werden sie selbst nicht aggressiv. Sie bleiben harmlose Radikale, die dem Organismus keine Schäden zufügen.

Zu diesen immens wichtigen Antioxidantien gehören vier Enzyme, die der Körper selbst herstellen kann. Wie die freien Radikale tragen auch sie schillernde Namen: Superoxiddismutase, Methioninreduktase, Katalase sowie Glutathionperoxidase. Das wichtigste unter ihnen ist das Enzym Superoxiddismutase. Es spürt das Radikal Superoxid auf, das in der Zelle entstanden ist und nun auf der Suche nach neuen Opfern in den Blutbahnen umherstreift, identifiziert es und versucht es zu neutralisieren, bevor es in den Zellen Schaden anrichten kann. Im konkreten Fall

Auch der Körper produziert Radikalfänger.

Superoxiddismutase schützt vor freien Radikalen.

wandelt es den Übeltäter in Wasserstoffperoxid um. Tatsächlich ist das Enzym ein potenter Kämpfer in der permanenten Auseinandersetzung des Körpers mit den aggressiven freien Radikalen, indem es diese biochemisch einfängt, woraus sich auch sein Name »Radikalfänger« erklärt. Zwei weitere Enzyme, Katalase und Glutathionperoxidase, wandeln Wasserstoffperoxid wieder zu harmlosem Wasser um, bevor es sich zu einem weiteren Superoxid-Radikal verwandelt.

Kann der Körper die Bösewichte mit Hilfe der Enzyme rechtzeitig in Wasser umwandeln, hat er gewonnen. Denn aus Wasser können sich keine neuen freien Radikale mehr bilden.

Doch damit genug der Biochemie. Tatsache ist: Zwei Faktoren schwächen den Abwehrkampf des Körpers.

Immer mehr Schadstoffe aus der Umwelt sowie der Nahrung wirken auf den Organismus ein. Heute werden mehr freie Radikale als bei früheren Generationen freigesetzt.

Mit zunehmenden Alter nimmt die Aktivität der Enzyme ab.

Ein Großteil der Radikalfänger muß über die Nahrung zugeführt werden.

Die Konsequenz: Das körpereigene Radikalfängersystem allein ist nicht effizient genug. Der Körper braucht daher Unterstützung von »externen« Radikalfängern. Glücklicherweise stellt uns die Natur eine ganze Reihe von Antioxidantien zur Verfügung: etwa Vitamine und Mineralien, die in Lebensmitteln enthalten sind und dem Organismus einfach zugeführt werden können.

Unterstützung von außen: Vitamine & Co.

Zu einer der wichtigsten Säulen des Anti-Aging durch Ernährung gehört die ausreichende Zufuhr von Antioxidantien – sei es durch gesunde Ernährung oder durch Nahrungsmittelergänzungsstoffe. Wie Rostschutzmittel unterbinden sie das Rosten der Zellen. Dank ihrer starken antioxidativen Kräfte können sich die Zellen vom ständigen Bombardement der freien Radikale erholen. Wo sind diese Wundermittel zu finden, werden Sie jetzt fragen. Wir müssen Sie enttäuschen: Die Waffen zur Bekämpfung der freien Radikale sind keine High-Tech-Neutralisierer aus einem Science-Fiction-Szenario. Es sind viele Bekannte, die uns von der Natur seit jeher zur Verfügung gestellt werden, deren unglaubliche Anti-Aging-Kraft aber erst in den letzten Jahren im vollen Ausmaß erkannt wurde.

Antioxidantien verhindern das Rosten der Zellen.

Zu den besten und effizientesten zählen die Vitamine C und E, Betakarotin, das Hormon Melatonin, der Mineralstoff Selen und einige andere mehr. Sie sind vor allem in Obst, Gemüse und den richtigen Fetten enthalten. Äpfel, Tomaten, Aprikosen & Co. werden so zu Anti-Aging-Hilfen aus der Naturapotheke.

Extrem wirkungsvoll: Vitamine C und E, Betakarotin, Melatonin, Selen.

Antioxidantien greifen direkt in die Oxidationskette der freien Radikale ein, fangen sie ab und machen sie unschädlich. Dadurch können sie den freien Radikalen, jenen gefährlichen Verbrennungsrückständen, ihre Aggressivität nehmen und die Entstehung von Krebszellen verhindern. Und im Gegensatz zu Pillen und Pulvern sind sie obendrein auch noch wohlschmeckend.

Wenn es nun aber so wichtig ist: Warum kann der Körper nicht selbst Vitamine herstellen – zu seinem eigenen Schutz? Tatsächlich besitzen beinahe alle Tiere die Fähigkeit, Vitamin C zu erzeugen. Nur bei den Primaten, zu denen auch die Gattung Mensch gehört, scheint diese Fähigkeit im Laufe der Evolution verlorengegangen zu sein. Deswegen muß der Körper bewußt unterstützt werden: Gegen freie Radikale und

Die phänomenale Wirkweise der Antioxidantien

Antioxidantien:
Heilmittel aus
der Naturapotheke.

Antioxidantien sorgen dafür, daß die Zellmembranen durchlässig und geschmeidig bleiben. Dadurch bleibt einerseits die jugendliche Elastizität der Haut erhalten. Falten und Runzeln haben keine Chance. Andererseits können die Stoffwechselprodukte der Zelle problemlos durch die Membran zugeführt und auch aus der Zelle wieder abtransportiert werden.

Antioxidantien senken den Cholesterinspiegel. Die Arterienwände bleiben durchlässig, weil sich an ihnen kein Cholesterin ablagert. Das Arteriosкleroserisiko ist reduziert. Ebenso das Risiko, eine Herzerkrankung oder einen Schlaganfall zu erleiden.

Die DNA, und damit die genetische Information, wird vor dem Angriff der freien Radikale geschützt. Antioxidantien sind damit die beste Prävention gegen Erkrankungen des Immunsystems, Leukämie und andere Krebserkrankungen. Selbst auf bereits bestehende Tumore wirken sie wachstumshemmend.

Antioxidantien verlangsamen das Fortschreiten der Alzheimer-Krankheit.

Die Radikalfänger schützen das Auge vor Maculadegeneration, Grünem (Glaukom) und Grauem Star (Katarakt), jenen im Alter häufig auftretenden Augenerkrankungen, die zur Blindheit führen können.

Und sie bieten Schutz vor chronischen Lungenerkrankungen wie Asthma oder Bronchitis.

durch sie ausgelöste Krebserkrankungen helfen »Fünf am Tag«, so lautet eine der wichtigsten Regeln der Internationalen Krebshilfe-Organisationen, das heißt fünf Portionen Obst und Gemüse pro Tag, für Kinder und Erwachsene.

Obst und Gemüse: »fünf am Tag«.

Die Vitamine C und E sind bekanntermaßen starke natürliche Antioxidantien. Jeder hat schon von ihnen gehört. Daneben existiert aber auch noch eine Vielzahl anderer Substanzen, etwa unzählige biogene pflanzliche Inhaltsstoffe und Phytohormone, wie etwa das Resveratrol in den Weintrauben und das Katechin im grünen Tee, die enorme Anti-Aging-Kräfte entfalten können. Diese Heilmittel aus der Naturapotheke sind weitaus weniger bekannt. Viele von ihnen hat man sogar erst kürzlich entdeckt. Und es ist zu erwarten, daß in den kommenden Jahren noch einige Wundermittel mehr gefunden werden.

Das beste Beispiel ist die Tomate, »Pomodoro« wird sie wohlklingend im Italienischen genannt, also »Goldener Apfel«; auch in Österreich wird mit dem »Paradeiser« gleich das Paradies mit ins Spiel gebracht.

Pomodoro: Die Tomate enthält wertvolles Lycopen.

Doch erst vor wenigen Jahren wurde das wahre Gold der Tomate entdeckt, jene Substanz, die sie wirklich wertvoll macht: das Lycopen. Forscher hatten es als jene Substanz identifiziert, die den Tomaten die rote Färbung verleiht. Bald darauf entdeckten sie, daß das Lycopen nicht nur die Tomaten rot macht, sondern auch ein hochpotentes Antioxidantium ist. Es wirkt nicht nur antikanzerogen, das heißt, es verhindert nicht nur die Bildung von Krebszellen, die durch den Angriff der freien Radikale entstehen, sondern wirkt auch als sanftes natürliches Chemotherapeutikum, indem es an den bereits vorhandenen Krebszellen, wie etwa Prostatakrebszellen, die vermutlich schon von Jugendjahren an im Körper existieren, ansetzt und deren Wachstum hemmt. Diese sensationelle Eigen-

Lycopen und Genistein: sanfte natürliche Chemotherapeutika.

schaft hat man bislang nur in einigen wenigen Antioxidantien gefunden, etwa in dem in Soja enthaltenen Genistein oder in dem Spurenelement Selen. Von der Tomate ist allerdings bekannt, daß ihr Lycopen nur in Kombination mit den unzähligen anderen in ihr enthaltenen Vitalstoffen wirksam wird. Denn neben dem Lycopen hat man in der Tomate auch Tyrosin entdeckt, eine Substanz, die gute Laune macht, und vermutlich gibt es noch viele andere wertvolle Vitalstoffe, die noch nicht einmal identifiziert worden sind.

Derzeit sind allein aus der Gruppe der Karotinoide, zu denen auch das Lycopen zählt, 600 verschiedene Stoffe bekannt. Davon sind etwa 50 in eßbaren Früchten nachgewiesen worden, viele aber auch in Schalen, Stengeln oder Rinden, die normalerweise nicht von den Menschen gegessen werden. An die 10000 bisher unbekannter Biostoffe, so vermuten Wissenschaftler, könnte die Apotheke der Natur noch für uns bereit halten. Noch sind sie jedoch in den Pflanzen versteckt, in den heimischen Wäldern ebenso wie in den Tropen oder am Meeresgrund. Die unglaubliche Vielfalt der Pflanzen, ihre Biodiversität, wird dabei zu einem der größten Schätze der Menschheit. An die 250 000 verschiedene Pflanzen haben Forscher der World Conservation Union bis zum heutigen Tag erfaßt. Mehr als 50000, so schätzt das renommierte Worldwatch Institute, warten noch auf ihre Entdeckung, und mit ihnen Tausende in ihnen enthaltener Biostoffe.[8]

Biodiversität: Schatz der Menschheit.

Im folgenden Abschnitt wollen wir Ihnen die wichtigsten Anti-Aging-Substanzen und ihre natürlichen Quellen vorstellen: Warum Brokkoli und Pfirsiche, Soja und Heidelbeeren nun wirklich so gesund sind.

Liste der Radikalfänger

Vitamine

Vitamin A

Vitamin A ist eine fettlösliche Substanz. Das heißt: Nur in der Kombination mit Fetten und Mineralstoffen kann Vitamin A gut vom Darm aufgenommen werden. Es kommt in zwei Formen vor, als Vitamin A, das auch Retinol genannt wird und nur in tierischen Nahrungsmitteln enthalten ist. Und als Provitamin A, das auch Karotin genannt wird und nur in Pflanzen enthalten ist. Da es aber auch zu einer Überdosierung bei Vitamin A kommen kann, sind die natürlich vorkommenden Karotinoide gegenüber den Nahrungsmittelergänzungsstoffen in Pillenform vorzuziehen.

Vitamin C

Zitrusfrüchte, Beeren, grünes Blattgemüse, Tomaten, Zuckermelonen, Blumenkohl, Kartoffeln, Paprika.
Vitamin C ist das Anti-Aging-Vitamin schlechthin. Im Gegensatz zu Vitamin A ist es wasserlöslich und kann daher vom Körper auch ohne kombinierte Fette gut verwertet werden. Es hat eine antioxidative Wirkung: Bedauerlich ist nur, daß der menschliche Organismus nicht über die Fähigkeit verfügt, Vitamin C selbst herzustellen. Denn dieses Vitamin ist hochwirksam und ein Wundermittel gegen das Altern. Der im Alter von 93 Jahren verstorbene zweifache Nobelpreisträger Linus Pauling war sogar überzeugt, daß die tägliche hochdosierte Einnahme von 3200 bis 12000 Milligramm das Leben um zwölf bis 18 Jahre verlängern könnte.

Als Antioxidans spürt das Vitamin C ebenso die freien Radikale auf, wie Vitamin E und das Betakaro-

Vitamin C, das Anti-Aging-Vitamin.

223

tin. Außerdem erneuert es Vitamin E und das körpereigene Enzym Glutathion in den Zellen, so daß diese wieder in den Kampf gegen die freien Radikale ziehen können.

Die Liste der Eigenschaften von Vitamin C ist lang: Es senkt den Cholesterinspiegel und den Blutdruck, verhindert Ablagerungen an den Arterien und damit Arteriosklerose. Es beugt Infektionskrankheiten vor, stärkt die Immunabwehr und ist ein hochwirksames Krebsschutzmittel. Studien zeigen, daß es vor allem gegen Magen-, Speiseröhren-, Kehlkopf-, Mundhöhlen- und Bauchspeicheldrüsenkrebs seine Schutzwirkung entfaltet. Außerdem stärkt das Power-Vitamin das Bindegewebe, indem es den Zusammenhalt der Kollagenzellen unterstützt, es hilft bei der Wundheilung, kräftigt das Zahnfleisch und hält die Haut straff. Zudem stimuliert Vitamin C die Nebennieren, wodurch der Noradrenalinspiegel im Gehirn steigt und die Konzentrationsfähigkeit zunimmt.

Man kann sich mit Vitamin C nicht nur aus den natürlichen pflanzlichen Quellen versorgen lassen, es kann auch als Vitaminpräparat eingenommen werden. Der chemische Name des Vitamin C ist Ascorbinsäure, von der es zwei verschiedene Unterarten gibt: die linksdrehende und die rechtsdrehende Ascorbinsäure. Im Labor hergestelltes Vitamin C enthält von beiden Unterarten jeweils 50 Prozent. Beide Ascorbinsäuren unterscheiden sich nur durch eine spiegelverkehrte Anordnung ihrer Moleküle. Allerdings hat nur das linksdrehende Molekül die biologische Wirkung von Vitamin C. Weil der Körper nur die linksdrehende Form der Ascorbinsäure nützen kann, haben künstlich erzeugte Ascorbinsäure-Präparate also nur die halbe Wirkung, da die andere Hälfte aus den unwirksamen rechtsdrehenden Molekülen besteht. Vor allem fehlen den künstlich hergestellten Vitamin-C-Präparaten die

Synthetisch erzeugte Ascorbinsäure hat nur die halbe Wirkung.

224

in der Natur gemeinsam mit Vitamin C vorkommenden Begleitstoffe, die Bioflavonoide. Einige der bekannteren Bioflavonoide sind Rutin, Quercetin und Hesperidin. Aber gerade diese gewährleisten erst die volle Wirksamkeit von Vitamin C.

Dieser »natürliche« Vitamin-C-Bioflavonoiden-Komplex ist allerdings, außer in den USA, noch kaum in Tablettenform erhältlich: Unser Tip: Nehmen Sie das in jeder Apotheke erhältliche Vitamin C nach Möglichkeit immer zusammen mit Tabletten von teilweise erhältlichen Bioflavonoiden.

Auch bei Vitamin C sei aber vor einer Überdosierung gewarnt. Durchfall und verstärkter Harndrang sind die harmloseren Symptome einer Überdosierung, Gicht und Harnsäuresteine die gefährlicheren.

Vitamin E

Weizenkeime und Weizenkeimöl, Nüsse, Sonnenblumen, Rosenkohl, Fenchel, Spinat, Aal, Garnelen, Vollkornflocken, Eier.

Vitamin E ist im Unterschied zu Vitamin C fettlöslich. Dadurch kann es überall im Körper wirken, wo das wasserlösliche Vitamin C nicht hingelangt.

Antioxidative Wirkung: Vitamin E läßt Sie jünger aussehen, weil es das durch die Oxidation bedingte Altern der Zellen verzögert. Es schützt vor Falten, Altersflecken der Haut und Arterienverkalkung. Das Herzinfarktrisiko ist herabgesetzt. Es wirkt präventiv gegen Krebserkrankungen und schützt auch das Erbmaterial der Zellen vor den Angriffen der freien Radikale. Genauso wie bei Vitamin A muß man bei der Dosierung vorsichtig sein.

Vitamin E schützt vor Altersflecken, Arterienverkalkung und Herzinfarkt.

Biogene Pflanzeninhaltsstoffe

Biogene Inhaltsstoffe sind von den Pflanzen selbst produzierte physiologisch aktive Naturstoffe. Sie übernehmen in den Pflanzen sekundäre Funktionen wie etwa den Schutz vor schädlichen UV-Strahlen oder die Insektenabwehr, können aber im menschlichen Organismus starke Reaktionen hervorrufen. Eine der Besonderheiten dieser Naturstoffe ist jedoch auch ihre starke antioxidative Kraft. Zu ihnen gehören die Karotinoide, die Flavonoide sowie die Isoflavone. Unzählige Studien zeigten ihre Schutzwirkung, etwa vor Herz-Kreislauf-Erkrankungen, Osteoporose, Diabetes und Krebserkrankungen.

Karotinoide, Flavonoide und Isoflavone sind physiologisch aktive Naturstoffe der Pflanzen.

Karotinoide

Karotinoide geben den Pflanzen ihre kräftigen Farben.

Karotinoide kann man sogar sehen, denn sie haben kräftige Farben. Als feine Pigmente geben sie dem gelben, orangefarbenen, roten und grünen Obst und Gemüse die satte Farbe und schützen die Pflanzen dabei gleich vor krebserregenden Faktoren wie etwa den UV-Strahlen der Sonne und Umweltgiften. Dadurch sind diese Pflanzen auch vor freien Radikalen geschützt. Alphakarotin, Betakarotin, Lycopen, Lutein und Zeaxanthin gehören zu den wirkungsvollsten Antioxidantien, welche die Wissenschaft kennt. Generell sind alle Karotinoide fettlösliche Substanzen. Das bedeutet, daß der menschliche Organismus sie besser aufnehmen und weitaus effizienter nutzen kann, wenn sie mit Fett kombiniert werden – im besten Fall Olivenöl.

Alphakarotin

Karotten und Kürbisse.
Alphakarotin ist extrem potent: Es kann die zehnfache Wirkung von Betakarotin entfalten. Vom Körper kann Alphakarotin als Provitamin A bei Bedarf in Vitamin A umgewandelt werden.
Antioxidative Wirkung: Alphakarotin schützt Haut, Augen, Leber und Lunge vor den Angriffen der freien Radikale.

Alphakarotin: bei Bedarf in Vitamin A umgewandelt.

Betakarotin

Aprikosen, Zuckermelonen, Mango, Pfirsiche, Brokkoli, Kürbis, Karotten und Spinat.
Wir alle kennen Betakarotin als den Stoff, der Obst und Gemüse bunt macht. Je intensiver eine Frucht gefärbt ist, desto mehr von dem wichtigen Biostoff enthält sie. Unser Tip: Greifen Sie auf dem Markt immer zu den buntesten Obst- und Gemüsesorten, damit liegen Sie sicher richtig und bekommen jede Menge der krebshemmenden biogenen Pflanzeninhaltsstoffe ab.
Auch Betakarotin ist ein Provitamin A und wird wie Alphakarotin bei Bedarf vom Körper in Vitamin A umgewandelt.
Antioxidative Wirkung: Betakarotin schützt vor Herzinfarkt, Arteriosklerose, Schlaganfall und Grauem Star, stärkt das Immunsystem und hemmt die Entstehung freier Radikale.

Greifen Sie auf dem Markt zum buntesten Obst und Gemüse!

Lycopen

Tomaten, Wassermelonen, rosa Grapefruits.
Lycopen ist eine fettlösliche Substanz, die vor allem in Tomaten enthalten ist und diesen die rote Färbung verleiht. Da Tomaten ein fester Bestandteil der mediterranen Kost sind, konnte die sensationelle Wirkkraft

von Lycopen bei Italienern und Griechen besonders deutlich nachgewiesen werden. Diese erkranken durchweg seltener an Prostatakrebs. Wie ein natürliches sanftes Chemotherapeutikum hält die mediterrane Kost mit ihren Tomaten prophylaktisch die Anzahl der Prostata-Krebszellen niedrig.

Wundermittel: Lycopen hemmt das Wachstum von Prostatakrebszellen.

Der menschliche Darm kann Lycopen nur schlecht direkt aus den Früchten aufnehmen. Besser gelingt das, wenn die Tomaten erhitzt und mit Öl kombiniert werden. Tomatensauce und Ketchup können so mehr Lycopene liefern als rohe Tomaten.

Antioxidative bzw. antikarzinogene Wirkung: Lycopen hemmt das Wachstum von Krebszellen.

Lutein

Spinat und grünes Gemüse.

Antioxidative Wirkung: Lutein neutralisiert die freien Radikale. Es schützt die Augen vor der altersbedingten Maculadegeneration (AMD).

Zeaxanthin

Spinat, Mangold, Chicoree, Okra und Rote Bete.

Antioxidative Wirkung: Der Naturstoff mit dem komplizierten Namen Zeaxanthin schützt ebenfalls die Augen vor der altersbedingten Maculadegeneration (AMD). Außerdem hat er eine antikarzinogene Wirkung und bremst das Tumorwachstum.

Flavonoide

Flavonoide sind wie die Karotinoide eine Untergruppe der sekundären Naturstoffe. Im Gegensatz zu den Karotinoiden sind sie eher wasser- als fettlöslich.

Als Farbstoffe geben sie Obst, Gemüse, Getreide, Blättern und Rinden ihre Färbung. Sie kommen in den Pflanzen in unterschiedlichen Konzentrationen vor und können in manchen Fällen die Wirkung des Vitamin C um das 50fache verstärken. Die in roten Weintrauben enthaltenen Flavonoide sind sogar tausendmal stärker als Vitamin E. Flavonoide gehören damit zu den stärksten Antioxidantien aus der Naturapotheke. Die wichtigsten sind:

Manche Flavonoide übertreffen die Wirkung von Vitamin C um das 50fache.

Katechin

Grüner Tee, Weintrauben, Traubensaft und Wein.

Katechin ist vor allem in Japan bekannt. Hier werden sogar schon Bonbons mit dem Wirkstoff Katechin hergestellt, die vor Magenkrebs schützen sollen.

Antioxidative Wirkung: Katechin hemmt das Wachstum bestimmter Bakterien, der *Staphylococcus aureus*, die Infektionskrankheiten auslösen. Das Antioxidans nivelliert zudem den Cholesterinspiegel, schützt vor Arteriosklerose, außerdem vor Karies und Zahnfleischerkrankungen.

Katechin: Radikalfänger im grünen Tee.

Darüber hinaus, so läßt sich die Hitliste noch weiterführen, wirkt es prophylaktisch gegen Magen- und Lungenkrebs und verhindert Schäden des Erbguts.[9]

Resveratrol

Weintrauben, roter Traubensaft, Wein.

Das Flavonoid Resveratrol gilt als Jungbrunnen der Blutgefäße und kommt vor allem in der Schale und den Kernen von Weintrauben vor.

Resveratrol: Jungbrunnen der Blutgefäße.

Antioxidative Wirkung: Resveratrol nivelliert den Cholesterinspiegel und schützt dadurch vor Herz-Kreislauf-Erkrankungen.

Oligomere Proanthocyanide

Weintraubenkerne, Kiefernrindenextrakt. Diese Flavonoide mit dem komplizierten Namen Oligomere Proanthocyanide (OPC) kommen in verschiedensten Rinden, Schalen und Blättern vor, die jedoch gewöhnlich nicht gegessen werden. Daher werden die OPC aus Weintraubenkernen und Kiefernrindenextrakt gewonnen und als Pille angeboten.

Antioxidative Wirkung: Studien haben nachgewiesen, daß die Wirkung der OPC bis zu 20mal stärker ist als die des Vitamin C. Die OPC schützen besonders die Gefäße; sie besitzen die ungewöhnliche Fähigkeit, die Kollageneiweißstränge zusammenzuhalten und zu verstärken. Bindegewebe, Sehnen, Bänder und Knochen werden gestärkt. Dadurch werden auch alle Drüsen und Organe besser durchblutet. Außerdem schützen die OPC gegen Osteoporose und helfen bei blauen Flecken und Altersflecken der Haut, Krampfadern und Hämorrhoiden. Sportlern, die nach intensivem Training an einem Muskelkater leiden, kann dieses Antioxidans ebenfalls Hilfe bieten. Weil auch ein Muskelkater durch freie Radikale hervorgerufen wird, können die wasserlöslichen OPC die freien Radikale in den Gewebsflüssigkeiten neutralisieren.

Oligomere Proanthocyanide stärken Bindegewebe, Sehnen, Bänder und Knochen.

Isoflavone

Isoflavone sind Phytoöstrogene. Diese pflanzlichen Substanzen sind zwar im eigentlichen Sinn keine echten Hormone. Da sie aber eine ähnliche Struktur wie Östrogene haben, können sie dieselben »Schlösser« zur Zelle benutzen. Die Wirkung der Phytohormone entspricht der Wirkung von echten Hormonen (siehe im Kapitel »Hormone« den Abschnitt »Phytohormone«, S. 126).

Isoflavone besitzen eine östrogenähnliche Struktur.

Über ihre antioxidative Wirkung haben sie eine hemmende Wirkung auf hormonabhängige Krebserkrankungen. Außerdem senken Isoflavone den Cholesterinspiegel sowie die Triglyzeridwerte im Blut und bieten dadurch Schutz vor Herzerkrankungen.[10] Zu ihnen zählen Genistein und Daidzein, jene Substanzen, welche die gesundheitsfördernde Wirkung von Soja ausmachen und die Lebenserwartung der Japaner steigen lassen. Sojaprodukte wurden erst kürzlich von der bekannt strengen und kritischen US-amerikanischen Medikamentenzulassungsbehörde FDA als Mittel zur Verbesserung der Blutfettwerte empfohlen.

Genistein

Soja, Tofu

Genistein ist die Medizin der Japaner gegen bestimmte Krebserkrankungen. Die Rate an Prostatakrebs liegt in Japan wesentlich niedriger als in allen anderen Ländern. Der Grund dafür ist der häufige Genuß von Soja und Sojaprodukten. Diese enthalten den wunderbaren Wirkstoff Genistein, der nicht nur antikarzinogen wirkt, sondern wie das Tomaten-Lycopen auch als natürliches Chemotherapeutikum, welches das Wachstum von bereits bestehenden Krebszellen hemmt. Die genaue Wirkweise: Genistein hemmt gleich mehrere Enzyme, die wichtige Funktionen für die Zellteilung haben, etwa jenes Enzym, das die spiralförmige Doppelhelix der DNA aufdröselt. Dadurch kann das Genistein in den Zellteilungsmechanismus eingreifen und diesen steuern, so daß selbst das unregelmäßige Wachstum von Krebszellen gehemmt werden kann. Studien zeigen, daß Genistein einen guten Schutz vor Prostata-, Brust-, Darm-, Lungen- und Hautkrebs sowie Leukämie bietet. (Kürzlich entdeckten Forscher der University of Pennsylvania zusätzlich

Soja, Tofu:
Anti-Aging aus Fernost.

einen in Soja enthaltenen Protease-Inhibitor, den Bowman-Birk-Inhibitor, der gegen Krebserkrankungen wirkt.)[11]

Weitere wichtige Antioxidantien

Allicin

Zwiebeln, Knoblauch, Lauch.

Die Kräfte von Zwiebeln und Knoblauch nutzen. Hochwirksame Antioxidantien in allen Zwiebel- und Lauchgewächsen machen diese Pflanzen zu wertvollen Anti-Aging-Hilfen. In ihnen stecken Flavonoide, Vitamin C, Selen- und Schwefelverbindungen. Bakterien und Krankheitserreger im Verdauungstrakt werden vom Allicin bekämpft. Außerdem bleiben die Gefäßwände durchlässig und geschmeidig. Der Blutdruck wird reguliert, der Blutzuckerspiegel gesenkt.

Anthocyane

Heidelbeeren.

Der blaue Farbstoff dieser Waldfrüchte hat eine starke antioxidative Wirkung. Anthocyane schützen gegen bakterielle Infektionen, Krebserkrankungen, chronische Krankheiten, Grauen Star und Nachtblindheit.

Indol und Sulforaphan

Alle Arten von Kohlgemüse besitzen neben dem Radikalfänger Vitamin C auch die beiden Antioxidantien Indol und Sulforaphan. Gemeinsam sind die beiden unschlagbar, besonders in der Prävention von Krebs. Sulforaphan läßt die Zellen krebshemmende Enzyme ausschütten.

Superoxiddismutase (SOD)

Gerstengras, Brokkoli, Kohl, Weizengras.

Ein immens kraftvolles Antioxidans, das Enzym Superoxiddismutase, wird vom Organismus selbst zu seiner Verteidigung gegen das am häufigsten vorkommende freie Radikal mit dem Namen Superoxid hergestellt. Mit zunehmendem Alter nehmen die SOD-Enzyme jedoch ab. Mit einigen Nahrungsmitteln und Nahrungsmittelergänzungen kann die Menge an Superoxiddismutase wieder erhöht werden. Gemeinsam mit den Mineralstoffen Zink, Kupfer und Mangan übernimmt SOD für die verschiedenen Zellabschnitte wichtige Schutzfunktionen – etwa für das Zytoplasma oder die Mitochondrien, welche die genetische Information beinhalten.

Superoxiddismutase schützt Zytoplasma und Mitochondrien der Zellen.

Ubichinon (Co-Enzym Q10)

Fleisch, Getreideflocken, Eier, Milchprodukte, Ziegenmilchprodukte.

Der Nährstoff Ubichinon kommt praktisch in allen Lebensmitteln vor, allerdings in unterschiedlichen Mengen. Aber auch in allen Zellen kommt Ubichinon vor und betätigt sich als Energielieferant. Seine antioxidative Wirkung ist ähnlich der des Vitamin E: Es stärkt das Immunsystem, schützt die Haut und hilft bei Erkrankungen des Zahnfleischs.

Selen

Kokosnüsse, Sonnenblumenkerne, Pilze, Soja, Weizenkeime, Getreide, Eiernudeln, Kohlrabi, Knoblauch, Rotbarsch, Thunfisch, Austern.

Der Mineralstoff Selen ist ein weiteres Antioxidans von enormer Bedeutung. Selen geht gegen die toxischen Schwermetalle Quecksilber, Blei und Kadmium

Entgiftung mit Selen.

vor, bindet sie in einem Prozeß mit dem Namen »Chelation«, hält sie fest und befördert sie in den Urin, mit dem sie ausgeschieden werden. Außerdem hat Selen im Organismus eine entgiftende Wirkung, wenn es auf die »schlechten« Fette, Alkohol, Nikotin oder Drogenwirkstoffe stößt.

Ohne Selen könnten außerdem die körpereigenen Enzyme, welche die freien Radikale neutralisieren, nicht arbeiten. Ebenso könnten die Vitamine ohne Selen nicht vom Organismus aufgenommen werden.

Magnesium

Vollkornprodukte, Nüsse, Sesamkörner, Weizenkleie, Hülsenfrüchte, Spinat, Garnelen.

Der Mineralstoff Magnesium schützt in erster Linie die empfindlichen Mitochondrien, die als »Kraftwerk« der Zellen die nötige Energie bereitstellen, vor dem Angriff der aggressiven Verbrennungsrückstände, den freien Radikalen. Die Mitochondrien spielen besonders für das Herz eine maßgebliche Rolle, weil gerade dieses Organ jede Menge Energie für die Aufrechterhaltung seiner Funktion benötigt. Bei altersbedingtem Magnesiummangel kann es zu einer Schädigung der Mitochondrien kommen und der Alterungsprozeß erheblich beschleunigt werden. Magnesium schützt vor einer Verklumpung des Blutes, Osteoporose, dem Chronic Fatigue Syndrom (Chronischer Erschöpfung) und Diabetes.

Bei altersbedingtem Magnesiummangel werden die Mitochondrien angegriffen.

Melatonin

Erst kürzlich wurde die antioxidative, antikarzinogene Wirkung des Schlafhormons Melatonin entdeckt. Melatonin wird vom Menschen selbst produziert. Bei Dunkelheit wird es von der Zirbeldrüse im Gehirn ausgeschüttet. Alle Zellen des Körpers werden so auf den 24-Stunden-Rhythmus eingependelt. Melatonin synchronisiert die innere Uhr des Menschen. Im Gehirn übernimmt das Melatonin zusätzlich eine wichtige Rolle als Verteidiger der Gehirnzellen gegen freie Radikale. Besonders für die Erbsubstanz scheint es wichtige Schutzfunktionen zu übernehmen (siehe auch im Kapitel »Hormone« den Abschnitt »Melatonin«, S. 112).

Melatonin schützt das Gehirn vor freien Radikalen.

Fette: Zeit für einen Ölwechsel

Die Angst vieler Menschen vor dem Fett hängt oft damit zusammen, daß sie nur die eine Hälfte der Wahrheit über das Fett gehört haben: Fett macht dick, treibt den Cholesterinspiegel in die Höhe, lagert sich an den Arterienwänden ab und begünstigt Herz-Kreislauf-Erkrankungen.

Fett ist nicht gleich Fett.

Durchschnittlich essen Deutsche wie Österreicher und Schweizer rund 120 Gramm Fett täglich und überschreiten somit die empfohlenen Werte um das Doppelte. Ein halbes gegrilltes Hähnchen hat allein schon circa 80 Gramm Fett.

Wer abspecken will, sollte seine täglichen Fettrationen auf 50 Gramm herunterschrauben. Das halbe Hähnchen weglassen und auf Schokolade verzichten, heißt dann oft die Devise. Doch bei der Fettreduktion sollte man auf eines achten: Die scheinbar logische Schlußfolgerung »je weniger Fett, desto gesünder die Ernährung« ist schlicht falsch. Denn erstens ist Fett nicht gleich Fett, und zweitens ist Fett nicht nur schlecht für die Gesundheit. Fette in der Nahrung sind sogar so lebenswichtig, daß man ohne sie bald sterben würde. Würde man gänzlich auf Fett verzichten, funktionierten sämtliche Stoffwechselvorgänge nicht mehr und wichtige Grundstoffe für den Aufbau der Hormone würden plötzlich vollkommen fehlen.

Wer zwar insgesamt weniger Fett zu sich nimmt, dabei aber an den falschen Fetten eingespart hat, wird sich erstens beim Abnehmen schwer tun und kann sich zweitens auch gesundheitliche Probleme einhandeln. Es kommt eben darauf an, ob das Fett vom Schweinebraten, von Kürbiskernen oder von Fischen stammt. Der US-Mediziner Udo Erasmus hat die verzwickte Sache mit dem Fett auf eine einfache Formel gebracht: Für ihn gibt es »fat that kills« und »fat that heals« – schlicht gesagt: schlechte und gute Fette.

»Fat that kills« und »fat that heals«.

Tatsächlich kann mit den »heilenden«, guten Fetten in den Hormonhaushalt des Organismus und damit in den Alterungsprozeß eingegriffen werden. Denn gute Fette drosseln die Ausschüttung des zerstörerischen Hormons Insulin und fördern die Produktion der »guten« Eicosanoide, der immens wichtigen Gewebshormone.

Mit Hilfe von intelligenter Ernährung können damit zwei weitere Mechanismen, die den Organismus schneller altern lassen, einfach ausgeschaltet werden. Durch die richtigen Fette wird ein schädliches Übermaß an Insulin im Blut verhindert und ebenso die Entstehung einer ganzen Reihe chronischer Erkrankungen, die durch ein Übermaß an »schlechten« Eicosanoiden hervorgerufen werden. Die Ernährung mit den richtigen Fetten, den »fats that heal«, wird so zur wirkungsvollen Anti-Aging-Strategie. Also: Zeit für einen Ölwechsel! Denn wie bei einem Auto muß auch beim Menschen immer wieder ein Ölwechsel vorgenommen werden. Damit die Kommunikation zwischen den Billionen von Zellen durch altes, ranziges Schmieröl nicht erschwert wird, empfehlen wir Ihnen, frisches Öl nachzufüllen. Und dazu sollten Sie auch gleich ein hochwertiges Öl verwenden.

»Gute« Fette als wirkungsvolle Anti-Aging-Strategie.

Wozu Fett?

Doch bevor wir uns auf die Unterscheidung Freund oder Feind einlassen, wollen wir noch einmal feststellen: Fette sind generell die besten Energielieferanten des Körpers. Chemisch betrachtet bestehen sie aus Kohlenstoff-, Wasserstoff- und Sauerstoffatomen. In den Jahren des Wachstums werden diese Bausteine dringend für die Entwicklung des Gehirns benötigt. Das Gehirn eines Erwachsenen besteht schließlich zu einem Gutteil aus fettähnlichen Strukturen.

Ab der Pubertät wird nicht mehr so viel Fett für die Entwicklung benötigt, der Fettbedarf sinkt. Ab nun steht Fett dem Organismus vor allem als hochkonzentrierte Form von Energie zur Verfügung. Die Fette werden in körpereigenen Depots gespeichert: den Fettzellen. Diese können sich bis auf das Siebenfache ihrer ursprünglichen Größe ausdehnen.

Fettzellen: körpereigene Energiedepots.

Fett kann innerhalb kürzester Zeit höchste Energiemengen bereitstellen. In der Evolution hatten Fette die Bedeutung eines Speichers, mit dem sich Hungerkatastrophen, lange Winter und Krankheiten überwinden ließen. Durch die zunehmende Industrialisierung der Landwirtschaft und der damit einhergehenden Verbesserung der Konservierungstechniken stehen uns heute jedoch zu jeder Jahreszeit ausreichend Lebensmittel zur Verfügung. Das Fettdepot aber hat sich zu einem lästigen Problem entwickelt. Denn anders als früher arbeitet heute kaum noch jemand wirklich so schwer, daß er 6000 Kilokalorien und mehr pro Tag verbrauchen müßte. Krisenmanagement mit vollen Speichern ist nicht mehr notwendig.

27 Prozent der Mitteleuropäer sind übergewichtig und schleppen zuviel Körpergewicht mit sich herum. Die Fettzellen lagern sich dabei einerseits an äußerlich gut sichtbaren Stellen an: etwa dem Bauch, den Schen-

27 Prozent der Mitteleuropäer sind übergewichtig.

keln oder dem Gesäß. Das Gesäß ist auch unser größtes Fettdepot. Andererseits lagert sich Fett auch im Körperinneren ab: in den Fettzellen der Organe. Diese inneren Fettpolster sind weitaus gefährlicher als die äußerlich sichtbaren, weil sie das reibungslose Funktionieren der Organe beeinträchtigen. Arteriosklerose und Erkrankungen des Herz-Kreislauf-Systems können die fatale Folge des Übergewichts sein.

Andererseits: Die Fähigkeit der Fette, die Zellmembran zu bilden, ist von essentieller Bedeutung für unseren Organismus. Ebenso ihre Fähigkeit, die Haut abzudichten und damit wasserdicht zu machen.

Und: Fett macht glücklich. Fett ist der Geschmacksträger schlechthin, durch den der Mensch des öfteren dazu verleitet wird, über die Stränge zu schlagen. Fetter Braten, Hausmannskost, dicke Schlagsahnehäubchen, Torten, Schokoladen – Fett kann einfach gut schmecken und ein wunderbares Gefühl der Zufriedenheit und Sättigung hinterlassen. Ohne Fett schmeckt das Essen nicht so gut, und ohne Fett könnten auch viele der fettlöslichen Vitamine vom Körper nicht verarbeitet werden. Fett wird zwar langsamer als Kohlenhydrate und Eiweiße verdaut und kann daher auch »schwer im Magen liegen«, in Kombination mit Zucker wirkt es aber direkt glücksfördernd, indem es den Botenstoff Serotonin zur Ausschüttung anregt. Dieser in den Nervenzellen als Neurotransmitter agierende Stoff ist ein »Glückshormon«. Je mehr sich von ihm in den Synapsen befindet, desto zufriedener ist der Mensch. Wohl auch deshalb kann das Abnehmen Menschen in ein Stimmungstief sausen lassen.

Fett macht glücklich.

Viele Kohlenhydrate, wenig Fett:
ein dicker Irrtum

Lange Zeit galt die Faustregel: Gesunde Ernährung heißt, viele Kohlenhydrate und wenig Fett zu sich zu nehmen. Nudeln, Reis, Brot und Kaiserschmarren, so hieß es, steigern sowohl die Gesundheit als auch die sportliche Leistungsfähigkeit. Die Ernüchterung begann, als die ersten wissenschaftlichen Studien die negativen Folgen einer solchen Ernährung aufzeigten. So konnte eine im Jahr 1997 im *American Journal of Clinical Nutrition* veröffentlichte Studie nachweisen, daß jene Personen mit einer Kost, die »viele Kohlenhydrate, wenig Fett« beinhaltete, signifikant erhöhte Triglyzeridwerte im Blut hatten. Außerdem waren ihre Blutfettwerte gehörig durcheinander geraten: Das schlechte »LDL«-Cholesterin (Low Density Lipoprotein) war höher und das gute »HDL«-Cholesterin (High Density Lipoprotein) war niedriger als bei den Testpersonen mit einer fettreichen Ernährung. Zum Vergleich: Die Testpersonen nahmen mit ihrer Nahrung 60 Prozent Kohlenhydrate und nur 25 Prozent Fett zu sich, die Personen in der Vergleichsgruppe 40 Prozent Kohlenhydrate und ganze 45 Prozent Fett. Es gab Verwunderung bei den Wissenschaftlern: Die Reduktion des Fettkonsums scheint tatsächlich ungesund zu sein, schlußfolgerten sie.

Doch die weitere Auswertung der Studienergebnisse brachte noch erstaunlichere Resultate zum Vorschein: Bei der Gruppe mit der »fettarmen« Ernährung war zusätzlich auch der Insulinspiegel im Blut drastisch erhöht, und es lagen Anzeichen von Insulinresistenzen vor. Da das von der Bauchspeicheldrüse ausgeschüttete Hormon jedoch für die Regulierung des gespeicherten Fetts in den Fettzellen zuständig ist, kann bei einem erhöhten Insulinspiegel nicht genü-

Zuviele Kohlenhydrate bringen die Blutfettwerte durcheinander.

Insulinresistenz und Übergewicht: oftmals Folge von kohlenhydratreicher Diät.

gend Fett verbrannt werden. Die schwergewichtige Folge ist Übergewicht.

In einer weiteren Studie, die im *Journal of Diabetes Care* veröffentlicht wurde, konnte zudem nachgewiesen werden, daß Typ-II-Diabetiker, die weniger Kohlenhydrate, dafür aber mehr Fett essen, ihre Blutzucker- und Blutfettwerte besser im Griff haben.

Die so lange Zeit für gesund erachtete kohlenhydratreiche Kost war mit einem Mal in Mißkredit geraten. Es war klar geworden, welche gesundheitsschädlichen Folgen sie im Organismus nach sich zog: die Absenkung des guten »HDL«-Cholesterins im Blut bei gleichzeitiger Anhebung des schlechten Cholesterins, einen erhöhten Spiegel an Blutzucker sowie an Insulin, allesamt Faktoren, die nicht nur gesundheitsschädlich sind, sondern auch den Alterungsprozeß wesentlich beschleunigen können.

Doch als die Forscher weitere Studien anstellten, um diese Faktoren wieder auszuschalten, fanden sie alsbald ein einfaches Rezept: die richtige Ernährung oder vielmehr: das richtige Fett. Es zeigte sich nämlich, daß bestimmte Fette die schlechten gesundheitsschädlichen Auswirkungen des hohen Insulinspiegels neutralisieren konnten. Der mäßige Genuß von Seefischen wie etwa Lachs, Makrele oder Thunfisch und einiger bestimmter Öle wie etwa Flachsöl brachte die durcheinander geratenen Blutwerte wieder in Ordnung. Die Blutspiegel von Insulin und Blutzucker pendelten sich schon bald wieder auf ein gesundes Maß ein.

Lachs, Makrele, Thunfisch: Seefische enthalten »gute« Fette.

Insulin: das »Aging«-Hormon

Wenn Sie sich ernsthaft mit Anti-Aging beschäftigen, sollten Sie die Wechselwirkungen zwischen Ernährung und dem Hormon Insulin besonders beachten. Eine Diät vor allem mit Proteinen, also viel rotem Fleisch, wie sie oft angeboten wird, läßt die Insulinwerte steil abfallen. Das ist das eine Extrem. Die Folgen sind zu niedriger Blutdruck (Hypotension), Müdigkeit, Reizbarkeit, mentale Einbußen sowie der Verlust von Muskelmasse. Das andere Extrem ist ein erhöhter Insulinspiegel aufgrund von kohlenhydratreicher Ernährung, vor allem viel Zucker. Die Folge ist ein beschleunigter Alterungsprozeß.

Alterungsfaktor Insulin.

Insulin und sein Gegenspieler, das Glukagon, sind die beiden Schlüsselhormone, welche die Verwertung der Nahrung besorgen. Beide werden von der Bauchspeicheldrüse (Pankreas) produziert und nach Bedarf in die Blutbahnen ausgeschüttet. Die Hormone Insulin und Glukagon benötigen keine Rezeptoren, um ins Zellinnere zu gelangen, sondern werden über einen komplizierten Mechanismus direkt in die Zelle geschleust. Sie haben unterschiedliche Aufgaben: Insulin bringt die Nahrung in die Zellen. Dort wird es entweder sofort verwendet oder für eine zukünftige Verwendung gelagert. Glukagon mobilisiert dagegen die gelagerten Fettreserven, um sie als Energie wieder in den Blutstrom abzugeben. Aus dieser Quelle schöpft etwa das Gehirn zwischen den Mahlzeiten.

Insulin ist damit für die Einlagerung der Energie und Glukagon für die Mobilisierung der Energie verantwortlich. Ihre Konzentration im Blut ändert sich ständig, immer in genauer Abstimmung mit dem jeweils anderen Hormon, um einen homöostatischen Zustand, also ein Gleichgewicht, zu erzielen. Ihr Ziel: Den Zuckergehalt im Blut präzise innerhalb enger

Blutfette

Cholesterin ist eine kristalline Substanz aus Fettstoffen und kommt überall im Körper vor: im Gehirn, der Leber, der Galle, im Blut. Der überwiegende Teil des Cholesterins wird vom Körper selbst in der Leber gebildet. Es wird von den Zellen benötigt, um die Membranen aufzubauen sowie Gallensalze, Hormone und Vitamin D zu bilden. Die Zellen fischen aus dem Blutstrom jene Menge an Cholesterinkristallen, die sie brauchen können. Der Überschuß verbleibt im Blut, kann an den Innenwänden der Arterien festhaften, verklumpen und so zu Herzerkrankungen führen. Zwei Drittel des Cholesterins wird vom Körper hergestellt, das letzte Drittel kann durch die Ernährung beeinflußt werden: Fettreiche Ernährung, vor allem mit tierischen Nahrungsmitteln, Alkohol und bestimmte Erkrankungen können den Cholesterinspiegel im Blut anheben.

Cholesterinüberschuß läßt Arterienwände verklumpen.

Triglyzeride sind hingegen jene Fette, die an einem Glyzerolmolekül hängen. Glyzerolmoleküle sind aus drei verschiedenen Fettsäuren aufgebaut, die direkt über die Nahrung in den Körper aufgenommen werden. Triglyzeride sind besser beeinflußbar als das Cholesterin. Bei fettfreier Diät sinkt automatisch der Wert der Triglyzeridblutfette innerhalb von drei Tagen auf ein gesundes Maß. Erhöhte Cholesterinwerte gelten jedoch als weitaus gefährlicher als erhöhte Triglyzeridwerte.

Lipoproteine (Lipo = Fett, Proteine = Eiweiß) fungieren als Transportvehikel für die Fettstoffe. Da die Fette im Blut nicht löslich sind, klammern sie sich an bestimmte Eiweiße, um im Blutstrom unterwegs sein zu können. Bei Lipoproteinen unterscheidet man zwischen den High Density (HDL) und den Low Density Lipoproteinen (LDL), je nach ihrer Zusammensetzung.

Lipoproteine sind die Transportvehikel der Fettmoleküle.

Die »schlechten« LDL weisen eine geringe Dichte an Protein auf, sie machen den größeren Anteil aus. Weil sie jedoch vor allem aus tierischen Nahrungsmitteln entstanden sind, werden sie vom menschlichen Körper normalerweise nicht genutzt. Das Cholesterinkristall benutzt diese klebrigen Eiweißmoleküle jedoch auch, um sich an den Innenwänden der Arterien festzukleben.

Die »guten« HDL mit hoher Dichte enthalten hingegen viel Protein und wenig Cholesterin. Sie sorgen für den Abtransport des Fettes aus den Arterien und schützen so vor Herzerkrankungen. Ihr Anteil macht jedoch nur etwa 20 bis 25 Prozent aus.

Cholesterin und Triglyzeride kommen immer nur gemeinsam mit den Lipoproteinen vor. Die Menge an Triglyzeriden, HDL- und LDL-Cholesterin im Blut kann gemessen und durch die richtige Ernährung mit wenig Kohlenhydraten und »guten« Fetten verbessert werden.

Margen zu halten. Die beiden Gegenspieler müssen dabei sehr genau vorgehen. Schon geringfügige Änderungen in den Lebensgewohnheiten und eine deftige Mahlzeit können die sensible Balance gehörig durcheinanderwirbeln.

Mit zunehmendem Alter steigt der Insulinspiegel in der Regel an. Dadurch werden andere Hormonsysteme negativ beeinflußt. Doch nicht nur ein zu hoher, sondern auch ein zu niedriger Insulinspiegel hat einen schädigenden Effekt auf die Zellen: Zu wenig Insulin läßt die Zellen aushungern und absterben. Es gibt zahlreiche wissenschaftliche Arbeiten, die zeigen, daß kardiovaskuläre Erkrankungen bei zu niedrigen Insulinspiegeln signifikant zunehmen. Die Mortalität steigt also bei zu hohen und ebenso bei zu geringen Insulinwerten. Zwischen den Extremen ist die Sterblichkeit am geringsten.

Eine zu hohe Insulinproduktion ist der beste Weg, um das Altern zu beschleunigen. Ursache ist zumeist ein zu hoher Kalorienkonsum. Nicht alle Kalorien sind jedoch gleichwertig, wenn es darum geht, die Insulinproduktion zu stimulieren. Der stärkste Stimulator für das Insulin ist Zucker, vor allem der raffinierte weiße Haushaltszucker. Fettreiche Kost hingegen, von der man jahrzehntelang angenommen hatte, daß sie einen enorm schädlichen Einfluß auf die Funktionstüchtigkeit des Organismus habe, weist keinen Effekt auf die Insulinproduktion auf.

Insulinüberflutung des Körpers. Bei der sogenannten Insulinresistenz oder Hyperinsulinämie, die zumeist mit zunehmendem Alter auftreten kann, wird ständig mehr Insulin produziert. Der Organismus wird mit einer permanent steigenden Menge an Insulin überflutet. Dadurch wird zuviel Fett gespeichert. Der Anteil des Fettgewebes und somit auch das Gewicht steigen.

Außerdem geraten sämtliche anderen Parameter

244

durcheinander: Der systolische Blutdruck steigt, und das Verhältnis der Blutfette verschiebt sich zugunsten des schlechten Cholesterins. Selbst Altersdiabetes kann durch die Insulinresistenz ausgelöst werden. Weitere Folgen: Immer weniger Glukose kann verwertet werden, die aerobe Leistungsfähigkeit des Körpers und die Muskelmasse nehmen ab. Gleichzeitig funktionieren die Temperaturregulationsmechanismen des Körpers und die Immunabwehr nicht mehr so recht.

Wie Insulin den Alterungsprozeß beschleunigt

Warum ist ein Übermaß an Insulin im Blut nun aber so schädlich? Und warum kann es sogar den Alterungsprozeß rasant beschleunigen?

Insulin ist der Antrieb für gleich zwei verschiedene Alterungsmechanismen. Bei dem ersten, so entdeckten Forscher[12] erst kürzlich, ist ein Übermaß an Insulin die Ursache für eine erhöhte Zellteilungsrate. Da sich Zellen aber nur begrenzt teilen können, ist das Limit bald erreicht, und die Zelle stirbt früher.

Insulin beschleunigt die Zellteilungsrate und bringt den Hormonhaushalt durcheinander.

Der zweite Alterungsmechanismus, der ebenfalls von einem Übermaß an Insulin ausgelöst wird, geht von dem negativen Einfluß des Insulins auf den Hormonhaushalt aus. Je mehr Insulin im Blut, desto weniger von den guten Gewebshormonen, den Eicosanoiden. Da diese aber eine Schlüsselfunktion für die Gesunderhaltung des Organismus haben, werden chronische Krankheiten gefördert und der Alterungsprozeß beschleunigt.

Zuviel Insulin läßt Zellen früher sterben

Doch zurück zum Alterungsmechanismus Nummer eins. Um ihn ein wenig verständlicher zu machen, müssen wir uns nochmals auf das reichlich abstrakte

Gebiet der Alterungstheorien vorwagen: Denn ähnlich wie Denham Harman die Theorie aufgestellt hat, daß unser Organismus durch ein Übermaß an freien Radikalen empfindlich geschwächt wird und wir auf diese Weise altern, berufen sich andere Forscher auf die Telomerase-Theorie.

Ausgangspunkt dieser Alterungstheorie ist die Überlegung, ob in unserer Erbsubstanz, der DNA, nicht so etwas wie ein Ablaufdatum einprogrammiert ist. Einige Forscher haben beobachtet, daß Hautzellen eine genau definierte Zahl von Teilungen durchführen können und dann absterben. Im Labor isolierte Hautzellen konnten sich exakt fünfzig Mal teilen, dann war es vorbei. Dieser Prozeß konnte durch Einfrieren in flüssigem Stickstoff zwar gestoppt werden, doch die Zellen ließen sich nicht täuschen. Wenn sie wieder aufgetaut wurden, setzten sie ihre Teilungsprozesse dort fort, wo sie zuletzt vor dem Einfrieren gestoppt worden waren. Und nach fünfzig Teilungen starben sie.

Hautzellen teilen sich exakt 50 Mal.

Diese Beobachtungen und Versuche – zu den Pionieren zählt Leonard Hayflick, der die Hautzellenforschung entwickelte – führten schließlich zur Entdeckung der wirklichen inneren Zelluhr: den Telomeren. Als ihre Entdecker gelten US-Biotechnologen der Firma Geron in Menlo Park, Kalifornien, die sich mit Gentechnologie befassen. Die Alterungstheorie, die sich auf die Telomerase beruft, ist die jüngste von allen.

Telomere sind kleine Fragmente an den Enden der DNA, die bei jeder Zellteilung ein Stück ihrer Länge verlieren. Sind die Telomere nach einer bestimmten Anzahl von Teilungen zu kurz, ist dies das Signal, den Teilungsprozeß zu stoppen. Die Länge der Telomere, die wie Schutzkappen auf den DNA-Enden sitzen, könnte daher wie eine Uhr auf Molekülebene funktionieren. Jede Zellteilung wird hier registriert, und ist der Countdown abgelaufen, teilen sich die Zellen einfach nicht mehr und sterben ab.

Telomere registrieren jede Zellteilung.

Bei ihrer fieberhaften Suche nach einer Substanz, die den Countdown der Telomere aufhalten könnte, stießen die Forscher schon bald auf ein Enzym namens Telomerase. Dieses kann die sensiblen Telomere an den DNA-Enden sogar wieder verlängern, so daß die Zellen sich einfach immer wieder teilen können. In Laborversuchen wurden Zellen so mit Hilfe der Telomerase bereits unsterblich gemacht.

Das klingt zwar wunderbar, ist aber nicht ungefährlich. Denn Zellen, die ihre Teilung nicht mehr stoppen können, sind eigentlich Krebszellen. Die Frage, ob eine erhöhte Telomerase-Aktivität in menschlichen Zellen auch automatisch zu einer Erhöhung des Krebsrisikos führt, ist bis heute ungelöst.

Doch zurück zum Teilungsmechanismus der Zellen. Forscher entdeckten nämlich, daß der Ein- und Ausschaltmechanismus der DNA-Kopierstelle normalerweise von Wachstumsfaktoren kontrolliert wird. Und daß Insulin einer der stärksten dieser Faktoren ist. Daraus ergibt sich die – zugegeben komplizierte – Schlußfolgerung: Wenn wir viel kohlenhydratreiche Nahrung zu uns nehmen, wird besonders viel Insulin von der Bauchspeicheldrüse ausgeschüttet. Eine Funktion des Insulins ist es, die Zellen zum Wachsen anzuregen. Das bedeutet: Je mehr Insulin im Blut, desto mehr Zellen werden zum Wachsen angeregt.

Wachsende Zellen benötigen aber Eiweiß. Dieses kann jedoch nur durch das Einschalten der DNA-Kopierstelle zur Verfügung gestellt werden. Beim Ein- und Ausschalten leiden aber die Telomere an den Enden der DNA. Bei jedem Einschalten werden sie wieder ein Stückchen kürzer und signalisieren damit der Zelle, daß ihre Lebenszeit wieder einmal

Ein Insulinüberschuß verringert die Lebenszeit.

verringert wurde. Glücklicherweise gibt es einen simplen Ausweg aus diesen hochkomplexen Alterungsmechanismen des Organismus: Und der liegt in der richtigen Ernährung, wie in diesem Kapitel ausgeführt wird. Denn wird der Insulinspiegel im Blut gesenkt, ist gleichzeitig auch der Eiweißbedarf der Zellen nicht mehr so groß. Der Kopiermechanismus der Zelle wird nicht mehr so oft eingeschaltet, die Telomere werden nicht so rasch verkürzt, die Zellen leben länger.

Die Chance, daß jeder von uns die Länge der Telomere beeinflussen kann, wird damit zur faszinierenden Anti-Aging-Strategie. Sie gelingt, indem das Hormon Insulin im Blut reduziert wird.

Zuviel Insulin produziert »schlechte« Eicosanoide

Der von einem Übermaß an Insulin ausgelöste Alterungsmechanismus zielt auch auf die Ebene der Hormone ab. Denn ein erhöhter Insulinspiegel im Blut kann, so konnten viele Studien eindrucksvoll belegen, andere Hormonsysteme negativ beeinflussen. Den nachhaltigsten Einfluß hat Insulin auf das Hormonsystem der Eicosanoide. Diese Gewebshormone erledigen die ganze Kommunikationsarbeit zwischen den einzelnen Zellen. Wie Boten werden sie von den Zellen abgesondert, um die externe Umgebung zu inspizieren und dann den Zellen Bericht zu erstatten.

Der Insulinspiegel beeinflußt das Hormonsystem der Eicosanoide.

Den Eicosanoiden kommt eine Schlüsselfunktion im Alterungsprozeß zu. Ihre besondere Anti-Aging-Funktion liegt in ihrer Fähigkeit, »second messengers«, etwa das sogenannte cAMP (zyklisches Adenosinmonophosphat), zu produzieren. Diese verstärken die Wirkung der Hormone in den Zellen. Je mehr vom cAMP in der Zelle vorhanden ist, um so leichter kann diese auf Hormone reagieren. Eicosanoide können daher zu Turboboostern für die Zelle werden: Denn wird durch bestimmte Eicosanoide zusätzlich cAMP erzeugt, können Zellen schon auf wesentlich niedrigere Hormonspiegel reagieren. Das ist besonders mit zunehmendem Alter wichtig, wenn bereits viele Hormone nurmehr in geringer Konzentration vorhanden sind (siehe auch im Kapitel »Hormone« den Abschnitt »Eicosanoide«, S. 134).

Die mehr als 100 verschiedenen Untergruppen an Eicosanoiden können jeweils ganz unterschiedliche Wirkungen im Organismus auslösen. So hat eine Eicosanoid-Untergruppe eine entzündungshemmende, eine andere eine entzündungsfördernde Wirkung. Von daher können sie in »gute« und »schlechte« Eicosanoide eingeteilt werden.

Aufgrund ihrer diametralen Wirkmechanismen kontrollieren sie sich gegenseitig und halten in den Zellen eine sensible hormonelle Balance aufrecht. Die Zelle scheint sich so vor Streßeinflüssen aus der Umwelt zu schützen und damit ihr Altern zu verhindern.

Gewebshormone: sensible Balance.

Doch externe Faktoren können diese sensible Balance beträchtlich stören. Wenn sich das Ungleichgewicht auf Kosten der guten Eicosanoide verschlechtert, beginnt das subtile Hormonsystem aus dem Gleichgewicht zu geraten – und hier können wir einen wesentlichen Grund der Alterung sehen. Zu diesen negativen Faktoren gehören Streß, Alkohol und vor allem ein Übermaß an Insulin im Blut. Das Bauchspeicheldrüsenhormon Insulin greift ganz maßgeblich in den Eicosanoid-Haushalt ein. Und die Auswirkungen dieses Eingriffs sind fatal: Denn Insulin erhöht die Produktion der »schlechten« Eicosanoide. Je mehr Insulin wir produzieren, desto mehr schlechte Eicosanoide erzeugen wir. Deswegen hat auch die Insulinresistenz, die oftmals mit fortschreitendem Alter auftritt, weitreichende Folgen: So nimmt etwa der

Prozentsatz an Körperfett zu. Die Produktion des guten Blutfettes, nämlich des High Density Lipoproteins (HDL-Cholesterin), sinkt, und kardiovaskuläre Erkrankungen nehmen zu.

Je mehr sich das Gleichgewicht in Richtung »schlechter« Eicosanoide verschiebt, desto eher werden chronische Erkrankungen gefördert. Herz-Kreislauf-Erkrankungen, Bluthochdruck, Typ-II-Diabetes, Autoimmunerkrankungen wie Multiple Sklerose, Krebs und auch Depressionen treten auf, wenn die »schlechten« Eicosanoide dominieren. Letztlich werden viele biologische Parameter, wie etwa die abnehmende aerobe Lungenkapazität oder die Abnahme der Glukosetoleranz, durch eine Überproduktion von Insulin über den Umweg der schlechten Eicosanoide beeinflußt. Daher sollte bei jedem Anti-Aging-Programm eine Reduktion des Insulins ins Auge gefaßt werden, denn damit ist der Weg frei, um die Produktion »guter« Gewebshormone zu fördern und den Wellneßfaktor zu erhöhen.

Chronische Erkrankungen durch »schlechte« Eicosanoide.

Anti-Aging mit Eicosanoiden aus »guten« Fetten

Umgekehrt können durch eine ausgeglichene Eicosanoid-Balance oder ein Übermaß an »guten« Eicosanoiden ein vorbeugender Effekt gegen Krankheiten, ein erhöhter Wellneßfaktor und ein längeres Leben erreicht werden. Doch wie kann man seine »guten« Eicosanoide erhöhen? Da der Körper sie nicht selbst erzeugen kann, müssen sie zugeführt werden.

Um es gleich vorwegzunehmen: Einen Hormonstatus von Eicosanoiden zu erstellen ist unmöglich, da die Gewebshormone nur zwischen den Zellen unterwegs sind, aber nicht in den Blutbahnen zirkulieren. Eicosanoide können auch nicht direkt von Präparaten substituiert werden. Die einzige Möglichkeit, um das Eicosanoid-Gleichgewicht günstig zu beeinflussen, liegt in der richtigen Ernährung. Das erklärt auch die große Bedeutung der Ernährung im Anti-Aging-Prozeß.

Wie Sie die schlechten Eicosanoide durch kohlenhydratreiche Nahrung vermehren, so können Sie auch die Menge der guten Eicosanoide in Ihrem Organismus erhöhen. Und zwar durch das richtige Fett.

Eicosanoide werden aus den sogenannten essentiellen Fettsäuren produziert, die der Körper nicht selbst herstellen kann. Diese essentiellen Fettsäuren werden in zwei Gruppen unterteilt – die Omega-3- und die Omega-6-Fettsäuren, je nachdem, wie die einzelnen Moleküle aufgebaut sind. Während Omega-3-Fettsäuren vor allem in fettreichen Fischen wie Lachs, Makrele oder Thunfisch und einigen bestimmten Ölsorten wie etwa Flachsöl enthalten ist, kommen Omega-6-Fettsäuren vor allem in den pflanzlichen Ölen wie zum Beispiel Sonnenblumenöl oder Maisöl vor.

Mit essentiellen Fettsäuren die »guten« Eicosanoide fördern.

Die Entdeckung der essentiellen Fettsäuren liegt noch gar nicht so lange zurück. Noch in den zwanziger Jahren des 20. Jahrhunderts wurden diese guten Fette als Vitamin F bezeichnet, da man erkannt hatte, daß der menschliche Körper sie nicht selbst bilden kann und sie deswegen mit der Nahrung zugeführt werden müssen. Daß das vermeintliche Vitamin F jedoch nutzlos war, solange es nicht in Eicosanoide umgewandelt wurde, erkannte man erst viel später.

Doch über die Kraft der essentiellen Fettsäuren wußten schon unsere Großmütter Bescheid und verabreichten den Kindern Lebertran. Dieses gelbliche und leicht nach Fisch riechende Heil- und Stärkungsmittel wird aus der Leber von Heilbutt und Dorsch gewonnen und ist reich an ungesättigten Fettsäuren und Vitaminen. Damit griffen schon unsere Großmütter in

Lebertran: Medizin aus Großmutters Zeiten.

die Eicosanoid-Synthese ein und machten sich die stärkende Wirkung der Fischöle für den Organismus zunutze – zu einer Zeit, als die Eicosanoide noch gar nicht entdeckt waren. Interessanterweise wurden mit Lebertran schon vor 200 Jahren entzündete Gelenke, also Arthritis, behandelt.

Warum Eskimos keinen Herzinfarkt kennen

Epidemiologische Studien[13] zeigten, daß die Volksgruppe der Inuits in Grönland sich extrem fettreich ernährt und auch zu Fettleibigkeit neigt. Dennoch erkranken die Inuits so gut wie nie an Arterienverkalkung. Die Ursache war schnell gefunden: Die Inuits nehmen mit ihrer Nahrung automatisch auch viel Fischöl zu sich. Fischöl ist die wichtigste Vorstufe für

Fischöl macht Blutgefäße geschmeidig.

die Bildung guter Eicosanoide. Und eben von diesen hängt die Geschmeidigkeit der Gefäße ab. Unsere Gefäßwände bedienen sich komplizierter Mechanismen zur Erhaltung ihrer glatten Oberflächen, so daß das Blut ungehindert und ohne zu verklumpen durch die Gefäße strömen kann, und die guten Eicosanoide sind ein wichtiger Bestandteil dieser Mechanismen. Leider muß an dieser Stelle auch darauf hingewiesen werden, daß die Lebenserwartung der Inuits während der letzten 15 Jahre im Gegensatz zu den meisten anderen Völkern trotz fischreicher Kost nicht gestiegen ist. Der Grund liegt vermutlich darin, daß die Eskimos seit dem Aufkommen der Motorschlitten sich nicht mehr so stark körperlich anstrengen und daher zu Fettleibigkeit neigen. Die Anpassung ihrer Lebensgewohnheiten hat sie so gleich um die Vorteile der fischölreichen Ernährung gebracht.

Epidemiologische Studien untermauern die günstige Wirkung der Fischfette. Während Grönländer und Japaner durchschnittlich 400 Gramm Fisch pro Tag verspeisen, sind es bei den Mitteleuropäern lediglich 15 Gramm.[14] Ähnlich eindeutig ist auch das Risiko einer koronaren Herzerkrankung. Nur vier Prozent der grönländischen und japanischen Männer sterben an einem Herzinfarkt, in Deutschland hingegen ist die Rate fünfmal so hoch. Eine Langzeitstudie in den Niederlanden ergab, daß bereits der Genuß von durchschnittlich 30 Gramm Seefisch pro Tag das Herzinfarktrisiko um 70 Prozent reduzierte. Außerdem konnte kürzlich nachgewiesen werden, daß Fischöl auch die Stimmung heben und wie ein natürliches Antidepressivum eingesetzt werden kann.

Genuß von Seefisch: Herzinfarktrisiko signifikant reduziert.

»Gute« Fette steigern das Wohlbefinden: Wir wissen alle, wie positiv sich ein Ölwechsel beim Auto auswirkt. Ähnlich ist es auch beim menschlichen Organismus. »Gute« Fette sind wie Schmieröl zwischen den Zellen. Sie ersetzen alte, ranzig gewordene Gleitmittel, die sich durch ein Zuviel an Kohlenhydraten und vor allem Zucker an den Zellen abgelagert haben und nun die Kommunikation zwischen den Zellen ganz massiv erschweren. Mit den guten Fetten können die Eicosanoide wieder ungehindert von Zelle zu Zelle eilen und ihre Nachrichten abliefern.

Schmieröl zwischen den Zellen.

Die Zellen können dann schneller auf niedrige Hormonspiegel reagieren. Das ist besonders mit zunehmendem Alter wichtig, wenn bereits viele Hormone nurmehr in geringer Konzentration vorhanden sind.

So können wir sagen, daß alle zu messenden biologischen Parameter des Alterns Ausdruck einer zunehmenden hormonellen Kommunikationsschwäche sind. Diese Kommunikationsschwäche wird hauptsächlich durch erhöhtes Insulin verursacht. Durch die Zufuhr von »guten« Fetten kann sie wieder aufgehoben werden.

Die sogenannten guten Fette sind ein wesentlicher

Bestandteil einer intelligenten Ernährung. Sie sind »fats that heal«, wie der US-Mediziner Erasmus es pointiert formulierte, also »heilende« Fette. Durch ihre Fähigkeit, die »guten« Eicosanoide positiv zu beeinflussen, können sie das Auftreten chronischer Krankheiten verhindern. Die richtige Ernährung mit ausreichend essentiellen Fettsäuren ist daher die beste bekannte medizinische Prävention gegen ein Übermaß an Insulin, Herzerkrankungen, Bluthochdruck, Altersdiabetes, Autoimmunerkrankungen, Depression und Krebs. »Gute« Fette in die Ernährung zu integrieren ist damit ein wesentlicher Anti-Aging-Faktor.

Fette: Freunde oder Feinde

Welche der Fette sind nun aber Freunde und welche Feinde? Grundsätzlich gibt es verschiedene Arten von Fetten, je nachdem, ob sie aus gesättigten oder ungesättigten Fettsäuren entstanden sind.

Tierische Fette fördern »schlechte« Eicosanoide.

Gesättigte Fettsäuren: Die gesättigten Fettsäuren kommen vorwiegend in tierischem Fett vor, etwa in Milch, Käse, Wurst oder Fleisch. Sie sind nicht essentiell, der menschliche Organismus kann leicht auf sie verzichten, da er sie selbst aufbauen kann. Die gesättigten Fettsäuren zählen zu den »feindlichen« Fetten, weil sie die »schlechten« Eicosanoide fördern.

Ungesättigte Fettsäuren müssen wie Vitamine dem Körper zugeführt werden.

Ungesättigte Fettsäuren: Die ungesättigten Fettsäuren sind hingegen Freunde. Sie müssen wie Vitamine mit der Nahrung zugeführt werden. Doch auch bei ihnen gibt es Unterschiede in der Wirksamkeit, je nachdem, ob sie einfach oder mehrfach ungesättigte Fettsäuren sind.

Omega-3-Fettsäuren (z. B. Alpha-Linolsäure): Diese zählen zu den mehrfach ungesättigten Fettsäuren, den »Polyunsaturated Fatty Acids« (PUF). Sie sind vor allem in Kaltwasserfischen enthalten. Lachs, Makrele, Thunfisch oder Hering, die einst als Dickmacher geradezu verpönt waren, können jetzt mit einem hohen Anteil an Omega-3-Fettsäuren punkten. Außerdem sind sie in Flachsöl (Leinöl) enthalten. Im richtigen Ausmaß genossen, steigern sie das Wohlbefinden, weil sie die »guten« Eicosanoide unterstützen.

Omega-6-Fettsäuren (z. B. Linolsäure): Diese sind ebenfalls mehrfach ungesättigte Fettsäuren (PUF). Sie sind in Mais-, Sonnenblumen- und Erdnußöl enthalten. Um ihre gesunde Wirkung zu entfalten, müssen auch sie wie die Omega-3-Fettsäuren im richtigen Ausmaß mit der Ernährung zugeführt werden.

Einfach ungesättigte Fettsäuren: Diese sind vor allem in Olivenöl, Rapsöl, Nüssen und Avocados enthalten. *Wertvolles Olivenöl.* Besonders kaltgepreßt bleibt ihre Struktur erhalten. Sie gelten als die gesündesten unter allen Fettsäuren. Ihre positive Wirkung auf die guten Eicosanoide ist unbestritten und konnte in vielen Studien nachgewiesen werden. Je größer der Anteil dieser einfach ungesättigten Fettsäuren am zulässigen Gesamt-Fettkonsum ist, desto besser.

Transfettsäuren: Aus ungesättigten Fettsäuren werden durch den Verarbeitungsschritt des Hydrierens künstlich gehärtete Fette. Sie finden sich in vielen industriell hergestellten Lebensmitteln wie Backwaren aller Art, Fast-food, Fertiggerichten und vor allem Margarine. Solche industriell gehärteten Fette können Transfettsäuren enthalten, deren Anteil durch zu hohes Erhitzen noch erhöht werden kann. Gehärtete

Fette sind wesentlich stabiler in ihrer molekularen Konfiguration. Damit helfen sie zwar, Nahrungsmittel haltbarer zu machen, andererseits sind sie besonders gesundheitsschädlich, da sie ganz massiv die Synthese der »schlechten« Eicosanoide fördern. Sie erhöhen unter anderem das Risiko für Herz-Kreislauf-Erkrankungen.

Wie Fette wirken

Werden die Fette in der richtigen Dosierung genommen, werden in den Körperzellen genau jene Stoffwechselprodukte erzeugt, welche die Bildung von Eicosanoiden fördern. Dieser Prozeß ist sehr kompliziert, aber anhand eines einfachen Beispiels zu erklären.

Jedes Fett, sei es nun Olivenöl oder Schmalz, enthält immer eine Mischung von verschiedenen Fettsäuren – nur in unterschiedlicher Konzentration. So überwiegt beim Schmalz der Anteil gesättigter Fettsäuren, beim Olivenöl hingegen der Anteil einfach ungesättigter Fettsäuren. Beim Fischöl kommen noch größere Anteile mehrfach ungesättigter Fettsäuren hinzu.

Fettsäuren erfüllen im Organismus eine einzigartige

Unser Tip: die richtige Lagerung von Ölen

Flachsöl und insbesondere Kürbiskernöl sind zwar sehr gesund, aber leider nur kurze Zeit haltbar. Innerhalb weniger Tage können sie bereits verderben und ranzig werden, wenn sie auch noch nicht ranzig schmecken. Alle Öle einschließlich des Olivenöls, welches viel haltbarer ist, sollten immer lichtgeschützt gelagert werden.

Funktion: Sie sind Bausteine der Zellmembranen. Wie bei dem Computerspiel »Tetris« schwimmen die verschiedenen Fettsäuren mit ihren unterschiedlichen atomaren Bauformen im Blutstrom. Die Zellen versuchen die verschieden großen Lücken in ihren Membranen durch exakt passende Bausteine zu füllen. Dabei verfolgen sie aufmerksam, welche Bausteine im Blutstrom vorbeischwimmen, immer auf der Suche nach den richtigen Formen. Diese Bausteine werden entweder einzeln in die Lücken eingebaut oder gleich als zusammengesetzte Blöcke.

Fettsäuren: Bausteine der Zellmembran.

Alle Formen und Bauteile können gebraucht werden, aber manche werden häufiger benötigt als andere. Am besten können die Zellen also jene Fette verwerten, deren Mischung an Fettsäuren ihrem Bedarf entspricht – und das sind einfach ungesättigte Fettsäuren wie etwa Olivenöl, wenn dessen Struktur durch Kaltpressung erhalten geblieben ist.

Wenn nun aber hauptsächlich falsche Bausteine, etwa gesättigte Fettsäuren aus tierischem Fett, vorbeischwimmen, kann die Zellmembran nicht abgedichtet werden. Gesättigte Fettsäuren allein können entweder keine stabile Membran aufbauen oder nur Membranen, die von den Gewebshormonen nicht mehr überwunden werden können. Die Kommunikationsarbeit der Gewebshormone wird dadurch erheblich behindert.

Die richtige Fettmischung

Die Erkenntnis, daß Fettsäuren unterschiedliche Wirkweisen im Körper entfalten und in der richtigen Kombination zugeführt werden müssen, ist erst wenige Jahre alt.

Zu den »heilenden« Fetten zählen besonders die ungesättigten Fettsäuren: die Omega-3- und die

Die heilende Wirkung der »guten« Fette.

Omega-6-Fettsäure sowie einfach ungesättigte Fettsäure. Außerdem haben bestimmte »Spurenelemente«, die beim Pressen von Kernen oder Nüssen ins Öl gelangen, zusätzliche positive Wirkungen. Zu ihnen gehören Phytoöstrogene, Lecithin, Karotin, Chlorophyll, Vitamin E und viele andere mehr.

Diese heilenden Fette können all jene Krankheiten günstig beeinflussen, die durch einen Mangel an Fettzusatzstoffen oder Omega-3- und Omega-6-Fettsäuren entstehen können: Sie können schlaff gewordene Lebensfreude wieder wecken und die allgemeine Zufriedenheit steigern, die Gedächtnisfunktion aktivieren, Stimmungstiefs überwinden, Drüsen- und Organfunktionen verbessern, das Risiko für Herz-Kreislauf-Erkrankungen senken und die Anfälligkeit für Entzündungen bei chronischen Autoimmunerkrankungen verringern. Heilende Fette helfen dabei, Mineralstoffe in die Knochen zu transportieren, und halten diese stark. Sie helfen, Hämoglobin, den roten Blutfarbstoff, zu erzeugen. Sie sind notwendig für das Zellwachstum und helfen sogar, das Gewicht zu reduzieren.

Über lange Zeit eingehaltene, fettfreie Diäten können daher einen äußerst negativen Einfluß auf die Gesundheit haben.[15]

Tatsächlich zeigen immer mehr Studien, daß die in Fisch- und Flachsöl enthaltenen Omega-3-Fettsäuren die Insulinsensibilität der Zellen verbessern. Der Blutzucker-Stoffwechsel kann so unter Kontrolle gehalten werden. Doch auch hier gilt: Allzuviel ist ungesund.

Omega-3- und Omega-6-Fettsäuren im richtigen Ausmaß.

Jüngste Untersuchungen[16] zeigen, daß Omega-3- und Omega-6-Fettsäuren nicht unbegrenzt genossen werden sollen. Ein hoher Anteil von mehrfach ungesättigten Fettsäuren (PUFs), also zehn Prozent und mehr, läßt nämlich nicht nur die schlechten LDL-, sondern

Fünf Tips zur richtigen Fettmischung

Innerhalb jenes 30%-Fettanteils des Gesamtenergie-bedarfs:

Genießen Sie einfach gesättigte Fettsäuren wie Oli-venöl, Rapsöl, Nüsse, Avocados. Diese Fette tun Ihnen gut und fördern die guten Eicosanoide.

Unser Tip: viel Olivenöl, wenig tierische Fette.

Reduzieren Sie die in tierischen Fetten enthaltenen gesättigten Fettsäuren zugunsten der einfach gesättig-ten Fettsäuren.

Nehmen Sie doppelt soviel Omega-3-Fettsäuren als Omega-6-Fettsäuren zu sich. Das bedeutet doppelt so-viel Fischöl als z. B. Maiskeim- oder Sonnenblumenöl.

Verhindern Sie die Oxidationsprozesse der Zellen, die durch die Omega-3-Fettsäure ausgelöst werden kön-nen, indem Sie mehr Obst und Gemüse als Radikal-fänger zu sich nehmen. Vitamin C und E, aber auch Vitamin A und Betakarotin sind besonders geeignete Antioxidantien (siehe auch den Abschnitt »Die Radi-kalfänger« in diesem Kapitel, S. 210).

Vermeiden Sie Fast food und fette Snacks, da diese meist gehärtete Fette enthalten.

auch die guten HDL-Cholesterinwerte abfallen.[17] Zudem könnte, so die Vermutung der Forscher, ein Zuviel an mehrfach ungesättigten Fettsäuren die Zel-len einem erhöhten Oxidationsstreß aussetzen. Freie Radikale könnten so die Zellen schädigen. Dennoch kann von den PUFs nicht abgeraten werden, da ihre positiven Einflüsse auf den Organismus überwiegen. Obwohl diese Zusammenhänge jetzt alle furchtbar kompliziert klingen, gibt es doch eine einfache Lösung: Es kommt auf die richtige Mischung an! Das heißt: Männer, die gesund bleiben und nicht zunehmen wollen, sollten nicht mehr als 80 Gramm Fett pro Tag zu sich nehmen. Das entspricht knapp 30 Prozent des Gesamtenergiebedarfs. Diesen Rat gibt auch die Deutsche Gesellschaft für Ernährung (DGE).

Die Eicosanoid-Synthese

Umwandlungsprozesse von Fettsäuren.

Eine Warnung vorweg: Um die Entstehung der Eicosanoide aus den verschiedenen Fetten verständlich zu erklären, müssen wir wieder einen kurzen Ausflug in die biochemischen Stoffwechselvorgänge unseres Organismus unternehmen. Wir finden es zwar interessant, haben aber volles Verständnis, wenn Sie diesen reichlich abstrakten Abschnitt einfach überblättern.

Typischerweise sind essentielle Fettsäuren 18 Kohlenstoffatome lang und müssen vom Körper noch verlängert werden, um eine 20-Kohlenstoff-Fettsäure zu erzeugen, aus der dann Eicosanoide produziert werden können. Einen Hinweis darauf finden wir auch in dem Namen. Denn »eicosa« kommt aus dem Griechischen und bedeutet schlicht 20.

Nicht nur die Länge der Atome zählt, sondern auch ihre Konfiguration. Wie nun aber der Körper aus dem Rohstoff Nahrung die wichtigen Eicosanoide zusammenbaut, ist ein höchst interessanter und komplexer Vorgang.

Die wichtigste Voraussetzung für die Umwandlung

von Fettsäuren ist das Vorhandensein des Enzyms Delta-6-Desaturase (D6D). Dieses fungiert als Katalysator. Es ist für die Umwandung in Gamma-Linolsäure (GLA) zuständig. Kleinkindern bis zu einem Alter von sechs Monaten fehlt das Delta-6-Desaturase-Enzym fast völlig. Weil aber gerade in dieser Zeit die langkettigen essentiellen Fettsäuren unbedingt für den Aufbau der Gehirns benötigt werden, hat die Natur mit einem Trick nachgeholfen: Die Muttermilch ist so reich an Gamma-Linolsäure (GLA), jenem Umwandlungsprodukt des D6D-Enzyms, und an essentiellen Fettsäuren, daß das Baby genug Eicosanoide bilden kann.

Delta-6-Desaturase hilft bei der Bildung von Eicosanoiden.

Bis zum 30. Lebensjahr ist das Delta-6-Desaturase-Enzym dann sehr aktiv. Die große Menge an guten Eicosanoiden schafft so ein effizientes Bollwerk gegen Viruserkrankungen. Ab 30 beginnt das D6D langsam abzunehmen, und auch die Eicosanoidproduktion läßt wieder nach. Die Anfälligkeit für virale Infektionen kann dadurch steigen.

Wenn der Körper nur wenig vom Enzym Delta-6-Desaturase (D6D) zur Verfügung stellt, können weder »gute« noch »schlechte« Eicosanoide gebildet werden. Einige externe Faktoren können D6D verringern, andere es fördern.

In weiteren Schritten wird die GLA zur DGLA (Dihomo-Gamma-Linolsäure) umgebaut. Aus dieser können die Eicosanoide entstehen – sowohl die »guten« als auch die »schlechten«. Bei der Bildung der schlechten Eicosanoide wird DGLA vom Enzym Delta-5-Desaturase (D5D) in Arachidonsäure umgewandelt. Diese Arachidonsäure wiederum produziert die »guten« wie die »schlechten« Eicosanoide. Viel Arachidonsäure ist in fettem, rotem Fleisch und in Innereien wie der Leber enthalten.

Die Bedeutung der Arachidonsäure bei der Eicosanoidsynthese wurde erst kürzlich entdeckt.

Arachidonsäure ist das physiologische Ausgangsprodukt für alle Prostaglandine, Prostacyclin und Thromboxan. Sie ist also wichtig für den Organismus. In konzentrierter Form ist sie aber so gefährlich, daß Versuchstiere wie Hamster und Kaninchen innerhalb weniger Minuten starben, wenn sie diese Säure ins Blut gespritzt bekamen. Kein Wunder, daß manche Experten zwischen »Fetten, die uns heilen« und »Fetten, die uns umbringen« unterscheiden.

Mit Hilfe von Fischöl kann die Tätigkeit von D5D erfolgreich blockiert werden. Es kann keine Arachidonsäure gebildet werden, und damit auch keine »schlechten« Eicosanoide.

Eicosapentensäure: Der Wirkstoff im Fischöl ist eine gute Fettsäure, die
Wirkstoff im Fischöl. Eicosapenten-Säure (EPA). Diese kann auch von den

Delta-6-Desaturase: der Eicosanoid-Katalysator

Das Enzym Delta-6-Desaturase (D6D) ist für die Bildung von Eicosanoiden wichtig. Bei Erwachsenen kann diese Bildung bewußt beeinflußt werden. D6D kann durch externe Faktoren gefördert oder vermindert werden.

Gefördert wird D6D durch:
• Kalorienreduktion, Zink, Vitamin B3, Vitamin B6, Melatonin.

Vermindert wird D6D durch:
Schädliche gehärtete • falsche Ernährung: gehärtete Fette, hoher Koh-
Fette. lenhydratanteil in der Nahrung, zuviel Alkohol
• Krankheit: Virusinfektionen, Diabetes
• Streß: Beeinflussung der Hormone Cortisol und Adrenalin
• Alter: Im Alter läßt die körpereigene Erneuerung der Delta-6-Enzyme nach.

Fischen nicht selbst erzeugt werden. Sie wird vom Plankton erzeugt und gelangt über die Nahrungskette zu den Fischen und dann zum Menschen. Das bekannteste Fischöl, welches große Mengen an EPA enthält, ist der Lebertran.

Die perfekte Anti-Aging-Mischung für die Zellen kann daher in einer Kombination aus Lebertran und GLA bestehen. Erst kürzlich wurden jene Pflanzen gefunden, in denen GLA, der Wirkstoff der Omega-6-Fettsäure, besonders konzentriert vorkommt: Im Samen des Gurkenkrauts (Borretsch), in gelben Nachtkerzen und schwarzen Johannisbeeren. Der Alterungsprozeß der Zellen, so hoffen die Forscher, könnte zukünftig durch die Kombination der beiden Fettsäuren EPA und GLA gestoppt werden.

Anti-Aging-Wirkung von Gurkenkraut, gelben Nachtkerzen und schwarzen Johannisbeeren.

Dabei unberücksichtigt bleibt jedoch der negative Einfluß von Insulin, das durch ein Übermaß an Kohlenhydraten ausgeschüttet wird und die Bildung der Arachidonsäure begünstigt.

Zucker: süßes Gift

Erst jetzt beginnt die Wissenschaft langsam zu verstehen, wie die Mechanismen auf zellulärer Ebene zusammenspielen und wie die Ernährung insgesamt auf den Alterungsprozeß Einfluß nehmen kann. Erst dadurch wird klar, welche entscheidende Rolle der Zucker dabei spielt.

Faßt man die neuesten Forschungen zusammen, dann wäre es nicht weiter verwunderlich, wenn der Zuckerindustrie in Zukunft ähnliche Milliarden-Dollar-Klagen ins Haus stehen könnten wie heute der Tabakindustrie. Denn Zucker ist weit schädlicher als bisher gemeinhin angenommen. Vielleicht werden wir sogar schon bald Warnhinweise auf den Etiketten der

Zucker gefährdet die Gesundheit.

Wie Sie die »guten« Eicosanoide fördern

»Gute« Eicosanoide werden gefördert durch:

- Olivenöl, Avocados
- den Genuß von Seefischen (Lachs, Makrelen, Thunfisch, Hering etc.), Fischöl (Lebertran, Fischölkapseln), Flachsöl – sofern der Anteil der Omega-3-Fettsäuren an der Gesamternährung 10 Prozent nicht übersteigt
- den Genuß von Öl aus Maiskeimen, Sonnenblumen, Erdnüssen, die alle Omega-6-Fettsäuren enthalten
- wenn das Verhältnis der konsumierten Omega-3- zu den Omega-6-Fettsäuren ausgeglichen ist, also etwa 2:1 beträgt.

Folgendes sollten Sie tunlichst vermeiden, da die »schlechten« Eicosanoide durch diese Faktoren gefördert werden:

- gehärtete Fettsäuren, etwa in Margarinen, Backwaren etc.
- ein Übermaß an gesättigten Fettsäuren aus tierischen Fetten, etwa Wurst, Fleisch, Käse
- rotes, fettes Fleisch und vor allem Innereien wie Herz oder Leber
- Streß
- ein Übermaß an Insulin durch kohlenhydratreiche Ernährung
- Zucker und Mehlspeisen.

Softdrinks finden: »Warnung der EU-Gesundheitsminister: Zucker gefährdet die Gesundheit.«

Rund 32 Kilogramm Zucker werden jährlich pro Person konsumiert. Das meiste davon nehmen wir in Form von Softdrinks, Süßigkeiten, Backwaren und gesüßten Getreideflocken zu uns. Glukose ist an sich nicht unbedingt schädlich. Es ist der weiße Industriezucker, der sich schädlich auswirkt. Und der Schaden, der dabei angerichtet wird, ist enorm, denn der süße Verführer ist eines der potentesten Kohlenhydrate und wirkt gleich doppelt schädlich: an den Zähnen und an jeder einzelnen der 70 Billionen Zellen des Körpers.

Unsere Nahrung enthält natürliche und künstliche Kohlenhydrate. Die natürlichen kommen etwa aus Kartoffeln, Erbsen, Bohnen und Getreide. Sie sind gesunde und wichtige Bausteine unseres Stoffwechsels. Zu ihren positiven Eigenschaften gehören: Sie sättigen lange Zeit, machen nicht dick, enthalten jede Menge an Ballaststoffen und reinigen den Darm.

Natürliche und künstliche Kohlenhydrate.

Künstliche Kohlenhydrate sind vor allem in verarbeiteten, raffinierten Lebensmitteln enthalten: Nudeln, geschältem Reis, Mehlspeisegerichten, Weißmehl, Backwaren, hellem Brot und besonders im weißen Zucker. Im Gegensatz zu den natürlichen Kohlenhydraten können sie vom Organismus nicht verwertet werden; im Gegenteil, sie überfordern ihn sogar.

Während pflanzliche Kohlenhydrate in ihrer Struktur eher flockig sind, sind die verarbeiteten Kohlenhydrate konzentriert. Reiner Zucker ist besonders konzentriert und kann daher irreparable Störungen im Zuckermetabolismus verursachen. Unser Tip: Vermeiden Sie nach Möglichkeit weißen Zucker und süße Mehlspeisen, in denen hohe Konzentrationen an weißem Zucker enthalten sind. Denn Zucker fördert ganz massiv die »schlechten« Eicosanoide und chronische

Süßes Zellgift. Erkrankungen. Ein Zuviel an Zucker kann das Leben verkürzen, während ein reduzierter Zuckerkonsum das Leben entscheidend verlängern kann. Das süße Zellgift Zucker zu vermeiden ist damit ein wichtiger Aspekt eines intelligenten Anti-Aging-Konzepts. Doch keine Sorge, Sie müssen nicht auf Süßes verzichten. Denn es gibt durchaus empfehlenswerte, gesündere Alternativen zum Zucker.

Die Süßmacher

Prinzipiell kann zwischen zwei Arten von Zucker, den Monosacchariden und den Disacchariden, unterschieden werden, je nachdem, ob ihre Kohlenstoffatome in einer einfachen oder einer doppelten Ringstruktur gebunden sind. Fruchtzucker oder Traubenzucker sind Monosaccharide, raffinierter weißer Haushaltszucker ist ein Disaccharid.

Angriff auf die Zähne: Karies

Dentalhygiene ist wichtig im Anti-Aging-Konzept. Historische Vergleichsstudien zeigen: Je höher eine Zivilisation steht, desto besser ist das Gebiß gepflegt. Heute ist bekannt, daß Dentalhygiene, die Vermeidung von Karies und Parodontose, ein wichtiger Bestandteil des Anti-Aging ist, da gerade in der Mundhöhle krankmachende Keime entstehen und sich in der Folge im ganzen Körper ausbreiten können. So kann eine Zahnfleischentzündung Auslöser für mehrere Erkrankungen, unter anderem auch eines Herzinfarktes, sein.

Wie wichtig ein strahlendes Lächeln ist, wurde erst kürzlich von einem deutschen Marktforschungsinstitut erhoben. Frauen wurden gefragt, was sie an Männern

Zuckerart	Enthalten in
Traubenzucker (Glukose) Monosaccharid	Weintrauben
Fruchtzucker (Fruktose) Monosaccharid	Obst
Rohr- und Rübenzucker (Saccharose) Disaccharid	Raffinierter Haushaltszucker
Milchzucker (Laktose) Disaccharid	Milch und Milchprodukte
Mischung aus Frucht- und Traubenzucker Monosaccharid	Honig

mehr störe: ein »schlapper« Typ mit großem Bauch, Doppelkinn und wabbeligen Muskeln – oder ein Mann mit schlechten Zähnen. Rund zwei Drittel der Frauen wählten das ungepflegte Gebiß als Beanstandungsgrund Nummer eins.

Der größte Feind der Zähne ist der raffinierte weiße Zucker (Saccharose). Kaum werden Mehlspeisen, Eiscreme oder auch nur ein gesüßter Kaffee genossen, beginnt der darin enthaltene Zucker sein Zerstörungswerk. Schuld daran sind die im Speichel lebenden Bakterien, an und für sich harmlose Gesellen, die *Streptococcus mutans* genannt werden, deren Aufgabe die Vorverdauung der Speisen im Mund ist. Sie ernähren sich von allen Zuckerarten, stoßen sie aber auf einen Überschuß an Saccharose, versuchen die schlauen Bakterien Vorräte anzulegen. Dazu bauen sie Polysaccharidkristalle in den Fugen zwischen den Zähnen, die ihnen als Vorratskammern dienen. Bei Bedarf können sich die findigen Bakterien dann Moleküle aus ihrer Vorratskette herausbrechen. Als Abfallprodukt des Stoffwechsels dieser Bakterien bildet sich Milchsäure, welche bei Abwesenheit von weißem Zucker durch den Speichel verdünnt und abtransportiert werden

Raffinierter, weißer Haushaltszucker ist am schädlichsten.

kann. Bei einem Überschuß an Saccharose akkumuliert die Milchsäure unterhalb der Polysaccharidkristalle und kann so vom Speichel nicht abtransportiert werden. Weil dadurch die Milchsäure extrem konzentriert ist, greift sie die Zahnoberfläche an, es entstehen Löcher im Zahnschmelz. Weißer Zucker ist dabei wesentlich gefährlicher als Honig oder Fruchtzucker, weil die Bakterien zum Bau ihrer Vorratskammern jene Energie benötigen, die sie aus der Hochenergiebindung zwischen den zwei Ringen des raffinierten weißen Zuckers (Disaccharid) gewinnen.

Karies: Milchsäure löst Zahnschmelz auf.

Der Angriff auf die Zähne kann jedoch abgewehrt werden, indem die Verwendung von Haushaltszucker so gering wie möglich gehalten und durch Honig, Frucht- oder Traubenzucker ersetzt wird. Aber auch Saccharose im natürlichen, unraffinierten Zustand, etwa in der Zuckerrübe oder dem Zuckerrohr, ist in geringen Mengen nicht schädlich. Das ist auch der Grund, weshalb die Kinder auf Hawaii keine schlechten Zähne haben, obwohl sie häufig am süßen Zuckerrohr lutschen. Die Saccharosekonzentration im Zuckerrohr beträgt lediglich 15 Prozent. Zum Vergleich: Der Anteil des »versteckten« Zuckers in Softdrinks kann bis zu 40 Prozent ausmachen. Das sind pro Getränkedose an die zwölf Stück Würfelzucker!

Softdrinks enthalten bis zu 40% Zucker.

Angriff auf die Zellen: Diabetes und Karamelisierung

Eine zweite und sogar noch schädlichere Auswirkung des Zuckerkonsums betrifft die Körperzellen direkt. Die dabei angerichtete Schädigung ist so groß, daß sie kaum mehr wiedergutzumachen ist. Amerikaner nennen die zerstörerischen Wirkkräfte, die sich im Organismus entfalten, sogar »Zucker-Atombomben«. Wäh-

»Zucker-Atombomben«.

rend die »guten« Kohlenhydrate, etwa aus Karotten oder Vollkornspaghetti, nicht sehr konzentriert sind und daher ganz langsam über das Verdauungssystem ins Blut kommen, kann Zucker als extrem konzentriertes Kohlenhydrat nicht verwertet werden. Binnen kürzester Zeit schießt es wie Kokain ins Blut und katapultiert die Blutzuckerwerte nach oben. Damit wird ein weiterer Mechanismus, der eine beschleunigte Alterung zur unausweichlichen Folge hat, vom Zucker ausgelöst: ein Übermaß an Blutzucker.

Der Ablauf folgt dabei immer demselben Schema. Auch hier ist der raffinierte weiße Haushaltszucker aufgrund seiner hohen Glukosekonzentration der größte Übeltäter. Doch im Gegensatz zum Dentalbereich, wo nur die Disaccharide zu Karies- und Parodontosebildung beitragen, haben auch die Monosaccharide beim Zuckerstoffwechsel eine schädigende Wirkung.

Mit der Ernährung aufgenommener Zucker gelangt in die Blutbahnen und erhöht hier mit einem Mal die Konzentration an Blutzucker. In unseren Organismus sind jedoch eine ganze Reihe von Reguliersystemen eingebaut, die allesamt versuchen, eine Homöostase, also ein Gleichgewicht sämtlicher Körperfunktionen, aufrechtzuerhalten. Bei einer plötzlichen Erhöhung des Blutzuckerwertes, etwa durch eine Eiscreme oder einen Softdrink, reagiert der Körper sofort und startet seine Reguliermechanismen, deren Auftrag lautet, die Blutzuckerkonzentration so rasch wie möglich wieder auf ein normales Maß zu bringen.

Wenn der Blutzucker in die Höhe schnellt.

Eine der wichtigsten Maßnahmen dabei ist die Ausschüttung des Bauchspeicheldrüsenhormons Insulin. Dieses hat die Aufgabe, den Zucker rasch aus dem Blut in die Fettzellen zu schaffen und die wichtigen Versorgungsbahnen wieder frei und leistungsfähig zu machen. Doch das Insulin im Blut wirkt nur langsam, erst in langwieriger, oft stundenlanger mühsamer

Kleinarbeit kann das Hormon den Zucker abtransportieren. Die gestreßte Bauchspeicheldrüse schüttet in einer Überreaktion eine viel zu große Menge an Insulin aus. Immer mehr Insulin gelangt in die Blutbahnen, immer mehr Insulin schafft immer mehr Blutzucker in die Zellen.

Streß für die Bauchspeicheldrüse.

Wenn dann endlich nach bis zu fünf Stunden die Arbeit des Insulins abgeschlossen ist, hat es eine viel zu große Menge an Blutzucker abtransportiert. In den Blutbahnen zirkuliert jetzt ein Übermaß an Insulin, doch viel zu wenig Zucker. Dadurch kommt es auch im Gehirn zu einem Blutzuckertief. Die Folge: Müdigkeit und ein Leistungstief, weil das Gehirn die Energie für die Aufrechterhaltung seiner Funktionen aus dem Blutzucker gewinnt.

Heißhunger auf Süßes.

Der Organismus reagiert auf das Tief und meldet seinen Bedarf an Blutzucker an: Ein wahrer Heißhunger auf Süßes wie etwa Schokolade oder Süßigkeiten stellt sich ein. Gibt man jetzt diesem Verlangen nicht allzuoft nach, werden schön langsam das zweite Bauchspeicheldrüsenhormon und der Gegenspieler des Insulins, das Glukagon, alarmiert, um die Energiereserven wieder aus den Fettzellen herbeizuschaffen. Erst dann ist die Homöostase wiederhergestellt, der Organismus arbeitet jetzt wieder im Normalmodus, und die Müdigkeit legt sich. Gibt man jedoch dem Verlangen nach Süßem nach, muß neuerlich der Negativ-Feedback-Mechanismus des Insulins aktiviert werden.

An den Körperzellen macht sich der angerichtete Schaden deutlich bemerkbar. Zucker und Eiweiße lagern sich gemeinsam an den Membranen ab und reagieren mit der Energie der freien Radikale. Sogenannte AGEs, also »Advanced Glycosylated Endproducts«, entstehen, eine Art von Karamel zwischen den Zellen. An der Haut werden die Karamelisierungsprozesse als »Altersflecken« deutlich sichtbar.

Zucker und Eiweiße verkleben Zellen mit Karamel.

Doch ebenso entsteht an allen Körperzellen aufgrund der Zuckeroxidationsprozesse Karamel, das die Eicosanoide bei ihrem Austausch zwischen den Zellen behindert. Anders als in der Haut kann das Zellkaramel im Körperinneren negative Einflüsse auf die Gesundheit hervorrufen: Der Verlauf chronischer Krankheiten wird verschlechtert, der Prozeß des Alterns beschleunigt. AGEs kleben an Zellrezeptoren und lagern sich dort ab, wo niemand sie braucht. Sie verstopfen Kapillargefäße und beeinträchtigen die Herz- und Kreislauffunktionen.

Ein erhöhter Blutzucker erhöht auch das AGE-Risiko. Denn je höher die Blutzuckerkonzentration, desto leichter binden sich Zucker und reaktive Aminosäuren in Eiweißen zu AGEs.

Darüber hinaus beeinflussen hohe Blutzuckerwerte auch das Gehirn, im besonderen bestimmte Regionen des Hypothalamus. Glukosesensible Zellen werden durch langanhaltende hohe Blutzuckerspiegel geschädigt. Das Ergebnis: Die Zellen im Hypothalamus können nicht mehr richtig miteinander kommunizieren und unterlassen deshalb die Kontrolle über die Bauchspeicheldrüse, wodurch diese »heißzulaufen« beginnt und immer mehr Insulin produziert.

Eine negative Spirale beginnt: Weil dauernd zuviel Insulin ausgeschüttet wird, können Zellen mit der Zeit resistent auf das Hormon der Bauchspeicheldrüse werden. Das Endprodukt ist eine Abnahme der Glukosetoleranz. Insulinresistente Zellen und eine niedrige Glukosetoleranz sind aber die primären biologischen Marker für den Alterungsprozeß. Ein erhöhter Blutzuckerspiegel ist daher ebenfalls eine Ursache für ein schnelleres Altern.

Die jahrelange Überforderung der Bauchspeicheldrüse kann schließlich Altersdiabetes zur gravierenden Folge haben. »Diabetes mellitus« heißt demgemäß

Fatale Folge: Altersdiabetes.

wörtlich übersetzt »honigsüßer Durchgang«. Die Symptome sind: Gewichtsverlust, Sehstörungen, Haut- und Schleimhautinfektionen, zuckerhaltiger Harn und im Extremfall sogar Bewußtlosigkeit. Vergleichbar einem Kolbenfresser beim Auto, kommt auch diese Form des Diabetes nicht plötzlich und unmotiviert, sondern immer als Konsequenz jahrelanger, unsachgemäßer Betriebsweise. Experten schlagen Alarm: Die Rate an Diabetes nimmt explosionsartig zu. Weltweit wird die Anzahl der an Altersdiabetes Erkrankten bereits auf 200 Millionen Menschen geschätzt.

Und genauso gilt natürlich das Gegenteil: Bei einer Ernährung mit den »guten« Kohlenhydraten funktioniert das Wunderwerk Mensch einfach länger und besser. Unser Tip: Allein durch den Verzicht auf Zucker als Süßstoff in Tee oder Kaffee können Sie Ihren Zuckerkonsum bis zu 25 Kilogramm pro Jahr reduzieren.

Verzichten Sie auf Zucker in Tee und Kaffee!

Der folgende »glykämische Index« gibt Ihnen einen Überblick über verschiedene Lebensmittel, die den Blutzucker, das Risiko von Zellkaramelisierung und Diabetes erhöhen können, und sagt Ihnen, welche zu empfehlen sind.

Risiken für Altersdiabetiker

Bluthochdruck	2 Mal häufiger als der gesellschaftliche Durchschnitt
Durchblutungsstörungen an den Beinen	bis zu 6 Mal häufiger
Amputationen	30 Mal häufiger
Nierenversagen	5 Mal häufiger
Erkrankungen der Herzkranzgefäße	bis zu 5 Mal häufiger
Schlaganfall	bis zu 10 Mal häufiger
Erhöhte Mortalität	5 Mal häufiger

Glykämischer Index (Broteinheiten)

Versuchen Sie den Genuß von Lebensmitteln mit einem hohen glykämischen Index, oder anders ausgedrückt mit vielen Broteinheiten, weitestgehend zu reduzieren und durch Lebensmittel mit weniger Broteinheiten zu ersetzen.

Hoher glykämischer Index (viele Broteinheiten)	Niedriger glykämischer Index (wenige Broteinheiten)
• Haushaltszucker, Traubenzucker, Dörrobst	• Frisches Obst, Gemüse, Fruchtsäfte und darin enthaltener Fruchtzucker
• Weißmehlprodukte: Backwaren, Mehlspeisen	• Vollkornmehlspeisen mit Obst oder wenig Honig
• Brot aus Weißmehl, besonders Weißbrot	• Vollkornbrot
• Geschälter Reis	• Ungeschälter (brauner) Reis
• Mais	• Linsen, Kichererbsen, Bohnen
• Frühstücksflocken, Cereals mit Zuckerzusatz	• Getreideflocken, Müsli ohne Zuckerzusatz
• Nudeln, Eierteigwaren	• Vollkornnudeln
• Marmelade mit Zucker	• Fruchtgelee ohne Zucker

Proteine (Eiweißstoffe): Turbobooster für Muskeln und Geist

Alles Lebendige setzt sich aus Proteinen (Eiweißen) zusammen, Proteine sind die Bausteine des Lebens. Sie machen einen großen Anteil unseres Körpergewichts aus, nur der Anteil des Wassers im menschlichen Organismus ist noch höher. Der Begriff »Protein«, der sich aus dem Griechischen ableitet, bedeutet »den ersten Platz einnehmen«. Die enorme Bedeutung der Proteine liegt in der unglaublichen Vielseitigkeit ihrer Bauteile, der Aminosäuren.

Aminosäuren: vielseitige Bauteile der Proteine.

Chemisch betrachtet bestehen alle Proteine aus Ketten von Aminosäuren. Diese haben jeweils Kopf-

273

teile, an welchen sie zusammenhängen können, sowie Schwanzteile. Diese können sehr kurz und simpel aufgebaut sein und nur ein Atom haben oder hochkompliziert und bis zu 15 Atome enthalten. Insgesamt gibt es 20 verschiedene »Standard«-Aminosäuren, die in ihren verschiedensten Kombinationen die unzähligen Proteine bilden.

Als essentielle, also vom menschlichen Körper teilweise nicht selbst produzierbare Bestandteile der Körperzellen haben Aminosäuren ganz spezifische Aufgaben: Aminosäuren sind die Baustoffe, aus denen sich Muskeln, Bänder, Sehnen, Organe und Drüsen, Haare und Nägel sowie die Körperflüssigkeiten zusammensetzen. Sie sind wichtig für das Knochenwachstum, für die Bildung von Enzymen und Hormonen. Außerdem vermögen sie den Wasserhaushalt und die pH-Werte im menschlichen Organismus zu regulieren. Ohne Aminosäuren könnten zwischen den einzelnen Körperflüssigkeiten und Geweben keine Nährstoffe ausgetauscht werden, und auch die genetische Information der DNA wird erst dann für den Organismus lesbar und verständlich, wenn sie in die »Sprache« der Eiweißbausteine übersetzt ist.

Enzyme: aus Aminosäuren gebildet. Eine der erstaunlichsten Eigenschaften der Aminosäuren ist ihre Fähigkeit, Enzyme zu bilden.[18] Enzyme, die aus langen Ketten von Aminosäuren bestehen, übernehmen wichtige »Katalysator«-Funktionen für den Stoffwechsel, das heißt Enzyme lassen sämtliche chemischen Reaktionen, wie etwa die Verdauungsprozesse, im menschlichen Körper ablaufen (siehe auch in diesem Kapitel den Abschnitt über das Verdauungssystem, ab S. 205). Organische Substanzen können im menschlichen Körper durch die Enzymtätigkeit aufgebrochen, verändert und anschließend wieder zu neuen Zwischenprodukten und Produkten zusammengesetzt werden. Diese Umwandlungsprozesse sind hochkompliziert und könnten normalerweise nur bei extrem hohen Temperaturen ablaufen. Doch die Enzyme können ganz einfach die Aktivierungsenergie der Reaktion herabsetzen und ermöglichen damit, daß die chemischen Reaktionen bei ganz normaler Körpertemperatur ablaufen.

Die genetische Information der DNA bliebe für die Zellen ein unverständliches Kauderwelsch, wenn sie nicht zunächst in einem »Transkription« genannten Prozeß auf die RNA (Ribo Nucleic Acid) umkopiert und anschließend in einem zweiten Schritt vom Ribosom, jenem winzigen Kügelchen im Zytoplasma der Zelle, in eine Kette von Aminosäuren übersetzt würde. Erst durch diesen Prozeß, der »Translation« genannt wird, wird der Geheimcode der Erbsubstanz geknackt, umkopiert und mit einem Mal für den ganzen Organismus verständlich gemacht. Der genetische Code in der DNA bestimmt, in welcher Reihenfolge die Aminosäuren in die zu schaffenden Proteine eingebaut werden. Die Eigenschaften und Funktionen der zahlreichen verschiedenen Proteine basieren auf der jeweiligen Reihenfolge, in welcher diese Aminosäuren im Protein angeordnet sind.

Die genetische Information wird übersetzt.

Eiweiße sind damit das Bindeglied zur menschlichen Erbsubstanz. Für diese Übersetzungstätigkeit bedienen sich die Ribosomen eines bestimmten Codes, durch den alle 20 Aminosäuren definiert werden.

Die Mehrzahl der 20 Aminosäuren kann der menschliche Körper selbst erzeugen, Der Rest muß über die Nahrung zugeführt werden. Je nachdem, ob sie zugeführt werden müssen oder nicht, werden sie als »essentielle« oder »nicht-essentielle« Aminosäuren bezeichnet. Das bedeutet aber nicht, daß die nicht-essentiellen Aminosäuren für den Körper weniger wichtig sind. Alle 20 Aminosäuren werden im gleichen

Essentielle Aminosäuren müssen mit der Nahrung zugeführt werden.

Maße für die Übersetzungstätigkeit der Ribosomen benötigt.

Diese Aminosäuren werden kombiniert zu den verschiedensten Eiweißen, die ihrerseits die Bausteine der unzähligen verschiedenen Gewebearten sind: Muskelgewebe ebenso wie Organe oder Haare.

Jede einzelne dieser Aminosäuren hat unzählige spezifische Eigenschaften. So reguliert Histidin etwa das Wachstum und die Regeneration des Gewebes und wird für die Produktion der roten und weißen Blutzellen benötigt. Isoleucin wiederum fördert den Aufbau der Muskelmasse und reguliert die Blutzuckerwerte.

Tryptophan wird benötigt, um Vitamin B3 (Niacin) zu bilden und im Gehirn den Neurotransmitter Serotonin. Tryptophan hat damit die Wirkung eines natürlichen Medikaments gegen Depressionen und Schlafstörungen. Es reduziert den Appetit und wirkt gegen Streß und Hyperaktivität (siehe auch im Kapitel »Hormone« den Abschnitt »Die Neurotransmitter«, S. 124).

Aminosäuren

Essentielle Aminosäuren	Nicht-essentielle Aminosäuren
Müssen mit der Nahrung zugeführt werden	Kann der Körper selbst aus anderen Aminosäuren erzeugen.
• Histidin	• Alanin
• Isoleucin	• Arginin
• Leucin	• Asparaginsäure
• Lysin	• Asparagin
• Methionin	• Cystein
• Phenylalanin	• Glutaminsäure
• Threonin	• Glutamin
• Tryptophan	• Glycin
• Valin	• Prolin
	• Serin
	• Tyrosin

Tyrosin hingegen ist der Vorläufer für die Neurotransmitter Norepinephrin und Dopamin. Und Glutamin gilt als Treibstoff fürs Gehirn, der uns geistig fit und beweglich hält. So ließe sich die Liste der Eigenschaften der Aminosäuren weiterführen. Aminosäuren können als Turbobooster für Körper und Geist betrachtet werden. Aber: Wie deckt man nun seinen Bedarf an diesen nützlichen Eiweißbestandteilen, und in welchen Lebensmitteln sind Aminosäuren enthalten?

Grundsätzlich kommen die Aminosäuren in allen Lebewesen vor, weil ihr Vorhandensein überall nötige Voraussetzung für die Übersetzung des genetischen Codes ist.

In tierischer Nahrung sind jedoch die Eiweißstoffe konzentrierter enthalten als in pflanzlicher, da Tiere als höher entwickelte Lebewesen mehr Enzyme benötigen und die DNA-Übersetzungsvorgänge komplizierter sind. Damit ist der Organismus der Tiere dem menschlichen ähnlicher, und tierische Lebensmittel enthalten immer alle essentiellen Aminosäuren, die der Mensch benötigt, im richtigen Verhältnis. Zu ihnen zählen Fleisch, Fisch, Geflügel, Käse, Eier und Milch.

In tierischer Nahrung sind Aminosäuren konzentrierter enthalten.

Pflanzliche Nahrung hingegen enthält zwar auch alle benötigten Aminosäuren, jedoch nicht im »richtigen«, das heißt vom menschlichen Organismus benötigten Verhältnis. Erst wenn pflanzliche Nahrungsmittel kombiniert werden, etwa brauner Reis mit Bohnen wie bei mexikanischen Gerichten, sind auch wirklich alle vom Menschen benötigten essentiellen Aminosäuren in ausreichender Menge enthalten. Zu den besonders eiweißreichen Lebensmitteln zählen Nüsse, Bohnen, Hülsenfrüchte, Samen, Mais, Weizen und brauner Reis.

Einzige Ausnahme: Soja und Sojaprodukte, wie etwa Tofu oder Sojamilch, enthalten als einzige pflanzliche Nahrungsmittelquelle das komplette Spektrum

Tips zur eiweißreichen Ernährung:

- Essen Sie nur mageres Fleisch. Auf diese Weise bekommen Sie alle notwendigen Aminosäuren geliefert, ohne die Nachteile der schlechten Fette in Kauf nehmen zu müssen.
- Einmal pro Woche Fleisch zu essen reicht vollkommen aus, um den Eiweißbedarf des Organismus zu decken.
- Die beste Wahl, um die Proteine dem Organismus zuzuführen, ist der Genuß von Fisch. Fisch enthält beinahe ebensoviel Eiweiß wie Rind und ist dabei wesentlich gesünder.
- Soja und Sojaprodukte wie Tofu sind pflanzliche Nahrungsmittel, die alle essentiellen Aminosäuren enthalten. Zusätzlich ist in den Sojaprodukten auch noch eine Reihe an wertvollen Vitalstoffen enthalten. Der wichtigste dabei ist das Genistein, das antikarzinogen wirkt und das Wachstum bestehender Krebszellen hemmt.
- Aminosäuren zerfallen nicht beim Erhitzen, Enzyme hingegen schon. Daher ist es sinnvoll, viel frisches Obst und Gemüse zu essen. Viele darin enthaltene Enzyme werden dem Organismus sofort für die Verdauung zur Verfügung gestellt. Dadurch leistet die Rohkost wertvolle Unterstützungsarbeit bei vielen Stoffwechselprozessen und besonders bei der Verdauung.
- Veganer, also besonders strenge Vegetarier, die keinerlei tierische Produkte, weder Fleisch noch Milch und Eier, essen, sollten ergänzende Eiweißkonzentrate zu sich nehmen.

der benötigten Aminosäuren. Der oftmalige Genuß von Soja ist deswegen empfehlenswert und quasi ein »Muß« für Vegetarier, die keinerlei tierische Produkte wie Fleisch, Milch oder Eier zu sich nehmen. Andernfalls kann der Mangel an essentiellen Aminosäuren, die unter anderem auch das Gehirn ernähren und ihm sein »Brainfood« liefern, zu eklatanten Konzentrationsabfällen sowie zu mangelnder geistiger Fitneß führen.

Eiweißreiches »Brainfood«.

Aber auch jeden Tag Fleisch zu essen ist nicht empfehlenswert. Ein Übermaß an Proteinen wird mit dem Harn wieder ausgeschieden. Weil aber zuviel Urinsäure produziert wird, verbleibt ein Teil davon im Organismus und kann Erkrankungen der Nieren sowie Gicht zur Folge haben. Da auch alle Aminosäuren spezifische Eigenschaften haben, ist es wichtig, daß auch ihre Balance stimmt. Das beste Beispiel einer Unausgewogenheit ist wohl das »China-Restaurant-Syndrom«: Das gern als Würzmittel eingesetzte Glutamat ist eigentlich eine einzige, konzentrierte Aminosäure. Zuviel davon bringt das Gleichgewicht durcheinander, so daß die Übersetzung der DNA nicht mehr richtig funktioniert. Riesige Mengen an Glutamat können Genickschmerzen und Kopfweh auslösen.

Die Kräfte der Erde: Spurenelemente, Mineralien

Jede einzelne Zelle benötigt Mineralien und Spurenelemente, um ihre Funktion und Struktur aufrechtzuerhalten. Sie werden mit der Nahrung aufgenommen und sind für die richtige chemische Zusammensetzung von Blut und anderen Körperflüssigkeiten sowie den Aufbau der Knochen wichtig. Ebenso wie die

Vitamine fungieren sie als Co-Enzyme und ermöglichen dadurch erst den Ablauf der einzelnen Körperfunktionen.

Mineralien sind natürlich vorkommende Substanzen, Bestandteile des Gesteins unseres Planeten, die im Lauf von Jahrmillionen in winzige Teilchen zerkleinert worden sind. Als Bestandteil der fruchtbaren Humusschicht werden sie von Bakterien und anderen Bodenorganismen aufgenommen und gelangen dann als Nährstoffe zuerst in die Pflanzen und dann über die Nahrungskette zum Menschen.

Chemische Balance. Im menschlichen Organismus werden die Mineralien vor allem in den Knochen und dem Muskelgewebe gespeichert. Mit Hilfe subtiler Reguliermechanismen wird darauf geachtet, daß die chemische Balance zwischen den einzelnen Mineralien immer ausgewogen ist. Wichtig für den Körper sind mehrere Dutzend verschiedener Mineralien, zu den wichtigsten zählen Chrom, Selen, Magnesium, Kalzium und Natrium. Sie alle leisten ihren spezifischen Beitrag zum Anti-Aging-Prozeß.

Chrom

Die Liste der positiven Eigenschaften von Chrom ist lang. Am erstaunlichsten ist jedoch die Fähigkeit des Minerals, die aus der Balance geratenen Blutzuckerwerte zu normalisieren. Weil auch Chrom über die Mechanismen verfügt, Zuckermoleküle in die Zellen zu transportieren und dort zu speichern, kann das Bauchspeicheldrüsenhormon Insulin entlastet werden, das normalerweise diese Aufgabe hat. Mit der Folge, daß weniger Insulin benötigt wird, um dieselbe Menge an Blutzucker zu verarbeiten. Der Mechanismus dabei: Chrom ist essentiell für die körpereigene Produktion des Glukose-Toleranz-Faktors (GTF), jener Substanz, die das Insulin steuert. Dadurch wirkt das Anti-Aging-Mineral nicht nur, indem es die Insulinspiegel senken oder anheben kann, sondern vor allem, indem es die Effizienz des Insulins verbessert. Durch die bewußte Ernährung mit Chrom, in natürlichen Lebensmitteln oder als Nahrungsmittelzusatzstoff, kann so dem Altersdiabetes vorgebeugt werden, der durch ein Übermaß an Blutzucker und Insulin im Blut ausgelöst wird. Ebenso vermag Chrom das Gegenteil zu leisten: Es gleicht auch einen zu niedrigen Blutzuckerspiegel aus.

Chrom beugt Altersdiabetes vor.

Darüber hinaus stärkt Chrom auch das Immunsystem, weil das Insulin einen direkten Einfluß auf das Interferon und die T-Zellen der Immunabwehr nimmt. Chrom schützt vor Arteriosklerose und senkt sowohl den Gehalt an Triglyzeriden als auch an »schlechtem« LDL-Cholesterin.

Chrom ist enthalten in ganzen Getreidekörnern, Fleisch, Orangen- und Grapefruitsaft, Brokkoli und Thymian. Als Nahrungsmittelergänzung kann das Mineral am besten in der Form von Chrom picolinat wirken. Picolinat hilft, das Chrom rasch und direkt in die Zellen zu befördern, wo es seine Wirkung entfalten kann.

Selen

Die zweite Anti-Aging-Substanz, die wir Ihnen hier vorstellen wollen, ist Selen. Das Spurenelement besitzt die herausragende Eigenschaft, das Immunsystem zu stärken und Viren zu eliminieren. Einige Forscher setzten in das Selen sogar die große Hoffnung, ein wirksames Mittel gegen den Ausbruch von AIDS zu sein. Studien zeigten jedenfalls, daß genügend

Die Power-Substanz Selen stärkt das Immunsystem.

Selen in den Zellen die Vermehrung der HIV-Viren unterdrücken konnte.

Weitere Erfolgsmeldungen von der Power-Substanz Selen: Selen hemmt das Wachstum von Krebszellen, wie in Tierversuchen nachgewiesen werden konnte.[19] Nationale epidemiologische Studien zeigten, daß in jenen Ländern, deren Böden und damit auch Trinkwasser arm an Selen sind, die Raten an Lungen-, Rektum-, Blasen- und Speiseröhrenkrebs, bei Frauen zusätzlich Zervix- und Gebärmutterhalskrebs, höher sind als in den Ländern mit reichem Selenvorkommen.

Außerdem reduziert Selen das Risiko von Herzerkrankungen und das »schlechte« LDL-Cholesterin im Blut und kann sogar die Stimmung aufhellen, wie Psychologen von der Universität in Swansea, Wales,[20] feststellten. Nicht zu vergessen: Selen ist ein extrem potentes Antioxidans, das gegen die Schwermetalle Quecksilber, Blei und Kadmium antritt, sie neutralisiert und in den Urin befördert. Außerdem hat Selen im Organismus eine entgiftende Wirkung, wenn es auf »schlechte« Fette, Alkohol, Nikotin oder Drogenwirkstoffe stößt. Vorsicht ist freilich geboten: In zu hohen Dosen kann auch die Power-Substanz Selen dem Körper schaden.

Mit zunehmendem Alter fällt der Selenspiegel. Bei 60jährigen ist er um sieben Prozent abgefallen, bei 75jährigen bereits um 24 Prozent. Bewußt genommene selenreiche Lebensmittel und Ergänzungsmittel können das ausgleichen.

Selen ist enthalten in Brazilnuts, Getreide, Sonnenblumenkernen, Fleisch, Knoblauch, Meeresfrüchten, vor allem aber in Thunfisch, Schwertfisch und Austern.

Magnesium und Kalzium

Der Mineralstoff Magnesium ist vor allem als ausgleichendes Ergänzungsmittel zum Mineral Kalzium – das für den Knochenaufbau verantwortlich ist – von Bedeutung. Zu einem Magnesiummangel kann es kommen, da die in Kunstdünger gezogenen Pflanzen meist weniger Magnesium enthalten als natürlich gewachsene. Eine andere Ursache für Magnesiummangel ist Fehlernährung mit zuviel Fett- und Eiweißanteilen. Die auftretenden Beschwerden kennen wir als typische Alterssymptome: nervöse Störungen, Arteriosklerose, Herzbeschwerden, hoher Blutdruck, Osteoporose, ein Übermaß an Insulin, bedrohliche Anzeichen von Altersdiabetes. Erst in den letzten Jahren wurde erkannt, daß viele dieser Symptome gemildert werden konnten, wenn zusätzlich zum Mineral Kalzium auch das unterstützende Mineral Magnesium eingenommen wird – nämlich die halbe Menge. Das heißt: Personen, die täglich 1200 Milligramm Kalzium zu sich nehmen, benötigen eine Dosis von 600 Milligramm Magnesium.

Typische Altersbeschwerden durch Magnesiummangel.

Der Radikalfänger Magnesium verfehlt auch in den Zellen seine Wirkung nicht. Hier schützt er in erster Linie die empfindlichen Mitochondrien, die als »Kraftwerk« der Zellen die nötige Energie bereitstellen. Die Mitochondrien spielen besonders für das Herz eine maßgebliche Rolle, weil gerade dieses Organ jede Menge Energie für die Aufrechterhaltung seiner Funktion benötigt. Bei altersbedingtem Magnesiummangel kann es zu einer Schädigung der Mitochondrien kommen und der Alterungsprozeß erheblich beschleunigt werden.

Außerdem fungiert Magnesium als Wachposten, der die genaue Kalziumdosis zur Aufrechterhaltung eines regelmäßigen Herzschlags bestimmt. Magnesium schützt vor einer Verklumpung des Blutes, Osteoporose, dem Chronic Fatigue Syndrom (chronischer Erschöpfung) und Diabetes.

Magnesium ist enthalten in Vollkornprodukten, Nüssen, Sesamkörnern, Weizenkleie, Hülsenfrüchten, Spinat und Garnelen.

Salz: Würze des Lebens

Salz ist im Prinzip eine sehr simple unorganische chemische Verbindung von Natrium und Chlorid (NaCl). Das Metall Natrium ist weich und glänzend und könnte sogar mit dem Messer in Scheiben geschnitten werden. Chlorid hingegen ist flüssig oder gasförmig und sehr giftig. Wir kennen seinen Verwandten, das Chlor, vor allem als Desinfektionsmittel in Schwimmbädern. Die Bindung zwischen diesen beiden Elementen ist jedoch extrem stark und überdauert Jahrmillionen. Dadurch kann der giftige Effekt des Chlors im Körper nicht freigesetzt werden.

Im Gegenteil: Die biologischen Funktionen des Salzes sind absolut lebenswichtig. Es reguliert den Wasserhaushalt, übermittelt Nervenimpulse und macht die Zellmembran durchlässig für Stoffwechselprodukte. Ohne Salz würde es sogar zum Zelltod kommen. Außerdem gibt Salz den Lebensmitteln mehr Geschmack und macht sie haltbarer. Alle diese Eigenschaften machten Salz in früheren Jahrhunderten zu einer extrem wertvollen und begehrten Substanz. Tagelange Fußmärsche und hohe Preise wurden in Kauf genommen, um in den Besitz des begehrten Rohstoffs zu gelangen.

Heute hingegen ist es nicht mehr der Mangel, sondern das Übermaß an Salz in der Nahrung, das uns zu

Salzkonsum oft zu hoch. schaffen macht. Maximal eineinhalb Teelöffel pro Tag

Drei Tips zur Reduktion des Salzkonsums

Kosten Sie das Essen zuerst, bevor Sie zum Salzstreuer greifen.

Knoblauch, Zwiebeln, Basilikum und Co. sind hervorragende Gewürze, mit denen die Gerichte ebenfalls schmackhaft gelingen. Außerdem haben diese Gewürze viele gesundheitsfördernde Effekte. Je mehr andere Kräuter und Gewürze, desto weniger Salz ist zum Würzen der Speisen notwendig.

Gewürze statt Salz.

Achtung vor den »versteckten« Salzen in Fertiggerichten. Wenn Sie die Speisen selbst zubereiten, haben Sie eine bessere Kontrolle über Ihren Salzkonsum.

lautet die Empfehlung, doch die meisten konsumieren wesentlich mehr.[21] Und wie immer, wenn das gesunde Mittelmaß nicht gefunden wird, können krankmachende Auswirkungen die Folge sein: Zuviel Salz erhöht den Blutdruck, das Risiko, an der Prostata oder am Herz zu erkranken, sowie das Schlaganfallrisiko. Den Salzgenuß zu reduzieren ist daher ein wichtiger Schritt des Anti-Aging.

Länger leben durch Kalorienreduktion

Wir besitzen den Schlüssel zu einem langen Leben, zur Lebensverlängerung. Die »magische Formel« existiert. Jeder kann sie anwenden, denn sie ist nicht einer kleinen Zahl an Eingeweihten vorbehalten.

Richtige Ernährung schlägt für jeden eine Brücke ins Anti-Aging-Reich, richtige Ernährung kann Gesundheit bis ins hohe Alter erhalten helfen, die

Lebensspanne verlängern und den Lebensgenuß beträchtlich erhöhen.

Wie Anti-Aging durch Ernährung funktioniert, ist leicht erklärt. Es geht nicht um das Einhalten einer besonderen Diät, es geht vor allem um eines: Kalorienreduktion. Weniger Kalorien zu sich zu nehmen ist eine gut dokumentierte Methode, die einen lebensverlängernden Effekt besitzt. Kalorienreduktion wurde in Tierversuchen positiv getestet. Alle je untersuchten Tiere, die auf »Schmalkost« gesetzt wurden, lebten länger als normal gefütterte. Sie waren zudem gesünder und litten weniger unter chronischen Krankheiten. So lebten Ratten, an die nur 60 Prozent der sonst üblichen Ration verfüttert wurde, doppelt so lange und waren gesünder als Tiere, die nach Herzenlust fressen durften. Übertragen auf den Menschen hieße das: 25 Jahre länger leben bei Einhaltung einer Magerkost.

Kalorienreduktion: magische Formel des Anti-Aging.

25 Jahre länger leben mit Magerkost.

Rhesusaffen, die eine kalorienreduzierte Diät bekamen, hatten weniger Übergewicht, niedrigeren Blutdruck, weniger Cholesterin, weniger Blutzucker und niedrigere Insulinwerte als Tiere, die regelrecht gemästet wurden. Hormonwerte, die normalerweise im Alter abnehmen, begannen mit kalorienreduzierter Diät wieder zu steigen.

Der erste Mensch, der sich auf dieses Anti-Aging-Experiment einließ, war der italienische Renaissance-Aristokrat Luigi Cornaro (1466–1564). Im Alter von 50 Jahren war er des schweren Essens überdrüssig, da Beschwerden aller Art ihm das Leben schwerzumachen begannen. Er änderte schlagartig seinen Lebensstil und wechselte zu einem eher spartanischen Leben: Vollkornbrot, Fleischbrühe mit Ei, Wein. Fast sofort hob sich sein Wohlbefinden, schrieb er, und er lebte weitere 48 Jahre. Knapp bevor er im Alter von 98 Jahren starb, schrieb er eines der populärsten Kochbücher mit dem Titel *Diskurse über das gemäßigte Leben*. Die Botschaft lautete: Iß genau so viel, um alle Lebensfunktionen aufrechtzuerhalten, aber iß nie zu viel. Heute würden wird dazu Kalorienbeschränkung sagen.

Studiert wurde der positive Effekt einer kalorienreduzierten Diät besonders an den Bewohnern der japanischen Insel Okinawa. Diese Bevölkerungsgruppe hat den höchsten Anteil an Über-Hundertjährigen weltweit. Im Alter von 60 bis 64 sterben um 60 Prozent weniger Menschen als bei der japanischen Normalbevölkerung. Wenn man ihre Ernährungsgewohnheiten untersucht, so zeigt sich folgendes: Die Bewohner Okinawas essen mehr Schweinefleisch und weniger Reis als der Rest der Japaner, sie essen dreimal so viel Gemüse und doppelt so viel Fisch. Wie auch immer diese Unterschiede aussehen mögen, die Nahrung der Okinawa-Bewohner enthält im Durchschnitt 20 bis 40 Prozent weniger Kalorien als jene der japanischen Durchschnittsbevölkerung.

Okinawa-Bewohner werden oft über 100 Jahre alt.

Die Inselbewohner haben keine Mangelernährung, sondern nehmen einfach weniger Kalorien zu sich. Eine an Kalorien beschränkte Diät ist nicht das gleiche wie eine Mangelernährung durch exzessives Fasten oder Hungern. Wer sich darauf verlegen würde, hätte genau den gegenteiligen Effekt erreicht. Das Altern würde sich beschleunigen, weil seiner Nahrung viele Nährstoffe wie essentielle Aminosäuren, essentielle Fettsäuren, Vitamine und Mineralstoffe fehlen würden.

Kalorienreduktion ist nicht gleich exzessives Fasten.

Daher gilt: Eine kalorienbeschränkte Nahrung sollte alle wichtigen Baustoffe für die verschiedenen Körpersysteme liefern können. Auch mit weniger Kalorien müssen dem Körper Proteine (Eiweiße) zugeführt werden, damit er daraus wichtige Aminosäuren bilden kann. Der Körper braucht die richtigen Mengen an Fett, um essentielle Fettsäuren zu erhalten.

Der Schlüssel zu einer kalorienbeschränkten Diät

ist das Minimieren nicht notwendiger Kohlenhydrate, vor allem von Zucker. So kann es zu keinem Übermaß an Blutzucker und einem damit korrespondierenden Übermaß an Insulin kommen. Weniger Verbrennungsrückstände und freie Radikale lagern sich an den Körperzellen ab. Durch die zusätzliche Unterstützung des Körpers durch radikalfangende obst- und gemüsereiche Ernährung und die Wahl der »guten« Fette bleiben die 70 Billionen Zellen des Körpers jung und leistungsfähig. Das Wohlbefinden und die Lebensqualität steigen. Und auch der Lebensgenuß! Reduktion heißt in diesem Fall nicht ein Mangel an Genüssen, sondern das genaue Gegenteil, denn Genuß ist Lebensfreude.

Sie werden sehen: Der Erfolg stellt sich sofort ein! Untersuchungen zeigen, daß eine Kalorienreduktion auf 60 Prozent der gewohnten Ernährung eine ganze

Wohlbefinden durch Kalorienreduktion.

Was Kalorienreduktion bewirkt

- verkleinert die Fettpolster
- stoppt die Verringerung der Knochenmasse und das Osteoporoserisiko
- senkt den Blutzuckerspiegel
- senkt den Insulinspiegel
- senkt das Krebsrisiko
- mildert Beschwerden von Autoimmunerkrankungen (Rheumatoide Arthritis)
- senkt die Blutfettwerte
- senkt das Diabetesrisiko
- erhöht die Produktion von Neurotransmittern
- erhöht die Lernfähigkeit
- verbessert die Nierenfunktion
- erhöht die Zeitspanne der weiblichen Fruchtbarkeit
- und wirkt lebensverlängernd.

Reihe von Vorteilen hat. Bemerken werden Sie es an vielen kleinen Beobachtungen im Alltag: Man kann viel klarer denken, wenn man das Dessert ausläßt. Man kann in der Frühe viel leichter aufstehen, wenn man am Abend davor weniger gegessen hat. Das Wohlbefinden steigt, und das ist ein ganz entscheidender Aspekt: Schließlich ernährt man sich ja nicht nur deswegen gesund, damit man in 20 Jahren vielleicht ein Jahr länger lebt.

Der Ballast der Wohlstandsgesellschaft

Gerade in den letzten 50 Jahren ist die Zahl der Menschen mit krankhafter Fettsucht, der sogenannten Adipositas, rapide angestiegen. Bereits 27 Prozent der Bevölkerung in Deutschland, Österreich und der Schweiz sind übergewichtig, haben großangelegte Untersuchungen[22] der Ernährungsgewohnheiten in Mitteleuropa ergeben

Die Ursachen für das Übergewicht sind Bewegungsmangel und zu üppige, kalorienreiche Kost. Durchschnittlich 421 Milligramm Cholesterin nimmt der Mann heute mit der Nahrung auf. Das sind fast 50 Prozent zuviel, denn empfehlenswert wären nicht mehr als 300 Milligramm pro Tag. Mitschuld am Übergewicht haben oft auch die »versteckten« Fette. Nur die Hälfte des Fettkonsums wird aus Butter, Margarine, Öl und anderen sichtbaren Fetten aufgenommen, die andere Hälfte ist in Backwaren, Käse und Fleisch sowie Fertiggerichten versteckt. Ebenso ist in vielen industriell verarbeiteten Lebensmitteln Zucker verarbeitet, der auch in den Fettzellen gespeichert wird.

Die Überlebensmechanismen des Organismus, die in früheren Jahrhunderten halfen, karge Winter oder lange Hungersnöte zu überstehen, sind heute nicht

»Versteckte« Fette: Mitschuld am Übergewicht.

mehr von Bedeutung. Bei einem Bürojob werden pro 24 Stunden nurmehr durchschnittlich 2000 Kilokalorien verbraucht – das ist nur ein Drittel der täglichen Menge, die früher Bergbauern oder Handwerker verbrauchten.

Die Kalorienverbrennung bei Männern beträgt heute:
- bei leichter körperlicher Tätigkeit, etwa Büroarbeit: 2000 Kilokalorien
- bei mittlerer körperlicher Tätigkeit, etwa Gehen oder Gartenzaun streichen: 2500 bis 3000 Kilokalorien
- bei schwerer körperlicher Tätigkeit: 3500 bis 7000 Kilokalorien.

Wie berechne ich den Body-Mass-Index?

Das Körpergewicht allein als Faktor heranzuziehen, wie das früher gemacht wurde, reicht nicht aus. Bei der neueren, verläßlicheren Variante, den Body-Mass-Index (BMI) zu berechnen, wird auch der Körperbau mitberücksichtigt. Berechnet wird dabei das Verhältnis von Körpergewicht zu Körpergröße im Quadrat. Die dazu benutzte Formel lautet:

$$BMI = \frac{\text{Körpergewicht (Kilogramm)}}{\text{Körpergröße (Meter)}^2}$$

Die berechnete Zahl informiert Sie, ob Sie unter-, über- oder normalgewichtig sind.
- unter 20:   leichtes Untergewicht
- zwischen 20 und 25:   idealer Bereich
- zwischen 25 und 30:   leichtes Übergewicht
- über 30:   starkes Übergewicht

Der Wandel von Mangel und Not zu Wohlstand und Überfluß ist jedoch so rasch erfolgt, daß der menschliche Organismus keine Zeit zur Anpassung hatte; weder Psyche noch Stoffwechsel verkraften das Überangebot an Lebensmitteln. Denn unser Körper – jahrhundertelang auf das Überstehen langer Hungerperioden trainiert – reagiert auf das kulinarische Überangebot mit Vorratswirtschaft. Die Folge: Immer größer wird die Zahl der Europäer mit krankhafter Fettsucht, der sogenannten Adipositas. Durchschnittlich etwa 200 Kilokalorien mehr als die empfohlene Menge nehmen Deutsche, Schweizer und Österreicher an jedem Tag zu sich.

Europäer und Amerikaner werden immer dicker.

Noch schlimmer ist die Situation in den USA: »Übergewicht hat in diesem Land«, warnt die American Heart Association, »die Dimension einer Epidemie erreicht.«[23] Die für ihre Gesundheits- und Fitneßbegeisterung bekannten Amerikaner werden immer dicker. Am Ende des 20. Jahrhunderts ist jeder zweite

Einfache Wege, um Kalorien zu reduzieren

Anstelle von	Wählen Sie
Butter, Schweineschmalz	kaltgepreßte Öle
Weißbrot	Vollkornbrot, Müsli
Zucker	Honig oder Süßstoffe
herausgebackenen Gerichten	gedünstete Gerichte
rotem, fettem Fleisch	Geflügel
Salami	Truthahnbrustschinken
weißem Reis	Kartoffel
Käsesauce	Tomatensauce
Mayonnaise	Senf
Käse mit mehr als 45% Fett	Mozzarella
Softdrinks	Grünen Tee
Chips	Kürbiskerne
Brezeln	Erdnüsse

erwachsene Amerikaner über 20 übergewichtig, das sind 97 Millionen US-Bürger. Weltweit, so die Berechnungen des renommierten Worldwatch Institutes, könnten es sogar 600 Millionen Übergewichtige sein. So wie die Kalorienreduktion das Wohlbefinden steigert, das Leben verlängert und eine gute Maßnahme gegen jede Art von Erkrankung darstellt, sind auch die Folgen des Übergewichts bekannt: ein erhöhtes Risiko für Bluthochdruck, Herzerkrankungen, Zuckerkrankheit, erhöhte Werte des »schlechten« LDL-Cholesterins, Gallensteinleiden, Krebs sowie Abnützungserscheinungen der Gelenke. Aus den Statistiken US-amerikanischer Lebensversicherungen geht hervor, daß sich die Lebenserwartung bei Männern mit einem Übergewicht von 20 Prozent ebenfalls um 20 Prozent verringert.

Weshalb Kalorienreduktion lebensverlängernd wirkt:

Weniger freie Radikale

Die »Abfallprodukte« bei der Energieverbrennung in den Zellen gehören zu den Hauptangeklagten im Alterungsprozeß. Einer der besten Wege, um den Körper weniger freien Radikalen auszusetzen, besteht darin, weniger zu essen. Der Körper ist eine effizente Futterverwertungsmaschine. Das Problem dabei aber sind die zugeführten Nahrungsstoffe. Entweder werden sie sofort in die benötigten Stoffe umgewandelt oder gespeichert. Für die biochemischen Veränderungsprozesse benötigt der Körper das ATP (Adenosintriphosphat), das seinerseits von den freien Radikalen angetrieben wird. Je weniger Kalorien vom Körper verarbeitet werden müssen, desto weniger Sauerstoff und weniger ATP wird benötigt, und desto weniger freie

Radikale müssen produziert werden. Kalorienreduktion reduziert damit Oxidationsschäden, jene Schäden, die durch das »Rosten« der Zellen entstehen.

Kalorienreduktion vermindert Oxidationsschäden.

Zu Beginn der kalorienreduzierten Diät ist im Körper ein vorübergehender Rückgang der Stoffwechselaktivität zu beobachten. Bald jedoch schon erholt er sich und arbeitet dann besser als je zuvor: Eine positive Spirale beginnt. Die Produktion von Hormonen steigt, etwa von Melatonin, einem höchst effizienten Fänger von Hydroxylradikalen. Weniger Kalorien, weniger aggressive freie Radikale, mehr Radikalfänger.

Weniger Blutzucker

Weniger Kalorien senken den Blutzuckerspiegel. Das ist wichtig, weil Glukose gemeinsam mit Proteinen jene klebrige Karamelschicht an den Zellen aufbauen kann. Sie verstopfen die Blutgefäße und Kapillare an Augen, Herz, Gehirn und Nieren. Die klinischen Ergebnisse: erhöhte Risiken für Erblindung, Herzinfarkt, Schlaganfall und Nierenschäden.

Und: Erhöhte Blutzuckerspiegel wirken wie Gift auf den Hypothalamus. Die Hormonleitstelle des Körpers kann damit nicht mehr die Insulinproduktion der Bauchspeicheldrüse richtig steuern, die den Blutzuckerspiegel reguliert. Die Folge: Hyperaktivität der Bauchspeicheldrüse, die Blutzuckerspiegel können nicht mehr im Normbereich gehalten werden. Die Zellen versuchen sich gegen die extremen Schwankungen der Blutzuckerwerte zu schützen und werden zunehmend resistenter auf Insulin.

Hyperaktivität der Bauchspeicheldrüse verhindern

Weniger Insulin

Der vielleicht wichtigste Effekt der Kalorienreduktion ist die Verringerung des Insulinspiegels. Weniger Kalorien (vor allem weniger Kohlenhydrate in Form von Zucker) bedeuten weniger Insulinausschüttung. Weniger Insulin aber heißt: Die Produktion von »guten« Eicosanoiden, jenen winzigen Gewebshormonen, welche die Kommunikation zwischen den Körperzellen steuern, kann ungestört ablaufen. Eicosanoide werden aus »guten« Fetten (Olivenöl, Fischöl) gebildet. Zuviel Insulin würde ihre Produktion stören, weniger Insulin unterstützt die Produktion der Eicosanoide und verbessert somit die Kommunikation der Körperzellen. Das hat auf den ganzen Hormonhaushalt positive Auswirkungen: Selbst auf niedrige Hormonspiegel, wie sie mit zunehmendem Alter häufig sind, kann die Zelle jetzt reagieren.

Verbesserte Kommunikation der Körperzellen.

Weniger Insulin bedeutet eine Stabilisierung des Blutzuckerspiegels. Und das wiederum eine reduzierte Ausschüttung des Streßhormons Cortisol. Cortisol ist jenes Hormon der Nebennierenrinde, das den Blutzuckerspiegel in der Höhe zu halten versucht. Ein Übermaß an Cortisol macht Zellen in Gehirn und Schilddrüse resistent auf das Hormon. Das Resultat ist eine verminderte Hirn- und Schilddrüsenfunktion. Genügend Proteine in der insgesamt kalorienreduzierten Diät verhindern diesen Effekt.

Genuß ist Lebensfreude: Diäten, die das Leben verlängern

Zum Abschluß des Ernährungskapitels wollen wir Ihnen zwei wunderbare Anti-Aging-Rezepte ans Herz legen: Eine Ernährung, die das Leben verlängert, und mehr als das: Denn sowohl bei der mediterranen als auch bei der asiatischen Kost gibt es kein Verlieren, kein Hungern und Leiden, sondern nur den Gewinn von purem Lebensgenuß. Von allen Themen, die in diesem Buch behandelt werden, ist das von der richtigen Ernährung das schwierigste, weil es emotional aufgeladen ist. Für die meisten von uns ist Ernährung mehr als die banale Aufnahme von Nahrung. Sie ist auch eine Quelle der Zufriedenheit, ein Symbol der Liebe, ein wichtiger Bestandteil von sozialen Zusammenkünften – ob mit der Familie oder Freunden –, und manchmal auch der Nährboden für negative Emotionen wie Zorn, Angst oder Depression.

Ernährung ist mehr als Nahrungsaufnahme.

Seit mehr als drei Jahrzehnten werden außerdem immer neue Regeln und Verbote sowie veränderte Richtwerte für die gesunderhaltende, lebensverlängernde Ernährung ausgerufen. Angesichts dieser Flut an Ratschlägen ist es nicht weiter verwunderlich, wenn viele von uns davon verunsichert sind. Wir wollen Ihnen den Appetit nicht verderben. Es genügt vollkommen, einige wenige Ihrer Ernährungsgewohnheiten umzustellen, etwa anstelle von Butter kaltgepreßtes Olivenöl zu verwenden, und schon ist das Wohlbefinden immens gesteigert sowie das Risiko vieler Krankheiten ausgeblendet. Genuß und Lebensfreude nehmen rapide zu.

Sie werden bemerken, daß der Wohlfühleffekt nicht lange auf sich warten läßt. Bereits am Tag eins der Umstellung werden sich auch die ersten angenehmen Begleiterscheinungen wie regere geistige Aktivität, verbesserte Konzentrationskraft oder eine erholsamere Nachtruhe bemerkbar machen.

Griechen, Italiener, Spanier und Japaner haben vor allem eines gemeinsam: eine extrem hohe Lebenserwartung dank ihrer traditionellen Küche, die viele der Anti-Aging-Faktoren gleich eingebaut hat. In unzähligen Studien konnte der Beitrag jedes einzelnen dieser Faktoren zu einem gesunden, längeren Leben nachgewiesen werden. Der grüne Tee der Japaner mit seinen

Rezepte gegen das Altern.

Vitalstoffen ebenso wie die fischreiche Kost mit ihren »guten« Fetten und die Sojaprodukte mit ihrem phänomenalen Wirkstoff Genistein. Die Südländer hingegen setzen auf lycopenreiche Tomaten, viel frisches Obst und Gemüse, Kräuter und Rotwein und bereiten ihre delikaten Speisen mit Knoblauch und heilsamem Olivenöl zu. Der Tisch ist gedeckt …

Die Anti-Aging-Tricks der »Latin Lovers«: die mediterrane Kost

Mediterrane Diät steigert den Lebensgenuß.

Die Hauptmahlzeit wird in den mediterranen Ländern zu Mittag eingenommen. Dadurch wird der Verdauungsprozeß unterstützt – im Gegensatz zu einer schwer lastenden Abendmahlzeit. Die Schlafqualität wird ebenfalls verbessert. Ebenso steigen die Menge des ausgeschütteten Wachstumshormons und des Testosterons, wodurch die Libido der »Latin Lovers« positiv beeinflußt wird.

Der Genuß von frischem Obst und Gemüse fördert die Bildung der Verdauungsenzyme und bietet außerdem einen wirksamen Schutz vor den freien Radikalen, jenen aggressiven Stoffwechselabfallprodukten. Die unzähligen in ihnen enthaltenen radikalfangenden Vitamine und Wirkstoffe besitzen die phänomenale Fähigkeit, die Oxidationsprozesse und so das »Rosten« der Zellen zu verhindern. Der Bildung von Krebszellen wird vorgebeugt.

Ingredienzien des Anti-Aging: Olivenöl, Tomaten, Knoblauch und Rotwein.

Tomaten enthalten zudem neben vielen anderen Vitalstoffen auch ein ganz besonderes Antioxidans, das Lycopen. Dieses wirkt nicht nur antikanzerogen, sondern besitzt sogar die Eigenschaft, auf bereits bestehende Krebszellen wie ein sanftes natürliches Chemotherapeutikum zu wirken und das Wachstum der Krebszellen zu hemmen. Damit enthalten Tomaten einen wichtigen Schutzfaktor vor verschiedenen Krebserkrankungen, etwa Prostatakrebs.

Anstelle von Butter und Sonnenblumenöl werden die Speisen mit bekömmlichem Olivenöl zubereitet. Dieses besteht hauptsächlich aus einfach ungesättigten Fettsäuren, die besonders gut für den Aufbau der Zellmembranen verwertet werden können. Dadurch fördert Olivenöl auch die immens nützlichen »guten« Eicosanoide, die gegen chronische Krankheiten wirksam sind. Sie können schlaff gewordene Lebensfreude wieder wecken und den Allgemeinzustand verbessern, die Gedächtnisfunktion aktivieren, Stimmungstiefs überwinden, Drüsen- und Organfunktionen anregen; das Risiko für Herz-Kreislauf-Erkrankungen senken und die Entzündungsanfälligkeit bei chronischen Autoimmunerkrankungen mildern. Die »heilenden« Fette im Olivenöl helfen, Mineralstoffe in die Knochen zu transportieren und diese stark zu halten. Sie helfen, Hämoglobin, den roten Blutfarbstoff, zu erzeu-

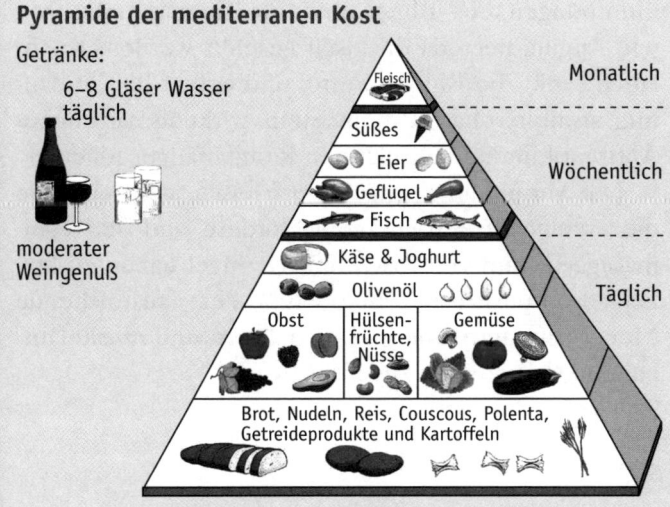

Pyramide der mediterranen Kost

Getränke:
6–8 Gläser Wasser täglich

moderater Weingenuß

Fleisch — Monatlich

Süßes

Eier
Geflügel
Fisch — Wöchentlich

Käse & Joghurt

Olivenöl

Obst | Hülsenfrüchte, Nüsse | Gemüse — Täglich

Brot, Nudeln, Reis, Couscous, Polenta, Getreideprodukte und Kartoffeln gen. Sie sind notwendig für das Zellwachstum und helfen sogar, das Gewicht zu reduzieren.

Rotwein und Trauben enthalten die Antioxidantien Resveratrol, Katechin und Oligomere Proanthocyanide (OPC). Resveratrol dient den Gefäßen als Jungbrunnen, senkt den Cholesterinspiegel und beugt Herz-Kreislauf-Erkrankungen vor. Katechin beugt Infektionskrankheiten vor, und OPC stärkt besonders das Bindegewebe.

Die heilsame und verjüngende Wirkung von Knoblauch ist seit Jahrhunderten bekannt. So wird überliefert, daß Ägypter, die beim Bau der Pyramiden Schwerstarbeit verrichteten, sich täglich mit Knoblauch stärkten und so Kraft und Ausdauer tankten. Im Ersten Weltkrieg wurden Wunden mit Knoblauch desinfiziert, um Fäulnis und Brand zu verhindern, und in Afrika wird Knoblauch bis heute verwendet, um Typhus und Cholera zu behandeln.

Die Liste der guten Eigenschaften des Knoblauchs ist lang: Knoblauch senkt den Blutdruck, hat eine blutverdünnende Wirkung, wodurch die Risiken für Verklumpungen des Blutes und für Herzerkrankungen wie Angina pectoris drastisch gesenkt werden. Knoblauch senkt die Blutfettwerte, unterstützt die Verdauung, stimuliert das Immunsystem, wirkt als natürliches Antibiotikum und enthält den Radikalfänger Allicin.

Die Vermeidung von rotem Fleisch, das vor allem die »schlechten« Eicosanoide fördert, und der regelmäßige Genuß von Fisch und Geflügel haben zusätzlich den positiven Effekt, daß eine ausreichende Menge an guten Omega-3-Fettsäuren und muskelaufbauenden Proteinen zugeführt wird.

Anti-Aging-Weisheit aus Fernost:
die asiatische Kost

Auch Asiaten nehmen wie die »Latin Lovers« die Hauptmahlzeit bevorzugt zu Mittag ein. Schon die alten Chinesen rieten, »nur den Feinden am Abend zu essen zu geben«, in der Hoffnung, daß schweres Essen am Abend für Unwohlsein und eine verminderte Libido sorgt und die feindliche Sippe sich solcherart nicht fortpflanzt.

Die Rate an Prostatakrebs ist in Japan wesentlich geringer als in allen anderen Ländern. Der Grund dafür ist hauptsächlich im häufigen Genuß von proteinreichem Soja und Sojaprodukten zu finden. Diese enthalten den wunderbaren Wirkstoff Genistein, der einerseits ein Radikalfänger ist und andererseits wie das Tomaten-Lycopen als natürliches Chemotherapeutikum das Wachstum von bereits vorhandenen Krebszellen hemmen kann. Die Wirkweise des Genisteins: Es hemmt gleich mehrere Enzyme, die wichtige Funktionen für die Zellteilung haben, etwa jenes, das die spiralförmige Doppelhelix der DNA aufdröselt. Dadurch kann Genistein in den Zellteilungsmechanismus eingreifen und diesen steuern, so daß selbst das unregelmäßige Wachstum von Krebszellen gehemmt werden kann. Studien zeigen, daß Genistein einen guten Schutz vor Prostata , Brust , Darm-, Lungen- und Hautkrebs sowie Leukämie bietet. Zusätzlich kann Genistein als Angiogenesehemmer wirken, das heißt, die Blutversorgung der Krebszellen unterbinden, wodurch diese nicht mehr wachsen können.[24] Kürzlich identifizierten Forscher der University of Pennsylvania den in Soja enthaltenen Protease-Inhibitor, den Bowman-Birk-Inhibitor, der gegen Krebserkrankungen wirkt.[25] Außerdem senkt Genistein die Blutfettwerte.

Asiatische Küche: viel Soja und Fisch.

Japaner essen zudem weniger rotes Fleisch als die Europäer und Amerikaner und dafür reichlich Fisch. Die darin enthaltenen Omega-3-Fettsäuren fördern die »guten« Eicosanoide. Diese lassen wiederum die Blutfettwerte absinken und reduzieren ebenso das Risiko, einen Herzinfarkt oder Gefäßverschluß zu erleiden. Der Grund dafür liegt in der Fähigkeit der »guten« Gewebshormone, die Innenwände der Arterien glatt und geschmeidig zu erhalten.

Kultgetränk Tee. In Asien gilt Tee als Kultgetränk Nummer eins. Schon von Buddha wird berichtet, daß er ein ganz großer Teetrinker gewesen sei. Auch heute noch wird in vielen asiatischen Familien das jahrtausendealte Ritual der Teezeremonie feierlich gepflegt. In Rußland ist der Teegenuß ebenfalls fest in der Kultur verankert: In beinahe jedem Theaterstück von Anton Tschechow, dem russischen Schriftsteller und Arzt, wird aus einem Samowar Tee gereicht. Russische Frauen behaupten sogar, daß schwarzer Tee schöne Haut mache. Sie trinken nicht nur viel davon, sondern bereiten auch Gesichtsbäder aus Tee zu. Im Gegensatz zu den Russen bevorzugen die Japaner den grünen Tee. Und dieser ist für seine ganz besonderen Wirkkräfte bekannt: Grüner Tee enthält das Antioxidans Katechin, das eine starke antikanzerogene Wirkung hat. Außerdem stärkt Katechin die Blutgefäße und schützt vor Herz-Kreislauf-Erkrankungen. Bei dieser Menge an guten Eigenschaften ist es nicht weiter verwunderlich, daß in japanischen Labors bereits Produkte entwickelt werden, die mit dem Wirkstoff des grünen Tees angereichert werden: etwa Bonbons mit Katechin, die gegen Magenkrebs gelutscht werden sollen. Zusätzlich enthält grüner Tee auch den Radikalfänger Vitamin C, welches das Immunsystem unterstützt, und Fluor, das Karies verhindert. Aufgrund seiner harntreibenden Wirkung entschlackt grüner Tee den Organismus von Giftstoffen. Gallen- und Nierensteine haben keine Chance. Unsere Empfehlung: Trinken Sie grünen Tee anstatt schwarzem Tee.

Wasser: Quelle des Lebens

Der menschliche Körper besteht zu rund 70 Prozent aus Wasser. Das bedeutet, daß ein 80 Kilogramm schwerer Mann rund 56 Liter reines Wasser in seinem Organismus hat. Selbst jene Organe, die man gedanklich kaum mit Wasser in Verbindung bringt, sind reich an H_2O. So etwa die Knochen, die zu einem Viertel aus purem Wasser aufgebaut sind, oder das Gehirn, das 30 Prozent Wasser enthält.

Der menschliche Organismus besteht zu 70% aus Wasser.

Wasser ist ebenso lebenswichtig wie Luft. Es ist Bestandteil jeder Zelle und jeden Körpergewebes und spielt eine maßgebliche Rolle in allen biologischen Prozessen des Organismus: bei der Verdauung ebenso wie bei der Absorption der Nährstoffe, dem Blutkreislauf und der Ausscheidung. Mit rund 90 Prozent Anteil ist Wasser der Basisbestandteil von Blut und der Lymphflüssigkeit. Es reguliert die Körpertemperatur, hält die Haut jung, die Muskeln stark sowie die Gelenke und Organe feucht.

Weil die meisten Mineralien, Vitamine, Nährstoffe und Ausscheidungsstoffe nur wasserlöslich sind, hat Wasser als Transportlösung eine wichtige Funktion.

Trotz all dieser offensichtlichen und lebenswichtigen Eigenschaften des Wassers wird die durchsichtige Flüssigkeit von den meisten stark unterschätzt. Nur wenige halten sich an die Empfehlung der Deutschen Gesellschaft für Ernährung (DGE) täglich mindestens 1,5 Liter zu trinken, und zwar in Form von Wasser, verdünnten Obst- und Gemüsesäften, Kräuter- und

Früchtetees. Umgerechnet sind das etwa acht Gläser Flüssigkeit am Tag.

Durst: Diese Empfehlung bewußt einzuhalten ist beson-
bei Flüssigkeitsverlust ders wichtig, da der Körper erst bei einem Flüssig-
von einem Prozent. keitsverlust von einem Prozent Durst anmeldet. Bei zwei Prozent Flüssigkeitsverlust ist die Leistungskraft bereits um 20 Prozent abgesenkt. Oft sind wir müde und unkonzentriert, nur weil wir vergessen haben, mit einer ausreichenden Menge Flüssigkeit den Durst zu löschen.

Vor allem bei sportlicher Betätigung kann es zu einem noch größeren Verlust an Körperflüssigkeit kommen. Ab etwa fünf Prozent Flüssigkeitsverlust stellen sich die ersten Warnsignale einer Dehydrierung ein: Schwindel, Kopfschmerzen, Schwäche und Müdigkeit, trockener Mund, Appetitverlust. Pro Trainingsstunde sollten Sie mindestens zwei Gläser Wasser trinken. Die fortgeschrittenen Anzeichen einer Dehydrierung sind: verschwommenes Sehen, heiße, trockene Haut, Gehörausfälle und rasender Puls. An einem Flüssigkeitsverlust von über 10 Prozent kann man im Extremfall sogar sterben.

Doch nicht nur bei sportlicher Betätigung, sondern auch mit zunehmendem Alter wird ausreichendes Wassertrinken immer wichtiger. Wasser ist ein Anti-
Im Alter speichern die Aging-Faktor von immenser Bedeutung. Die Körper-
Zellen weniger Flüssigkeit. zellen können mit fortschreitendem Alter immer weniger Wasser speichern, so daß es zu einer interzellulären Dehydrierung kommen kann. Allein an der Haut ist die verringerte Speicherkraft der Zellen deutlich sichtbar: Die Haut wird dünner und trockener, Falten entstehen. Im Alter von 65 Jahren wird in den einzelnen Zellen rund zehn bis 15 Prozent weniger Wasser gespeichert. Eine dicke Haut, klare Augen und kräftige Haare werden deswegen vor allem jene haben, die täglich genügend Wasser trinken.

Der zweite Grund, Wasser als Anti-Aging-Strategie einzusetzen, liegt in der verbesserten Verdauungstätigkeit. Weil die peristaltischen Kontraktions- und Dehnfunktionen nachlassen, kann die aufgenommene Nahrung nicht mehr so zügig durch den Verdauungstrakt bewegt werden. Unwohlsein durch Krämpfe oder Verstopfungen können auftreten, im Extremfall sogar Darmkrebs, wenn der Nahrungsbrei zu lange im Darm verbleibt und auch die Giftstoffe vom Körper absorbiert werden.

Unser Tip: Sechs bis acht Gläser Wasser am Tag unterstützen die Verdauung maßgeblich und schalten Unwohlgefühle wie Erkrankungsrisiko weitgehend aus. Selbst bei geschwollenen Augen, Füßen oder Händen ist Wassertrinken die richtige Kur. Die Nierenfunktion wird gefördert, der Organismus entschlackt, Wasser, das sich an den falschen Stellen befindet, wird abtransportiert.

Täglich sechs bis acht Gläser Wasser trinken.

Außerdem hilft diese Menge an Wasser wirksam bei der Reduktion von Gewicht. Oftmals meldet sich Durst als Hungergefühl – immerhin besteht unsere Nahrung zu 80 Prozent aus Wasser – und wird mißinterpretiert. Unsere Empfehlung: Trinken Sie zwei Gläser Wasser, und warten Sie zehn Minuten, um festzustellen, ob Sie wirklich Hunger haben – oder ob es bloß Durst war.

Kohlensäure: prickelnd und sauer

Nicht nur die große Menge an zugesetztem Zucker macht die Softdrinks zu einem ungesunden Durstlöscher. Zusätzlich sind die meisten von ihnen auch mit Kohlensäure versetzt. Unser Tip: Stillen Sie Ihren Durst nicht ausschließlich mit kohlensäurehaltigen Getränken! Obstsäfte ohne Kohlensäure sind in jedem

Fall viel gesünder als Softdrinks mit Kohlensäure. Und auch Mineralwasser mit wenig oder ganz ohne Kohlensäure ist auf Dauer gesehen besser als stark kohlensäurehaltiges Mineralwasser.

Veränderung des Säure-
Basen-Gleichgewichts
im Mund.

Kohlensäure macht die Getränke zwar prickelnd und spritzig, hat jedoch als schwache Säure die ungünstige Eigenschaft, das Säure-Basen-Gleichgewicht im Mund zugunsten der Säuren zu verändern. Minutenlang überwiegen nun die Säuren, die ihrerseits das Potential haben, die Kalziumschicht des Zahnschmelzes aufzulösen und Kariesbildung zu fördern, bis der Organismus den pH-Wert wieder normalisieren kann.

Der gelegentliche Genuß von prickelnden Getränken ist nicht weiter bedenklich. Doch je häufiger der Durst mit kohlensäurehaltigen Getränken gelöscht wird, desto öfter gerät auch das Gleichgewicht durcheinander. Hinzu kommt, daß die Kohlensäure im Organismus keine gesundheitsfördernden Wirkungen hat, sondern im Gegenteil mühsam wieder ausgeschieden werden muß. Die mit den Getränken aufgenommene Kohlensäure erhöht zuerst die Konzentration im Blut, muß dann in der Lunge schließlich abgeatmet werden.

Wein und Bier: Fluch oder Segen der Götter?

»Die Dosis macht
das Gift.«
Paracelsus

»Rotwein ist für alte Knaben eine von den besten Gaben«, sinnierte schon liebevoll Wilhelm Busch über die positiven Auswirkungen von vergorenem Rebensaft auf Körper und Psyche. Und althergebrachte Redewendungen über den Vorzug maßvollen Weinkonsums belegen die jahrhundertelange Auseinandersetzung der Menschen mit diesem Thema. Markante

Volksweisheiten wie »Es gibt mehr alte Winzer als alte Ärzte« weisen darauf hin.

Seit der Antike schon präsentiert sich das alte Kulturgut Wein in seiner Janusköpfigkeit – einerseits der Fratze des selbstzerstörerischen Alkoholismus, andererseits dem freundlichen, gesundheitsfördernden Antlitz des moderaten Weingenusses. »Dosis velemum est« – »Die Dosis macht das Gift«: Paracelsus hätte kein besseres Beispiel als den Alkohol für seine Überzeugung heranziehen können.

Geschichtliche Beispiele über den Umgang mit Wein und Alkohol in den verschiedensten Bereichen aufzuzählen hieße eine schier endlose Liste zu konzipieren. Stellvertretend seien nur der Theologe Aurelius Augustinus (354–430 n. Ch.), der griechische Philosoph Plutarch (50–ca. 150 n. Ch.) oder Hippokrates (460–377 v. Ch.) angeführt, die die verschiedenen Inhaltsstoffe zu würdigen wußten. Die jüngere Heil- und Medizinchronik führt Namen wie den Chemiker und Arzt Friedrich Hoffmann (1660–1742) an, welcher als Leibarzt des Preußenkönigs Friedrich I. seinen Patienten eine »Wein Cur« als Stärkungsmittel empfahl, desgleichen die arabischen Ärzte Ibn Butlan und Ibn Dschezla, die ihre Forschungsergebnisse mit dem Therapeutikum Wein in einer berühmten Heilschrift, dem *Tafelwerk*, zusammenfaßten, bis hin zu Ferdinand Sauerbruch, dem berühmten Chirurgen (1875–1951), der seinen Patienten vor oder nach Operationen eine niedrige Dosis Schaumwein als Anregungsmittel für die Stabilisierung des Kreislaufs empfahl. Ergänzend seien noch die unzähligen Rezepturen der alten Heil- und Apothekerkunst erwähnt, die Alkohol direkt oder indirekt als Zubereitungsingredienz verwendeten.

Das französische Paradoxon

Moderater Weingenuß fördert die Gesundheit.

Betrachtet man die über 100 wissenschaftlichen Studien, die weltweit zum Thema »Alkohol und Gesundheit« verfaßt wurden, so zeigt sich bei allen Untersuchungen, daß ein moderater Weingenuß als gesundheitsförderndes Nahrungsmittel eingestuft werden kann. Die Weltgesundheitsorganisation WHO gab eine Zehnjahresstudie in Auftrag, welche die Sterbeziffern an Herzinfarkt und Herz-Kreislauf-Erkrankungen in verschiedenen Ländern der Welt in einen Zusammenhang mit Alkoholkonsum in verschiedenen Formen brachte.

Die »Monika«-Studie begann im Jahr 1985, wobei 41 Städte aus der ganzen Welt statistisch einbezogen wurden. Mit aller Sorgfalt legten Statistiker Listen an, in denen sie tödlich und nicht tödlich endende Herzinfarkte der Menschen in den 41 Teststädten eintrugen. Nach zehn Jahren zeigten die Ergebnisse krasse Abweichungen in den Ländern mit geringem oder sehr hohem Weinkonsum. Nach Geschlechtern aufgeschlüsselt, hatten Männer in den USA und Kanada im Schnitt ein dreimal so hohes Infarktrisiko wie ihre Geschlechtsgenossen im traditionellem Weinland Frankreich. Bei den Frauen sah der Vergleich noch erschreckender aus. So lebt eine Frau aus Glasgow mit einer zwölfmal so hohen Wahrscheinlichkeit, einem Herzinfarkt zu erliegen, wie eine Einwohnerin der südfranzösischen Stadt Toulouse.

Französisches Paradoxon.

Das berühmt gewordene »französische Paradoxon«, welches die geringe Mortalität der Franzosen an Herz-Kreislauf-Erkrankungen trotz hohen Konsums an gesättigten Fettsäuren und Nikotin beschreibt, wurde in der vielbeachteten »Nancy-Studie« belegt. Der Rotweinkonsum der Franzosen scheint hier den entscheidenden Schutzfaktor darzustellen.

Im Auftrag der deutschen Weinakademie in Mainz ging man der immer wieder gestellten Frage auf den Grund, welche alkoholischen Getränke und welche Dosierung für den menschlichen Organismus von Vorteil sind. Herangezogen wurden Bier-, Wein- und Spirituosentrinker, und man untersuchte sie nach ihrem Trinkverhalten im Vergleich zu abstinenten Personen (Probanden).

Im Vergleich zeigten die Weinkonsumenten mit drei bis fünf Gläsern pro Tag die beste Risikoreduktion der Herz-Kreislauf-Sterblichkeit; bei den Biertrinkern gab es eine geringere Reduktion bei derselben Menge, und bei Spirituosen erhöhte sich das Risiko sogar um 0,4 Einheiten gegenüber abstinenten Personen.

Diese Ergebnisse wurden auch in dänischen und israelischen Studien belegt, so daß die Weltgesundheitsorganisation WHO ein bis zwei Gläser Wein für Frauen und zwei bis drei Gläser für Männer pro Tag als gesundheitsfördernd empfiehlt. (Ein Glas entspricht 1/8 Liter, also 0,125 Liter.)

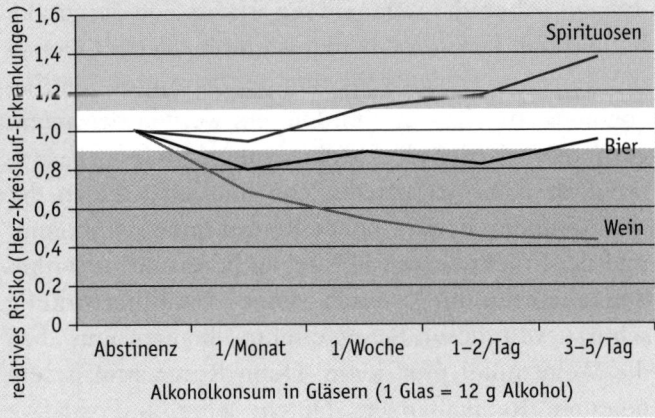

Herzerkrankungsrisiko und Alkoholgenuß

Diagramm: relatives Risiko (Herz-Kreislauf-Erkrankungen) aufgetragen gegen Alkoholkonsum in Gläsern (1 Glas = 12 g Alkohol). Y-Achse von 0 bis 1,6. X-Achse: Abstinenz, 1/Monat, 1/Woche, 1–2/Tag, 3–5/Tag. Kurven für Spirituosen, Bier und Wein.

Der Unterschied in der divergierenden Dosierung bei Mann und Frau liegt im unterschiedlichen Fettverteilungsmuster und darin, daß besonders Alkohol sich nur im Körperwasseranteil verteilt und nicht im Fettgewebe. Außerdem wird Alkohol vom weiblichen Organismus schlechter abgebaut.

Die Zusatzstoffe wirken, nicht der Alkohol allein

Bis zu 130 verschiedene Wirkstoffe im Wein.

Es ist nicht der Alkolhol allein, der wirkt. Das wird durch die WHO-Studien und andere Forschungen immer klarer. Bis zu 130 verschiedene Inhaltsstoffe werden im Wein gefunden, wobei nicht nur Vitamine und Mineralstoffe, sondern die große Anzahl der Polyphenole – sekundäre Pflanzenstoffe der feinsten Sorte – den Schlüssel zum Schutz der Gefäße vor Verkalkung und anderen Degenerationserscheinungen darstellen (siehe Kasten, S. 309).

Resveratrol: der Star unter den Phenolen

Weintrinker profitieren vom Resveratrol.

Unter den ungefähr 100 verschiedenen Phenolverbindungen haben die sogenannten Flavonoide die größte Bedeutung. Die vier bekanntesten sind sicher Quercetin, Katechin, Epikatechin und der Star unter den Flavonoiden, das Resveratrol. Diesem werden besondere gesundheitsfördernde Effekte zugeschrieben. Resveratrol ist eine östrogenähnliche Substanz, die in der Weintraubenschale in hoher Konzentration vorkommt und die Früchte eigentlich gegen Pilze und zu starker Sonneneinstrahlung durch seine UV-Filterwirkung schützt. Von diesen Schutzeffekten können nun auch die Weintrinker profitieren. Denn Resveratrol ist ein potenter Radikalfänger. Durch seine antioxidative

Wirkung kann Resveratrol das Wachstum von Krebszellen verlangsamen und die Cholesterinspiegel senken, wie epidemiologische Studien zeigten.[26] Resveratrol kommt zwar sowohl in der Schale von roten als
auch weißen Trauben vor. Durch die besondere Verarbeitung des Rotweins – die Trauben werden mehrere Tage als Maische gelagert, bevor sie in die Presse
kommen – besitzt »der Rote« aber höhere Resvera-
trolkonzentrationen als Weißwein. Die höhere Dichte
an Flavonoiden verleiht dem Rotwein dadurch auch
seinen charakteristischen Geschmack. Gerade chileni-
sche Rotweine besitzen wegen der topographisch bedingten Feuchtigkeits- und Pilzexposition hohe Konzentrationen an Resveratrol und sind daher der
Gesundheit besonders förderlich.

Wirkungen der Polyphenole im Wein

- Antiallergische Wirkung
- Antivirale Wirkung (Virusabwehr): Unterdrük-
  kung des Wiederaufflammens von Herpes genitalis
  (Unterdrückung der Virusreplication)
- Entzündungshemmende Wirkung
- Herz- und gefäßerweiternde Wirkung über Unter-
  drückung der Blättchenaggregation und Aktivie-
  rung des »Endothelium derived relaxing factor«,
  d. h. NO-Wirkungen
- Antioxidativ/chemoprotektiv
- Schutz vor freien Radikalen, die zu frühzeitigem
  Zelltod und Zerstörung führen
- Reduzierung von LDL-Cholesterin im Blutserum
- Erhöhung des HDL-Cholesterins, wobei dieser
  Effekt äthylalkoholvermittelt und bei alkoholfreien
  Weinen nicht anzutreffen ist.

Resveratrol findet sich auch als wesentlicher Inhaltsstoff des in Asien bekannten Mittels Kojo-kon, das bei Arteriosklerose und Entzündungen, aber auch bei Fußpilz verordnet wird.

Warum Rotwein besonders gesund ist

Je höher der Polyphenolgehalt eines Weines ist, desto bedeutender ist auch seine »antioxidative Kapazität«, das heißt desto größer ist seine Fähigkeit, freie Radikale abzufangen.

Vor allem der Rotwein hat, wie bereits erwähnt, durch seine spezielle Verarbeitung höhere Konzentrationen von sekundären Pflanzenstoffen, die als Radikalfänger wirken und besonders die Gefäße vor beschleunigten Alterungsprozessen schützen. Nicht umsonst hat die älteste Frau der Welt, die Französin Jeanne Calment, die 122 Jahre alt wurde, also jeden Tag ihr Gläschen Rotwein getrunken.

Rotwein schützt die Gefäße. Besonders wegen des Schutzes der Gefäße kann Rotwein als eine exzellente »Anti-Aging-Substanz«

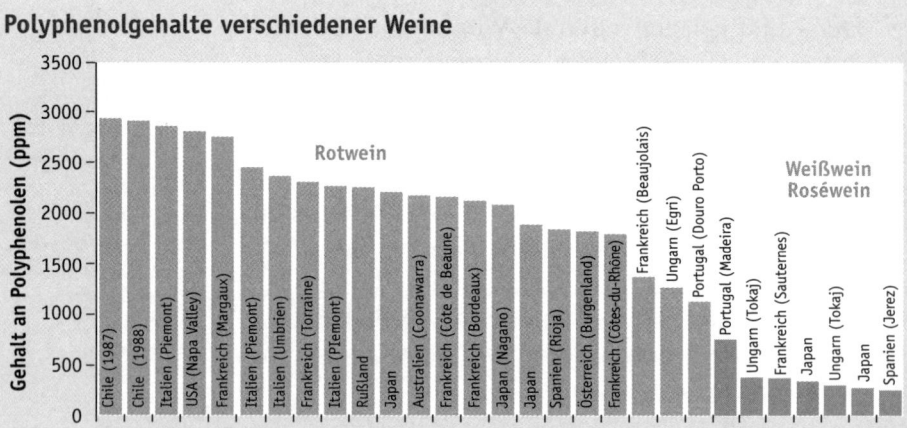

Polyphenolgehalte verschiedener Weine

bezeichnet werden. »Der Mensch ist so alt wie seine Gefäße« wissen die Internisten, und Rotwein kann durch die Polyphenole diese eben jung, elastisch und geschmeidig halten.

Polyphenole können nämlich – wie Aspirin – das Blut verdünnen, indem sie die Produktion von Thromboxan A2 – einem schlechten Eicosanoid – unterdrücken. Zudem können Polyphenole die Gefäße entspannen, indem sie die Produktion von Stickstoffmonoxid (NO) – dem »Molecule of the year 1992« und zentralen Thema des Nobelpreises für Medizin 1988 – in den Gefäßzellen anregen und somit die Durchblutung erleichtern.

Neben den positiven Effekten moderaten Rotweinkonsums auf das Herzkreislaufsystem zeigen neuere Studien einen weiteren Schutzeffekt von Resveratrol, Quercetin und Katechin, und zwar auf das ZNS (Zentralnervensystem). So konnten epidemiologische Studien positive Effekte bei Alzheimer-Erkrankungen[27] und eine Verminderung der altersbedingten Maculadegeneration[28] – einer Augenerkrankung die zur Erblindung führen kann – durch moderaten Rotweinkonsum nachweisen. Mittlerweile konnte der zellschützende Effekt der Polyphenole auch schon in Laborversuchen nachgewiesen werden.[29]

Gerade am Beispiel des Zentralnervensystems kann die Bedeutung zwischen positiver und negativer Funktion des Alkoholkonsums in seinen vielfältigen Formen aufgezeigt werden. Moderater (Rot-)Weinkonsum (Männer: 2–3 Gläser, Frauen: 1–2 Gläser pro Tag) zeigt die oben erwähnten Schutzeffekte und Schutzfunktionen. Eine Überdosierung führt allerdings zu schweren neuropsychischen und neurodegenerativen Ereignissen wie Alkoholdemenz, Delirium tremens, Alkoholneuropathie und Wernicke-Korsakoff-Syndrom, welches mit schweren Persönlichkeitsveränderungen assoziiert ist.

Alkohol:
gesundes Mittelmaß.

Das Pro und Kontra eines Konsums alkoholischer Getränke in ihrer Verschiedenheit und Ausprägung wird auch weiterhin ein Zentralthema großer Untersuchungen und Analysen sein, zumal unsere Gesellschaft täglich mit diesem allgemein akzeptierten Konsummittel konfrontiert wird. Ein moderater Rotweingenuß, das kann nach den bisherigen Ergebnissen als erwiesen gelten, kann aber gesundheitsfördernd wirken. Es bleibt letztlich der Reife und Persönlichkeitsstruktur jedes einzelnen überlassen, ob er durch einen maßvollen Umgang mit dem Kulturgut Wein seiner Gesundheit etwas Gutes tut oder das Gegenteil bewirkt.

Bier und seine Wirkungen

Bier ist ebenso wie Wein ein altes Kultgetränk und wurde wegen seines hohen Kaloriengehaltes oft auch als Lebensmittel angesehen. Im Unterschied zum (Rot-)Wein werden dem Bier allerdings nicht die gleichen gesundheitsfördernden Wirkungen zugeschrieben.

Bier enthält
Phytohormone.

Humulus lupulus, der Hopfen, und im speziellen seine weiblichen Blüten wurden auf seinen Gehalt an Pflanzenhormonen (sogenannte Phytohormone) hin untersucht, nachdem bei Hopfenplantagearbeiterinnen ein gehäuftes Auftreten von Menstruationsstörungen festgestellt worden war (siehe auch im Kapitel »Hormone« den Abschnitt »Phytohormone«, S.126).

Wir empfehlen: Genießen Sie ein Gläschen bis zu einem 1/4 Liter Rotwein täglich gemeinsam mit der Abendmahlzeit. Vermeiden Sie alle starken alkoholischen Getränke.

312

8-Prenylnaringenin, ein potentes Phytohormon des Hopfens, konnte als die Substanz isoliert werden, welche den normalen monatlich zyklischen Hormonablauf dieser Plantagenarbeiterinnen negativ beeinflußte. Die früher manuelle Hopfengewinnung und damit verbundene direkte Hopfenexposition ist heute durch eine weitgefächerte maschinelle Gewinnung ersetzt worden.

Desgleichen konnte die hormonelle Östrogenrezeptoraktivität dieses Pflanzenhormons (8-Prenylnaringenin) an tierischen Gebärmutterschleimhautzellen dokumentiert werden. Bei der Biererzeugung wird dieses Phytohormon als Inhaltsstoff des Hopfens mitverarbeitet. Welche Bedeutung diesem Inhaltsstoff im Zusammenhang mit den bekannten »Nebenwirkungen« eines chronischen Bierkonsums wie Bierbauch, Brustvergrößerung oder der Zunahme des Unterhautfettgewebes zukommt, wird noch kontrovers diskutiert. Doch müßten schon exponentiell hohe Mengen an Bier konsumiert werden, um eine verweiblichende Wirkung der Phytoöstrogene im Organismus des Biertrinkers hervorzurufen. In Untersuchungen über Alkoholkonsum und Herz-Kreislauf-Sterblichkeit zeigt ein moderater Bierkonsum eine geringe Risikoreduktion im Vergleich zu abstinenten Personen, allerdings auch einen weitaus geringeren Vorteil als Rotweinkonsum, so daß dem Genuß- und Lebensmittel Bier in erster Linie wohl ein Stabilisierungseffekt auf den Flüssigkeitshaushalt und eine ausgeprägte beruhigende Wirkung zugeschrieben werden können.

Nebenwirkung Bierbauch.

Bewegung: Anti-Aging durch körperliche Aktivität

»Mens sana in corpore sano« ist wohl der berühmteste Spruch, der den Zusammenhang zwischen einem gesunden Körper und einem gesunden Geist beschreibt und in den alltäglichen Sprachgebrauch übernommen wurde.

Körperliche Aktivität ist aber nicht gleich körperlicher Aktivität – gerade wenn es darum geht, sie für eine Verlangsamung des Alterungsprozesses und zur Lebensverlängerung einzusetzen. Für viele Forscher ist *»Anti-Aging-Pille«* die körperliche Aktivität fast so etwas wie eine »Anti-*Bewegung.* Aging-Pille«. Denn Menschen, die sich körperlich fit halten, gesund essen und eventuell benötigte Nahrungsmittelergänzungen zu sich nehmen, haben einen physiologisch um zehn bis 20 Jahre jüngeren Körper. Das heißt: Mit einem intelligenten Anti-Aging-Programm ist es möglich, die Alterungsuhr zu stoppen. Körperliche Aktivität gehört dabei zu einem der wichtigsten Programmpunkte. Leider kann niemand von der körperlichen Aktivität zehren, in die er sich in Kindheit und Jugend stürzte. Es kommt darauf an, seinen Körper auch dann noch in Schuß zu halten, wenn man die Altersgrenzen für den Hochleistungssport längst überschritten hat.

Viele ältere Menschen jenseits der 60 beginnen heute deshalb wieder mit Bewegungsprogrammen. Sie gehen ins Fitneßstudio, sie stemmen Gewichte, betreiben Power-Walking (= schnelles Gehen), schwimmen, fahren mit dem Rad oder üben sich im Tai Chi, dem Schattenboxen. Der neue Trend kommt nicht von ungefähr. Denn die Gründe, weshalb man körperlich aktiv werden sollte, füllen eine lange Liste:

314

- Durch körperliche Aktivität wird das Immunsystem gestärkt.
- Körperliche Aktivität hilft, das Gewicht zu reduzieren und den Fettanteil zu senken.
- Die Überlebenschance bei einem Herzinfarkt wird erhöht.
- Das Herzerkrankungsrisiko wird gesenkt.
- Der Fettstoffwechsel bei körperlicher Belastung wird angeregt.
- Die Anfälligkeit für Erkältungen sinkt.
- Die maximale Sauerstoffaufnahme erhöht sich.
- Die Muskeln werden gestärkt.
- Das Bluthochdruckrisiko sinkt.
- Sehnen und Bindegewebe werden gestärkt.
- Die HDL-Cholesterinwerte steigen, die LDL-Cholesterinwerte sinken.
- Die Kurzzeitgedächtnisleistung verbessert sich.
- Das Typ-II-Diabetes-Risiko (»Altersdiabetes«) verringert sich.
- Körperliche Aktivität hilft, Angstzustände zu verringern.
- Gelenke werden vor Arthrose geschützt.
- Körperliche Aktivität hilft, die Rauchentwöhnung durchzuhalten.
- Körperliche Aktivität hilft beim Streßmanagement.
- Körperliche Aktivität verringert das Darmkrebs- und Prostatakrebsrisiko.
- Körperliche Aktivität verringert das Risiko eines frühzeitigen Todes durch einen Schlaganfall.
- Das Thromboserisiko wird kleiner.
- Körperliche Aktivität kann helfen, Depressionen zu überwinden.
- Körperliche Aktivität kann helfen, Rückenschmerzen zu besiegen.
- Körperliche Aktivität hilft, das Selbstbewußtsein zu heben.

- Körperliche Aktivität verringert den Ruhepuls.
- Körperliche Aktivität hilft, sich besser zu entspannen.
- Körperliche Aktivität hilft gegen Verstopfung.
- Körperliche Aktivität hilft bei altersbedingter Gewichtszunahme durch Hormonumstellungen.
- Körperliche Aktivität verbessert die Durchblutung, hält die Organe – einschließlich des Gehirns – in Schuß.
- Körperliche Aktivität verbessert die allgemeine Leistungsfähigkeit im Beruf.
- Körperliche Aktivität hilft, Knochenschwund vorzubeugen, und senkt damit das Osteoporoserisiko.
- Körperliche Aktivität hebt die Stimmung.
- Körperliche Aktivität hilft, einen unabhängigen Lebensstil bis ins hohe Alter fortzusetzen.
- Körperliche Aktivität hebt die Lebensqualität.

Extreme meiden

Zuwenig und zuviel an (falscher) körperlicher Aktivität beschleunigt das Altern.

Wie in vielen anderen Bereichen gilt aber auch bei der körperlichen Aktivität, daß Extreme vermieden werden sollen. Denn eines kann von vornherein gesagt werden: Extreme sportliche Betätigung, das Erbringen sportlicher Höchstleistungen, ist als Anti-Aging-Programm genauso wenig empfehlenswert wie das bewegungslose Verharren vor dem Fernsehapparat.

Die Gesundheitsrisiken der armen Geschöpfe, welche fettbepackt und träge in ihren Sesseln hängen oder nur langsamen Schrittes vor sich hinwackeln können, um sich zu Hause völlig erschöpft und ermüdet wieder in den Sessel fallen zu lassen und sich sofort wieder mit äußerst kalorienreichem Junk-food zu laben, sind hinreichend bekannt. Daß sich der Alterungsprozeß durch diesen ungesunden Lebenswandel beschleunigt, gilt als erwiesen.

Weniger bekannt ist das Gesundheitsrisiko der anderen Seite, nämlich der Kultur der extremsten körperlichen Fitneß, der Hochleistung, des Strebens nach immer extremeren körperlichen Fähigkeiten. Extremsportler werden nicht notwendigerweise älter als die Durchschnittsbevölkerung und sind auch nicht unbedingt gesünder. Denn wer extreme Leistungen vollbringt, nimmt eine Vielzahl von Risiken in Kauf, von – manchmal tödlichen – Verletzungsgefahren über irreparable Schädigungen des Bewegungsapparats bis hin zum Risiko eines frühzeitigen Alterns durch Streß und ein Übermaß an freien Radikalen (siehe auch S. 320).

Wer ein »Successful Aging« durch körperliche Aktivität erreichen will, muß daher die goldene Mitte finden, das richtige Maß an Bewegung, das ihm ein vitales, gesundes und langes Leben beschert.

Vorreiter für eine den Alterungsprozeß verlangsamende körperliche Aktivität finden sich vor allem im asiatischen Raum. Dort ist die belebende Wirkung der richtigen körperlichen Aktivität für Vitalität und Gesundheit bis ins hohe Alter schon seit langem bekannt.

Eines der berühmtesten Beispiele, wie ein Anti-Aging-Programm aussehen könnte, ist das Tai Chi, das Schattenboxen. In den Parkanlagen asiatischer Großstädte sind in den frühen Morgenstunden 70- und 80-jährige anzutreffen, die sich noch, elastisch auf einem Bein stehend, wie ein Kranich in alle Richtungen drehen können. Ihr guter körperlicher Zustand kommt nicht von ungefähr, er ist Prozeß eines Trainings von Geist und Körper, das oft schon in der Kindheit beginnt. Das Ergebnis dieser konsequenten und ganzheitlichen Körperschulung aber ist frappierend: In vielen Fällen erscheinen die Tai Chi praktizierenden Männer und Frauen weit jünger, als sie es im physiolo-

Tai Chi: Schattenboxen als Verjüngungskur.

gischen Sinne tatsächlich sind. Nicht ohne Grund sind daher in Europa viele Menschen zu begeisterten Tai-Chi-Anhängern geworden. Schattenboxen scheint eines der erfolgreichsten Bewegungsprogramme zu sein, mit denen vor allem der Alterungsprozeß der Gelenke verlangsamt werden kann.

Wieviel Bewegung ist gesund?

Gezielte körperliche Aktivität, das heißt die gezielte Benützung der Gelenke, Sehnen und Muskeln, kann Abnützungen verhindern oder zumindest in einem bestimmten Maße verzögern.

Wer seinem Körper etwas Gutes tun will, sollte sich allerdings nicht Hals über Kopf in ein exzessives Training stürzen. Am Anfang sollte zunächst einmal eine Analyse der Ist-Situation stehen. Dabei gilt es, seinen individuellen Aktivitätslevel, sein Zeitbudget und seine Ambitionen qualitativ und quantitativ zu bestimmen. Relativ einfach fällt die Analyse bei denjenigen Personen aus, die keinerlei sportliche Vergangenheit haben. Sie müssen von Null beginnen.

Wer ohne Training ist, wird rasch ermüden und bald erschöpft sein, wenn er seinen Körper einer ungewohnten Belastung aussetzt. Der Körper muß dabei also besonders schonend vorbereitet werden, denn nur so können die positiven Effekte der körperlichen Aktivität auch wirklich genutzt werden.

Mit moderatem Training wird man aber bald Verbesserungen bemerken, die weit in das Alltagsleben hineinstrahlen. Die Stimmung hellt sich auf, die Gedächtnisleistung nimmt zu, und auch die Libido verbessert sich. Denn Sport, richtig betrieben, hebt sowohl den Testosteron- als auch den Wachstumshormonspiegel, da die komplexe Hormonregelkaskade im

Gehirn – genauer im Hypothalamus und in der Hypopyhse – in Gang gesetzt wird.

Sport als Hormontherapie

Im Hypothalamus kommt es zu einer erhöhten Produktion des GNRH (Gonadotropin-Releasing-Hormone), das die Ausschüttung des Wachstumshormons anregt. In der Hypophyse, der Hirnanhangdrüse, wird mehr vom LH – dem luteinisierenden Hormon – ausgeschüttet, welches wiederum zur vermehrten Testosteronproduktion führt.

Dieser Effekt kommt aber nur dann zum Tragen, wenn das Training in genau definierten Grenzen bleibt. Nicht kurzfristige Maximalbelastung ist angesagt, sondern körperliche Aktivität, die auf Ausdauer angelegt ist.

So konnten Sportmediziner nachweisen, daß etwa das Wachstumshormon schon nach 20 Minuten auf dem Hometrainer bei moderater Geschwindigkeit auf seinen dreifachen Wert schnellen kann. Dieser Effekt hält dann für weitere 20 Minuten vor.[30] Ähnliche Effekte wurden auch für das Testosteron festgestellt. Durch moderate körperliche Aktivität läßt sich der Testosteronspiegel für Stunden stimulieren. Das heißt: Täglich 20 bis 40 Minuten auf dem Hometrainer helfen nicht nur die Gelenke in Schuß zu halten, sondern sind gleichzeitig auch eine milde Hormontherapie durch Stimulierung der Hormondrüsen.

20 Minuten Radfahren erhöht den Wachstumshormonspiegel auf das Dreifache.

319

Sport als Streßfaktor

Durch ein übertriebenes Training kann allerdings die Ausschüttung nicht mehr weiter gesteigert werden, und wer übertreibt, macht die positiven Effekte wieder rasch zunichte. Denn durch körperliche Aktivität bis hin zur Erschöpfung läßt sich die erwünschte Hormonstimulation nicht nur nicht mehr steigern, sondern sie bringt das Hormonsystem sogar zum Kippen. Der Körper reagiert – zu stark belastet – mit teilweise massiven und negativen hormonellen Dysbalancen.

Eine Auswirkung des übertriebenen Trainings betrifft das autonome Nervensystem, welches sich aus dem sogenannten sympathischen und dem parasympathischen Teil zusammensetzt. Erhöht sich durch Überanstrengung der Milchsäuregehalt im Blut, wird sowohl mehr vom Streßhormon Adrenalin als auch von seinem Gegenspieler, dem Noradrenalin, ausgeschüttet.[31] Umgekehrt sinkt, je größer die Belastung ist, der Wert für das zuckerabbauende Insulin.[32] Gleichzeitig beginnt die Hypophyse gleich mehr von einer ganzen Reihe von Hormonen zu produzieren, darunter auch das Aldosteron, das die Cortisolproduktion der Nebennierenrinde über das Enzym Renin anregt.[33]

Zuviel Sport bedeutet Streß für den Körper.

Wer mit hängender Zunge unbedingt noch Extrarunde um Extrarunde läuft, hat sich keineswegs etwas Gutes getan. Sport, bis hin zur Erschöpfung, ist für den Körper nichts anderes als ein ernster Streßfaktor. Denn wird die muskuläre Arbeitsleistung zu stark gesteigert, nimmt der Gehalt des Streßhormons Cortisol im Blut zu. Cortisol hat eine Reihe von gesundheitlich negativen Auswirkungen (siehe S. 389). Es schädigt etwa das Immunsystem, es verzögert die Regeneration von Gewebe, und durch Veränderungen in der Knochenzusammensetzung können sogenannte Glasknochen entstehen, die bei Belastung wesentlich leichter brechen.

Außerdem wirkt sich das Streßhormon auch im Gehirn aus: Ein Übermaß an Cortisol vermindert die Gedächtnisleistung.[34]

Der goldene Mittelweg:
Keine Sauerstoffschulden eingehen!

Gesucht ist also der goldene Mittelweg, auf dem der positive Gesundheitseffekt der körperlichen Aktivität optimal als Anti-Aging-Programm genutzt werden kann. Sportwissenschaftler orientieren sich bei der Bestimmung des optimalen Trainingseffekts an der unterschiedlichen Fähigkeit des Körpers, unter Belastung Sauerstoff aufzunehmen. Ist die körperliche Aktivität moderat, bekommen die Körperzellen ausreichend Sauerstoff, das Training bewegt sich im sogenannten aeroben Bereich. Wird die Belastung zu groß, verbrauchen die Körperzellen mehr Sauerstoff, als sie über Lunge und Blutkreislauf erhalten, das Training bewegt sich dann im anaeroben Bereich.

Als Faustformel kann gelten: Solange das Training so angelegt ist, daß Sie keine Sauerstoffschuld eingehen, bewegen Sie sich im aeroben Bereich, und die Bewegung ist gesundheitsförderlich.

Die optimale Herzfrequenz

Wie aber läßt sich nun feststellen, wo die eigene Grenze liegt? Die Sportmedizin hat dafür einfache Berechnungsgrundlagen erarbeitet, mit denen Sie, abhängig von Alter und Ruheherzfrequenz, Ihr persönliches Belastungsoptimum errechnen können.

Die maximale Herzfrequenz errechnen Sie, indem Sie von der Zahl 220 Ihr Lebensalter subtrahieren.

Um die empfohlene Herzfrequenz zu bestimmen, messen Sie zuerst Ihren Ruhepuls – am besten morgens kurz nach dem Aufwachen.

Berechnen Sie die optimale Herzfrequenz für Ihr Anti-Aging-Programm.

220 – Lebensalter = maximale Herzfrequenz (x)

Ruheherzfrequenz = y

$x - y = z$

$z \cdot 2/3 = v$ für Breitensportler ($z \cdot {}^3/_4 = v$ für Leistungssportler)

$y + v$ = empfohlene Herzfrequenz für Dauerlauftraining

Beispiele für empfohlene Herzfrequenzen

50jähriger Breitensportler	20jähriger Leistungssportler
220–50 = 170 (maximale Herzfrequenz) (= x)	220–20 = 200 (maximale Herzfrequenz) (= x)
70 (Ruheherzfrequenz) (= y)	60 (Ruheherzfrequenz) (= y)
170–70 = 100 (= z)	200–60 = 140 (= z)
100 $\cdot$ ${}^2/_3$ = 67 (= v)	140 $\cdot$ ${}^3/_4$ = 105 (= v)
70 + 67 = 137 (= empfohlene Pulsfrequenz für Dauerlauftraining)	105 + 60 = 165 (= empfohlene Pulsfrequenz für Dauerlauftraining)
Bei Frauen kann die Herzfrequenz um zehn Schläge pro Minute höher liegen.	

Joggen: gut fürs Anti-Aging?

Zuerst einmal muß definiert werden, was Joggen eigentlich ist: Im Wörterbuch wird es als langsames Traben bezeichnet. Joggen hat sich aber in eine Richtung entwickelt, bei der die Laufgeschwindigkeit immer höher geworden ist. Daher wird heute auch vom »Power-Jogging« gesprochen, weil damit das lange, schnelle, intensive Laufen bis hin in den anaeroben Bereich (den Zustand der Sauerstoffschuld) gemeint ist. Power-Jogging sollte bei einem Anti-Aging-Programm unbedingt vermieden werden. Denn dabei treten genau jene Stoffwechselprozesse auf, die alterungsbeschleunigend wirken.

Freie Radikale durch Überbelastung

Neben den hormonellen Veränderungen kommt es nämlich auch zur Freisetzung freier Radikale, die den Zellstoffwechsel zusätzlich belasten. Verschlechterte Energieumsetzung und verminderte Leistungsfähigkeit sind die Folge. Im zellulären Bereich sind die Abbauprodukte teilweise zellschädigend und daher genau dem Anti-Aging-Konzept entgegengesetzt (siehe S. 326). Die freien Radikale können daher eine wesentliche Rolle als Verursacher beziehungsweise Vermittler von Muskelschäden und Entzündungen nach hochintensiven muskulären Beanspruchungen spielen. Sie treten als Folge des vermehrten Sauerstoffbedarfs in den Kraftwerken der Zellen, den Mitochondrien, auf und beeinflussen den damit verbundenen Elektronentransport. Wer viel Sport betreibt, sollte daher zusätzlich zur Nahrung auch Radikalfänger, also Nahrungsmittelergänzungsstoffe mit antioxidativer Wirkung, zu sich nehmen, mit denen er sich vor diesen negativen Effekten schützen kann, wie zum Beispiel Tocopherol (Vitamin E) oder Ascorbinsäure (Vitamin C).

Zuviel Sport bedeutet Streß für den Körper.

Langsam die Leistungsfähigkeit steigern

In der Sportmedizin unterscheidet man zwischen der absoluten und der relativen Sauerstoffaufnahme. Das bessere Maß zur Beurteilung der Ausdauerwerte ist die relative maximale Sauerstoffaufnahme. Man kann den Körper dazu bringen, mehr Sauerstoff zu verarbeiten. Mehr Sauerstoff ist eine der wesentlichsten Lebensquellen. Wer täglich im aeroben Bereich trainiert, also beispielsweise – abhängig vom Trainingszustand – langsam joggt oder schnell geht, wird seinen Körper langsam und schonend dazu bringen können, immer mehr Sauerstoff zu verarbeiten.

Daher ist als Anti-Aging-Therapie neben dem Power-Walking das definitionsgemäße Joggen, also das langsame Traben bei niedriger Herzfrequenz und ohne Eingehen einer Sauerstoffschuld, zu empfehlen.

Laufen auf den Zehenballen?

»Trippelstil« schadet den Gelenken.

Der mancherorts empfohlene Laufstil auf den Zehenballen, also am Vorfuß – eine Art »Trippeln«, wobei die Ferse kaum den Boden berührt –, hat seinen Ursprung in der Evolution. Ein Besuch im Tiergarten, wo Sie die Tiere analog ihrer Entwicklung von den Echsen bis zu den Primaten bewußt beobachten, wird Ihnen dies bestätigen. Kein Tier geht so auf dem Fersenbein und den Fußballen, wie es für den Menschen in der Entwicklung zum aufrechten Gang nötig wurde, um die Balance zu halten. Freilich ist der Zehenballenlaufstil – oder Trippelstil – für den heutigen Menschen nicht (mehr) empfehlenswert. Es ist nicht möglich, diesen Prozeß, der Jahrmillionen gedauert hat, von einem Tag auf den anderen rückgängig zu machen und eine andere Art des Gehens als Allheilmittel für Probleme des Bewegungsapparats und andere Gesundheitsprobleme anzubieten. In dieser Verallgemeinerung liegt die große Gefahr eines im Prinzip vielleicht guten Denkansatzes, nämlich durch Änderung des Belastungsmusters des Bewegungsapparats einen Trainingseffekt vieler Muskelbereiche zu erzielen. Der für Knie und Achillessehne schonendere Laufstil ist das Abrollen von Fersenbein auf den Vorfuß – mit optimal gedämpftem Schuhwerk.

Bei Übergewicht: aufs Laufen verzichten

Jede Kultur, die einem erhöhten Lebensstreß, einem permanenten Lebenskampf ausgesetzt ist, hat ein wesentlich niedrigeres Durchschnittsalter als unsere. Auch im Sport heißt die Devise als Anti-Aging-Konzept daher Streßvermeidung und nicht Streßaufbau. Auch die Hoffnung eines Menschen mit 40 Kilo Übergewicht, durch Lauftraining etwas Gutes zu tun, ist absurd. Die Schäden am Skelett, die durch die erhöhte Belastung entstehen werden (nicht können!), stehen in keiner Relation zum Trainingseffekt des Herz-Kreislauf-Systems. Die Knorpelzellen der Gelenke ebenso wie die Bandscheiben sind für derartige Belastungen nicht ausgelegt. Und was nützt ein gut trainierter Kreislauf, wenn dann die Gelenke kaputt sind. Daher sollte bei Übergewicht für diese Personen ein Ausdauertraining am Fahrrad oder im Schwimmbad erfolgen. Auch Inline-Skaten ist als wesentlich schonendere Trainingsform zu befürworten. (Dabei muß man allerdings berücksichtigen, daß im Falle eines Sturzes schwere Verletzungen die Folge sein könnten.)

Power-Walking: die goldene Alternative fürs Anti-Aging

Offensichtlich ist genau die Vermeidung der Extreme – keine oder aber zu anstrengende Bewegung – das Geheimnis für ein »Successful Aging«. Studien zeigten dies sehr eindrucksvoll: So senkt schon ein täglicher Spaziergang von zwei bis drei Kilometern im mäßigen Tempo das Risiko eines frühzeitigen Todes um die Hälfte und das Risiko, an Krebs zu sterben, sogar um zwei Drittel.[35]

Zügiges Gehen – auch Power-Walking genannt – senkt zu hohe Cholesterinwerte und das Risiko von Herz-Kreislauf-Erkrankungen. Schonend kann die Leistungsfähigkeit des Körpers und damit die maxi-

*Power-Walking:
die neue Strategie gegen
das Altern.*

male Sauerstoffaufnahme verbessert werden. Walking gehört daher zu den besten »Aerobic«-Übungen, die der Sport neben Schwimmen, Radfahren oder Skilanglauf anzubieten hat. Schnelles Gehen wird von Anti-Aging-Forschern sogar als weitaus gesundheitsförderlicher als Joggen eingeschätzt, da es mit weniger Risiken für den Bewegungsapparat verbunden ist und die Sauerstoffaufnahme besser ist als beim Laufen.

- Versuchen Sie zumindest einmal pro Tag Power-Walking zu betreiben.
- Hören Sie während des Power-Walkings Ihre Lieblingsmusik. Viele Studien haben gezeigt, daß Musik die Leistungsfähigkeit und die Motivation steigert.
- Gehen Sie schneller, weiter und häufiger. Sie können damit Extrakalorien verbrennen.
- Erledigen Sie Wege, so oft es Ihnen möglich ist, zu Fuß.
- Legen Sie ein Walking-Tagebuch an. Schreiben Sie sich nicht nur jede Kalorie auf, die Sie essen, sondern dokumentieren Sie auch jeden Kilometer, den Sie gehen.
- Setzen Sie sich Ziele, sowohl kurz- als auch langfristig. Ziele erhöhen die Motivation und helfen durchzuhalten, wenn die Bewegung manchmal schwerfällt.
- Belohnen Sie sich, wenn Sie ein Ziel erreicht haben. Etwa ein neues Kleidungsstück für das Erreichen eines kurzfristigen Zieles, ein Wochenendausflug für das Erreichen eines längerfristigen Zieles. Vorsicht: Belohnen Sie sich aber nicht mit Extrakalorien.
- Walken Sie mit einem Freund. Das ist nicht nur unterhaltsam, sondern erhöht auch die Motivation.
- Halten Sie Maß. Walken sollte Sie nicht unter Streß setzen oder zur Sucht werden. Wenn sich Ihr Power-

Walking-Programm einmal für einen Tag nicht durchführen läßt, ist das auch kein großes Malheur.

- Denken Sie positiv, während Sie gehen. Denken Sie daran, daß Sie sich gerade etwas Gutes tun und Sie damit ihre physische und geistige Gesundheit stärken.

Der neue Trend: Nordic Walking

Nordic Walking, das ist Walken mit Stöcken. Nordic Walking wurde als Sommer-Trainingsmethode der Spitzenathleten aus den Bereichen Langlauf, Biathlon und Nordische Kombination entwickelt. Im Frühjahr 1997 wurde die Sportart in Finnland vorgestellt. Drei Jahre später betrieben schon allein dort circa 900000 Menschen diesen Ganzjahressport. Im Augenblick ist der gesamte skandinavische Raum in einem richtiggehenden Nordic-Walking-Fieber. Aber auch in Deutschland, Österreich und der Schweiz entstehen Nordic-Walking-Schulen, und immer mehr Menschen finden zu diesem Sport. Beim Nordic Walking bewirkt die Arm-Stockarbeit eine Beanspruchung des gesamten Muskelapparats, eine Steigerung der Pulsfrequenz, des Stoffwechsels und einen erhöhten Energieumsatz. Die speziellen Carbon-Stöcke sind extrem leicht und vibrationsarm. Sie können nicht nur beim Power-Walking eingesetzt werden, sondern auch beim gemütlichen Spaziergang. Walking mit Stöcken schont die Gelenke (besonders bei übergewichtigen Personen) und stärkt zudem die Schulter-Rücken- und Brustmuskulatur. Es verbessert die aerobe Fitness und löst Muskelverspannungen im Nacken und in der Schulterregion.

Nordic-Walking: der neue Trend aus Skandinavien.

Gelenke richtig benutzen

Für das Altern der Gelenke sind neben der Ernährung und dem Hormonhaushalt vor allem zwei Faktoren von besonderer Bedeutung, die von der Sportmedizin »Benützung« oder »Abnützung« genannt werden.

Die sogenannte Benützung ist eine absolute Notwendigkeit. »Wer rastet, der rostet«, weiß der Volksmund, und diese Weisheit kommt nicht von ungefähr: Denn nur mit einem bestimmten Maß an Bewegung kann der notwendige Zellstoffwechsel – besonders in den Gelenken – aufrechterhalten werden.

Arthrose: Wenn die Gelenke einzurosten beginnen.

Wer allerdings übertreibt, dessen Zellen werden nicht mehr der normalen Benützung ausgesetzt, sondern die körperliche Aktivität setzt einen Abnützungsprozeß in Gang: Der Zellstoffwechsel wird herabgesetzt, und im Bereich der Gelenke wandeln sich Knorpelzellen (verantwortlich für das Gleiten der Gelenkflächen) in Gewebezellen um. Die Gleitfunktion der Gelenke geht zunehmend verloren, weitere Zellen sterben oder werden abgestoßen. Das Ergebnis ist die Arthrose. Abbauprodukte lagern sich in den Gelenken ab und beginnen zu verknöchern. Auf dem Röntgenbild sind die – teilweise dramatischen – Veränderungen der Gelenke deutlich zu sehen, und Bewegung wird dann zu einer schmerzhaften Tortur.

Doch nicht nur Gelenke, sondern auch Sehnen und Muskeln sind sehr durchblutungs- und stoffwechselabhängig und daher anfällig für Stoffwechselstörungen. Durch Überlastung und Fehlbelastung kommt es an bestimmten Stellen des Körpers beispielsweise zu Veränderungen des Sehnengewebes, die zu Entzündungen bis hin zu Einlagerungen von Kalk führen können. Die schlimmste Folge: Die Sehne kann Belastungen nicht mehr aushalten und reißt. Am bekanntesten ist der Riß der Achillessehne.

Doch auch im Schulterbereich gibt es eine sehr anfällige Zone: Besonders die Sehne zum oberen Grätenmuskel, der für das seitliche Anheben des Armes, die Abduktion, verantwortlich ist, kann durch Ernährungs- und Durchblutungsstörungen häufig degenerieren. Ist die Sehne abgenützt, können Muskelverspannungen und Verhärtungen, die von der Wirbelsäule ausgehen, schmerzhafte Bewegungseinschränkungen hervorrufen. Die schlimmste Konsequenz ist auch hier wieder der Sehnenriß. Operationen im Schulterbereich sind schwierig, und der Funktionsausfall kann von anderen Sehnen und Muskeln nur teilweise übernommen werden. Ein gewisses Handicap bleibt.

Gibt es ein Anti-Aging-Programm für die Gelenke?

Die Sportmedizin bietet mittlerweile zwei Therapieformen an, mit denen beginnende Abnützungserscheinungen in den Gelenken positiv beeinflußt werden können:

Bei der pulsierenden Signaltherapie (PST) wird das Gelenk in einer elektromagnetischen Spule gelagert und ein pulsiertes Stromsignal übertragen. Dabei wird der Stoffwechsel lädierter Knorpelzellen, die sich schon in Gewebezellen verwandelt hatten, derartig aktiviert, daß sie sich wieder regenerieren. Im Unterschied zu einer herkömmlichen Magnetfeldtherapie, die häufig in Eigenregie durchgeführt wird, handelt es sich bei PST um die kontrollierte physiologische Stimulierung des zellulären Stoffwechsels. Das heißt, Knorpelzellen, die zu Bindegewebezellen degeneriert sind, wandeln sich durch die PST wieder in Knorpelzellen um. Dadurch wird die Qualität des Gelenkknorpels wieder verbessert.

Zehnmal Anti-Aging mit Bewegung

Benützung und nicht Abnützung Ihrer Gelenke steht im Vordergrund.

Vermeiden Sie eine Überlastung Ihrer Gelenke.

Vermeiden Sie eine Überlastung Ihrer Muskeln und Sehnen.

Trainieren Sie nur im aeroben Bereich, gehen Sie keine Sauerstoffschuld durch anaerobes Training ein.

Vermeiden Sie die Produktion freier Radikale durch Bewegung bis zur Erschöpfung.

Betreiben Sie Sport zum Streßabbau, nicht zum Streßaufbau. Nur so profitieren Sie maximal vom gesundheitsfördernden Bewegungseffekt.

Wählen Sie die für Sie richtige Sportart zum Training Ihrer Ausdauer.

Lassen Sie vor dem Trainingsbeginn einen Gesundheitscheck zur Bestimmung des Ist-Wertes Ihrer Belastbarkeit durchführen.

Versuchen Sie das ideale Sportgerät Ihrer Wahl zu finden (z.B. Wahl des richtigen Tennisschlägers oder Laufschuhes).

Mißbrauchen Sie Ihren Körper nicht für Leistungen, für die die Natur ihn nicht geschaffen hat, und vermeiden Sie damit jedes Extrem.

Durch diese Behandlung ist bei Abnützungserscheinungen der Gelenke in etwa 70 Prozent eine Bes-
serung der Beschwerden bis hin zur Schmerzfreiheit
zu erreichen. Dies konnte in klinischen Studien nachgewiesen werden.[36]

Die PST-Methode kann bei besonders belasteten
Gelenken bereits vor Auftreten von Beschwerden im
Sinne eines Gelenk-Anti-Aging-Programms empfoh-
len werden.

Verjüngungskuren für Ihre Gelenke.

Eine weitere Form, um dem Altern der Gelenke
vorzubeugen, kann durch die Blockade der eine
Arthrose bewirkenden Enzyme, zum Beispiel des
Interleukin 1, erreicht werden. Dabei wird aus dem
Blut der Interleukin-Rezeptor-Antagonist – das heißt
der natürliche Gegenspieler des knorpelschädigenden
Interleukin 1 – isoliert. Dieser Stoff ist als Orthocin
(registriertes Arzneimittel) bekannt. Orthocin wird in
das geschädigte Gelenk gespritzt und blockiert die
Knorpelzerstörung und damit die raschere Alterung
des Gelenks.[37] Orthocin-Injektionen gehören zu den
modernsten Arthrosetherapien.

Orthocin wird erst bei einem Auftreten von Arthro-
sen angewendet.

Umweltrisiken minimieren

Der bewußte Umgang mit der Natur und die Vermeidung potentieller Gefahrenquellen in der Umwelt sind
ein wichtiger Aspekt für jeden, der Anti-Aging ernsthaft betreiben will. Im folgenden haben wir wichtige
Umweltrisiken sowie Strategien zu deren Minimierung zusammengefaßt.

Schwermetalle

Aus der breiten Palette an hochgiftigen Schwermetallen sind Quecksilber und Blei für die Gesundheit am gefährlichsten – weil sie am häufigsten in unserer Umwelt vorkommen.

Schwermetalle:
die versteckten Risiken
für Ihre Gesundheit.

Wie fast alle Schwermetalle können auch diese in hoher Dosis tödliche Vergiftungserscheinungen hervorrufen. Wer kleinen Mengen an Blei oder Quecksilber über lange Zeiträume unbewußt ausgesetzt ist, kann schleichend vergiftet werden. Schwermetalle können nur schwer – wenn überhaupt – ausgeschieden werden, wodurch sich mit der Zeit ein zunehmend größer werdendes Giftdepot im Körper ansammelt. Die Folgen: Arterienerkrankungen (Verkalkungen), Nervenschädigungen und schwere Funktionsstörungen des Gehirns.

Quecksilber

Quecksilber ist das einzige Metall, das bei Raumtemperatur einen flüssigen Aggregatzustand hat. Weil es sehr sensibel auf Temperatur- oder Druckänderungen reagiert, wird es häufig in Thermometern oder auch Barometern verwendet (bezeichnend dafür ist die Maßeinheit: »Millimeter pro Quecksilbersäule«). Schon bald nach der Einführung der Elektrizität ist Quecksilber übrigens auch in elektrischen Schaltern eingesetzt worden ist, um ein geräuschloses Ein- und Ausschalten zu ermöglichen. Am bedenklichsten erscheint aber der Quecksilbereinsatz in der Zahnmedizin.

Amalgam: die tickende Bombe

Quecksilber: Gefahren in
der Amalgamfüllung.

Zahnfüllungen aus Amalgam sind eine Mischung aus Silber, Kupfer, anderen Metallen und eben Quecksilber. Durch die Legierung wird Quecksilber gehärtet, das heißt, es ist bei Körpertemperatur nicht mehr flüssig und wird in der Regel auch nicht durch Belastungen beim Zubeißen aus der Füllung herausgelöst. Das Problem der Amalgamfüllungen sind allerdings die Speichelsäuren im Mund. Diese können das Amalgam in der Weise angreifen, daß Quecksilbermoleküle freigesetzt werden und so in den Blutkreislauf gelangen können. Über die Jahre können so durch eine schleichende Quecksilbervergiftung Verkalkungen, Herzprobleme sowie Nervenschädigungen ausgelöst werden. Das sich im Körper einnistende Quecksilber wirkt dabei ähnlich wie wuchernde Krebszellen und kann den Stoffwechsel fatal schädigen, indem sich Quecksilbermoleküle an lebenswichtige Enzyme anhängen.

Es ist daher empfehlenswert, Amalgam durch Füllungen aus Gold oder Keramik ersetzen zu lassen.

Risiko: Quecksilberthermometer

Andere Gefahren stellen mit Quecksilber gefüllte Thermometer dar, die bei der Temperaturmessung im Mund brechen können, wodurch das Quecksilber geschluckt und über den Magen-Darm-Trakt in den Körper aufgenommen wird. Besonders gefährlich ist Quecksilber für Kleinkinder. Der Kopf und das Gehirn wachsen bis zu einem Alter von sieben Jahren sehr schnell, danach verändert sich die Kopfgröße nur mehr geringfügig. Bis dahin kann das Schwermetall aber die Nervenentwicklung und somit das Wachstum des Gehirns massiv und nachhaltig beeinträchtigen.

Statt Quecksilberthermometern sollten besser digitale Temperaturmeßgeräte verwendet werden.

Blei

Im Vergleich zu Quecksilber ist Blei nicht ganz so gefährlich. Dafür kommt es aber in der Umwelt weitaus häufiger vor. Blei ist ein relativ weiches Metall, das in der Römerzeit in der Form von Zinnlegierungen oft in Tafelgeschirr (Becher, Teller etc.) verwendet wurde. Auch Beethoven hat sich eine schwere Bleivergiftung zugezogen, welche durch langjähriges Trinken aus seinem Lieblingsbecher entstand und wesentlich zu seinem Gehörverlust und frühen Tod beigetragen hat. Dies berichtet der amerikanische Autor Russell Martin, der in seinem Buch ausführlich schildert, wie er eine authentische Locke Beethovens entdeckte und analysieren ließ. Daraus ergab sich, daß der Bleigehalt in Beethovens Körper hundertmal größer war als der Durchschnittswert, der heute im Menschen gefunden wird.[38] Über viele Jahre wurde Blei auch dem Benzin beigegeben und Farben zur Erhöhung der Haltbarkeit beigemischt. Zudem waren die ersten Wasserleitungen ebenfalls aus Blei. In manchen alten Gebäuden existieren diese heute noch.

Blei im Benzin: Veredelung mit Folgen

Zwar sind Bleibeimischungen im Benzin heutzutage nahezu weltweit verboten. Doch die Folgen jahrzehntelanger Bleibelastung können immer noch nachwirken.

Mit Blei konnte die Oktanzahl des Treibstoffs erhöht und somit seine Verbrennung verbessert werden. Ökonomisch brachte das den Vorteil, daß billiges Benzin mit schlechter Oktanzahl »veredelt« und somit zu höheren Preisen verkauft werden konnte. Über die Auspuffgase wurden Tausende Tonnen Blei freigesetzt. Blei kam in die Atemluft, ins Grundwasser und als Ablagerung in Pflanzen in der Nähe von stark befahrenen Straßen (Autobahnen). Menschen waren daher jahrzehntelang einer mannigfaltigen Bleibelastung ausgesetzt, wodurch sich im Körper ein mehr oder weniger großes »Bleidepot« gebildet haben kann. Heute gilt es daher um so mehr, neuerliche Bleirisiken zu vermeiden.

Bleileitungen

Wer in einem Altbau wohnt, der vor 50 bis 100 Jahren erbaut worden ist, oder in einen solchen übersiedeln möchte, dem sei dringend empfohlen, die Wasserleitungen überprüfen zu lassen. Es ist durchaus möglich, daß einige Bleileitungen bei Renovierungen und Sanierungen übersehen worden sind. Immer wieder werden auch heute noch Wasserleitungen aus Blei entdeckt. Leitungswasser kann dadurch zu einer Schwermetallbelastung für den Körper werden.

Bleifarbe

Seit Anfang der zwanziger bis Ende der siebziger Jahre wurde bleihaltige Farbe häufig für Innenanstriche in Wohnungen verwendet. Erst nach 50 Jahren entdeckte man deren Schädlichkeit. Besonders Kinder können dadurch ernsthafte neurologische Probleme davontragen. Obwohl die Verwendung bleihaltiger Farben längst verboten ist, können sich in alten Häusern dennoch Probleme damit ergeben. Gut möglich ist, daß sich unter neuen Wandmalereien noch Schichten bleihaltiger Anstriche verbergen. Beginnt die oberste Schicht zu bröckeln, kann stellenweise der Bleifarbenanstrich freigelegt werden und durch den Staub in die Atemluft gelangen.

Blei: gefährliche Altbauten.

Unser Tip: Wer in eine Altbauwohnung ziehen will, sollte die Anstriche auf Bleihaltigkeit prüfen lassen und sich bei einem positiven Ergebnis vielleicht doch nach einer anderen Bleibe umsehen. Wer in seiner jetzigen Wohnung noch Bleianstriche entdeckt, sollte diese von Experten – unter Einhaltung aller Sicherheitsvorschriften – vollständig von der Wand abkratzen lassen. Während der Renovierung sollten Möbel nicht nur abgedeckt, sondern völlig aus der Wohnung geschafft werden. Die Gefahr, daß sich bleihaltiger Staub in Ritzen, Fugen oder Polstermöbel einnistet, ist zu groß.

Kerzen

Eine besondere Gefahr stellen auch – zumeist aus asiatischen Ländern importierte – Kerzen dar. Ihre Dochte werden häufig durch einen bleihaltigen Faden gestärkt. Wer solche Kerzen regelmäßig über Jahre verwendet, setzt sich dem Risiko einer Bleivergiftung aus.

Was tun bei einer Überdosis?

Es gibt eine Möglichkeit, den Körper beim Abbau von Schwermetallen zu unterstützen. Die Blei- oder Quecksilberdepots, die sich über die Jahre angesammelt haben, können mit einer speziellen Substanz namens EDTA (Ethylen Diamintetra Acetic Acid) abgebaut werden. Beim sogenannten Prozeß der »Chelation« wird EDTA in die Blutbahn injiziert, das Schwermetall bindet sich an die EDTA-Moleküle und kann so vom Körper ausgeschieden werden. Vorsicht ist aber angebracht, weil EDTA prinzipiell auch andere Metalle anbinden läßt und somit auch dem Knochen Kalzium entziehen kann. Vor und nach einer Chelation sollten daher unbedingt Kalziumprodukte genommen werden.

Schwermetallentgiftung durch Chelation.

Nahrungsbehandlung

Insektizide, Herbizide, Fungizide

Insektengifte und andere Spritzmittel sind für den menschlichen Organismus nicht zuträglich. Darüber besteht in aller Regel Einigkeit. Tatsächlich ist es nicht möglich, Obst oder Gemüse so zu reinigen, daß überhaupt keine Spritzmittel auf den Eßtisch gelangen. Der Körper verträgt zwar kleine Mengen, ohne gleich allergisch zu reagieren, mit den Jahren oder Jahrzehnten häufen sich aber die kleinen Schädigungen. Ein Umsteigen auf biologische Nahrung ist die beste Alternative.

Biologische Naturprodukte: die beste Art, Gesundheitsrisiken in der Nahrung zu minimieren.

Kunstdünger

Kunstdünger ist für den Menschen an und für sich nicht schädlich. Der Unterschied zwischen künstlich hergestelltem Düngers und Kompost oder tierischem Dung liegt in der Zusammensetzung. Zwar werden dem (ausgelaugten) Boden auch durch den künstlichen Dünger die für ein schnelleres Pflanzenwachstum notwendigen Nährstoffe zugeführt. Die künstliche Mischung wird aber nie alle Komponenten eines biologischen Düngers enthalten. Obst, das auf Bäumen in natürlich gedüngten Gärten wächst, hat daher einen höheren Nährwert und schmeckt besser.

Hormonfleisch

In den USA ist es erlaubt, in Europa verboten. Fleisch von Tieren, die mit künstlichen Hormonen zum schnellen Wachstum und zur Fettansatzvergrößerung gebracht wurden, stellt ein Gesundheitsrisiko dar. Der Mensch kann sich dadurch, ohne es zu bemerken, Extrahormone zuführen. Oft werden an die Tiere östrogenhaltige Stoffe verfüttert, was speziell für Männer nachteilige Folgen haben könnte. Ein T-Bone Steak von künstlich hochgezüchteten Rindern wäre die falsche »Hormontherapie«.

In den USA sollten Sie ihren Steakkonsum minimieren. Bedenken Sie aber auch, daß an Geflügel sogar noch größere Mengen von Hormonsubstanzen verfüttert werden. Daher ist eventuell sogar Rindnoch besser als Hühnerfleisch.

BSE

Die »Mad Cow Disease« oder BSE (Bovine Spongiforme Encephalopathie) ist 1985 erstmals in der Grafschaft Kent (Südengland) aufgetreten. Die Krankheit entstand, weil Tiermehl Scrapie-infizierter Schafe (Scrapie = BSE-ähnliche Krankheit bei Schafen) an Rinder verfüttert wurde. 1996 zeigten Studien, daß zwischen BSE und einer neuen Variante des Creutzfeldt-Jakob-Syndroms, das schwere Hirnschädigungen hervorruft, ein Zusammenhang besteht. Die eigentlichen Übertragungsmechanismen sind noch relativ unbekannt. Man nimmt an, daß die BSE-Erreger gesunden Zellteilen – den sogenannten Prionen – einen veränderten Bauplan aufzwingen können und dadurch eine Kettenreaktion auslösen, die zur schwammartigen Zerstörung des Hirngewebes und in der Folge zum Tode führt.

Millionen britischer Rinder wurden geschlachtet, ihre Kadaver verbrannt. Das Verfüttern von Tiermehl ist mittlerweile in vielen Ländern der Erde verboten.

Allerdings ist nicht sicher, ob die Erkrankung der Tiere nicht auch andere Ursachen haben könnte. Da die Inkubationszeit – also jener Zeitraum, der von der Ansteckung bis zum Ausbruch der Krankheit verstreicht – bei der Creutzfeldt- Jakob-Krankheit Jahre bis Jahrzehnte dauern kann, könnte noch eine Vielzahl an Menschen daran erkranken. Achten Sie beim Kauf daher genau darauf, woher das Rindfleisch stammt und ob es BSE-kontrolliert worden ist. Reines Muskelfleisch von Filetsteaks oder Schnitzel gilt als zwar als ungefährlich, obgleich sich auch darin Nervenfasern befinden. Hirn und Rückenmark gelten als besonderes Risikogewebe und sollten auf keinen Fall mehr verzehrt werden.

BSE: Innereien, Hirn und Rückenmark von Rindern keinesfalls verzehren.

Genfood

Die genetische Manipulation von Pflanzen wird derzeit hauptsächlich bei Getreide angewandt, um widerstandsfähigere und ertragreichere Sorten zu züchten. Über gesundheitsschädigende Wirkungen ist derzeit noch nichts bekannt. Tatsache ist jedoch, daß bisherige Pflanzenkreuzungen nur auf natürlichem Wege durch Mutationen oder durch die Evolution entstanden sind. Wir wissen aber nicht, ob genetisch manipulierte Nahrung nun gesundheitsgefährdend ist oder nicht. Im Zweifelsfall sollte man sich daher an biologische Nahrung halten.

Rauchen

Im Unterschied zu den anderen Risiken hat man beim Rauchen die Kontrolle darüber, ob man sich diesem Risiko aussetzen will oder nicht. Wer raucht, dem ist ein einfacher Rat zu geben: schleunigst damit aufzuhören. Zu viele Studien haben das Gesundheitsrisiko des Rauchens bewiesen. Freilich wissen wir, daß es nicht ganz einfach ist, Nichtraucher zu werden. Neben dem gesundheitsfördernden Aspekt gibt es allerdings auch noch einen weiteren, nicht zu verachtenden Gewinn durch das Aufhören: Die Prämien für Gesundheits- und Lebensversicherungen sind in den USA mittlerweile für Nichtraucher günstiger als für Raucher.

Nikotinpflaster oder -kaugummi können das Aufhören erleichtern. Der Körper kann langsam vom Suchtgift Nikotin entwöhnt werden, während die schädlichen Wirkungen des Teers aus den Zigaretten wegfallen.

Denn gerade der Teer ist schlecht für die Gesundheit. Die während des Rauchens erzeugten Verbrennungsrückstände enthalten krebserregende Substanzen, die mit jedem Zug in die Lunge wandern. Wer raucht, akkumuliert immer mehr Teer in der Lunge, welche auch immer mehr in ihrer Funktion geschädigt wird, weil ihre Zellen mit Teerklumpen regelrecht »verklebt« werden. Die Sauerstoffaufnahme wird damit immer schwerer. Der oft jahrelang inhalierte Teer bleibt auch für die ersten Monate als Nichtraucher ein ständiger Begleiter. Die Teerschichten lösen sich erst sechs bis zwölf Monate nach der letzten Zigarette aus dem Lungengewebe. In den darauffolgenden Jahren sinkt das Lungenkrebsrisiko kontinuierlich ab, bis es nach zwölf Jahren die Werte eines Immer-schon-Nichtrauchers erreicht hat.

Die Lunge braucht Jahre, um sich wieder zu regenerieren.

Nikotin selbst ist übrigens nicht krebserregend, dafür aber besitzt das Zellgift eine gefäßverengende Wirkung und gehört zu den stärksten bekannten Suchtmitteln.

Passivrauchen

Wer im geschlossenen Zimmer raucht, muß davon ausgehen, daß er seine Mitbewohner und Arbeitskollegen zu passiven Rauchern macht. Wer die Zigaretten (noch nicht) lassen kann, sollte sich daher lieber einen »Raucherbalkon« einrichten.

Smog

»Smog« ist ein Kunstwort aus »smoke« (Rauch) und »fog« (Nebel), also wörtlich übersetzt ein Rauchnebel. Ursprünglich stammt der Begriff aus dem London des 19. Jahrhunderts, als sich der Rauch der Industrieschlote mit dem berühmten Londoner Nebel zu vermischen begann. Heute ist die Industrie nicht mehr der Hauptlieferant für den Smog, sondern die Auspuffabgase eines immer mehr zunehmenden Autoverkehrs. Mittlerweile sind der Industrie Filter vorgeschrieben worden, die mit Katalysatoren und Konvertoren giftiges Kohlenmonoxid in – das in der Luft ungiftige – Kohlendioxid umwandeln. Daher rauchen die Schornsteine heute meist nicht mehr schwarz, sondern weiß.

Besonders Städte, die ungünstig in Beckengebieten (Mexiko City) mit Inversionswetterlagen liegen oder ihren Standort zwischen Küste und steil dahinter aufsteigendem Gebirge haben (Los Angeles), können vom Smog der Autoabgase aber noch immer sehr stark betroffen sein.

Für die Bewohner heißt Smog, daß das Risiko von Lungenemphysemen, Atemproblemen oder Lungenkrebs steigt.

Am besten ist es selbstverständlich, Smog zu meiden und in eine andere, weniger belastete Gegend zu übersiedeln. Wer in Smogstädten leben muß, sollte

Wenn der Smog kommt: kein Sport im Freien.

sich in seine Wohnung Luftfilter einbauen lassen. An extremen Smogtagen ist es überdies ratsam, keinen Sport im Freien zu betreiben.

Strahlung

Sonne – in Maßen

Die Sonne ist der wichtigste natürliche Strahlengenerator. So notwendig Sonnenlicht auch für das Leben ist, sollte das Sonnenbaden doch nur mit Maß und Ziel und mit dem dazu notwendigen Schutz – also hochwertiger Sonnencreme mit hohem Sonnenschutzfaktor – genossen werden. Auch »natürliche« Strahlung kann – wie jeder weiß – zuviel werden. Sonnenbrand – aber auch Hautkrebs – können die Folge sein. Empfehlenswerter ist es, im Schatten zu sitzen, vorteilhafter, die Sonne im Rücken zu haben.

Die gefährlichste Strahlung der Sonne ist die unsichtbare UV-Strahlung, deren Wellenlänge nur ein wenig kürzer ist als die des sichtbaren Lichts.

Solarien

Als ein unnötiges Risiko sind Solarien anzusehen. Man hat das Risiko, aber einen relativ geringen Genuß. Sich auf eine solche Sonnenliege zu legen ist daher wenig empfehlenswert.

Röntgenstrahlung minimieren

Vom Strahlenspektrum aus betrachtet haben Röntgenstrahlen die kürzesten Wellen. Sie sind nicht einmal ein milliardstel Meter lang und extrem »penetrierend«. Ihre Kürze erlaubt es ihnen, selbst durch die Zwischenräume von Molekülen hindurchzukommen. Röntgenstrahlen können zwar Tausende Moleküle durchwandern, ohne einen Schaden anzurichten. Aber irgendwann treffen sie auf ein Molekül und zerstören dieses.

Besonders beim Zahnarzt sollte darauf geachtet werden, daß nicht bei jedem Zahnproblem wieder ein Röntgenbild des gesamten Gebisses angefertigt wird. Es genügt ein Teilröntgenbild der Stelle, an der ein Zahn schmerzt. Dasselbe gilt übrigens auch für Röntgenbilder nach einem Unfall. Nur dort, wo etwa ein Bruch vermutet wird, sollten Röntgenaufnahmen angefertigt werden. Ganzkörperröntgenaufnahmen sollten nur dann gemacht werden, wenn es wirklich notwendig ist.

Kein Ganzkörperröntgen, wenn eine Teilröntgenaufnahme genügt.

Atomare Gefahrenquellen

Von den drei Strahlungsarten, die bei der Kernspaltung freiwerden – Alpha-, Beta- und Gammastrahlen –, stellen letztere das größte Gesundheitsrisiko dar. Alphastrahlen kommen nicht durch die Haut hindurch, Betastrahlen können ein paar Zentimeter in den Körper eindringen. Gammastrahlen aber haben eine höhere Energiedichte als Röntgenstrahlung und können sogar die Schädelknochen »durchwandern«.

In der Medizin wird sehr vorsichtig mit atomarer Strahlung umgegangen, wenn sie beispielsweise für bildgebende Verfahren eingesetzt wird. Die wirklichen Risiken lauern in den Atomreaktoren. Tschernobyl ist dafür das berühmt berüchtigte Beispiel. Große Mengen von Gammastrahlen, wie sie bei einem GAU (größter anzunehmender Unfall) freiwerden, erzeugen Blutkrebs. In der Umgebung von Tschernobyl stieg die Leukämierate nach dem Kernreaktorunglück drastisch an, und auch in Mitteleuropa konnte noch ein Jahr nach der Katastrophe in Feldfrüchten – vor allem in Pilzen – eine erhöhte Strahlungsintensität nachgewiesen werden. Kernreaktoren können nicht mit einer hundertprozentigen Sicherheit gebaut und betrieben werden. Es gilt daher, Atomreaktoren zu »vermeiden«. Der sicherste Weg dafür wäre der weltweite Ausstieg aus der Energieerzeugung durch Kernspaltung. Denn Unvorhergesehenes kann immer passieren.

Elektrosmog

Bei Elektrosmog sind es nicht, wie beim Smog, kleine Partikel, die Schaden anrichten können, Elektrosmog ist elektromagnetische Strahlung und prinzipiell überall dort vorhanden, wo elektrischer Wechselstrom fließt.

Haushalt

Im Haushalt ist die Elektrosmog-Belastung zwar durch die niedrigen Energiedichten relativ gering. Dennoch ist es aus Gründen der Vorsicht nicht ratsam, direkt mit dem Kopf an einer Wand zu schlafen, durch die eine Drehstromleitung läuft. Schlafprobleme können die Folge sein.

TV-Sender, Richtfunkanlagen, Handymasten

In der Nähe von TV-Sendeanlagen oder Handymasten können Menschen durch die elektromagnetische Strahlung geschädigt werden. Halten sich etwa Personen permanent in der Nähe von Sendeanlagen beziehungsweise genau im Abstrahlwinkel eines Senders auf, kann ihr Krebsrisiko steigen. Ein legendärer Fall ereignete sich in der amerikanischen Botschaft in Moskau. Weil der russische Geheimdienst einen Störsender auf die Botschaft gerichtet hatte, fühlten sich die Amerikaner in ihrer Gesundheit gefährdet. Eine erhöhte Krebsrate unter den Botschaftsmitarbeitern wurde auf die ausgesendeten Strahlen des Störsenders zurückgeführt. Ein direkter Zusammenhang konnte freilich nie bewiesen werden. Stark diskutiert werden nun auch Handyfunkmasten. Durch ihre Sendeleistung können Schlafprobleme entstehen.

Erhöhtes Krebsrisiko durch Handymasten?

Grundsätzlich sollte daher ein genügend großer Abstand von Sendeanlagen zu Wohnanlagen eingehalten werden.

Satellitenschüsseln für den Empfang von Satellitenprogrammen stellen übrigens kein Gesundheitsrisiko dar, da keine Strahlung von dem Gerät emittiert wird, sondern lediglich Signale empfangen werden. Richtfunkanlagen allerdings, bei denen starke Funksignale von einem Ort zum anderen per Sichtkontakt gesendet werden, sollten prinzipiell gemieden werden, da nicht erkennbar ist, ob die schüsselförmigen Antennen nun für das Senden oder für das Empfangen gedacht sind. Richtfunkanlagen erkennt man daran, daß die Schüsselantennen nicht gen Himmel, sondern parallel zum Boden ausgerichtet sind.

Starkstromleitungen

Für sensible Menschen, die in der Nähe oder sogar unter Starkstromleitungen wohnen, können emittierte elektromagnetische Wellen zu einem deutlich wahrnehmbaren Problem werden. Schlafstörungen und Gereiztheit sind Beschwerden, über die immer wieder berichtet wird. Daß dies keine »eingebildeten Leiden« sind, konnte durch Beobachtungen an Tieren untermauert werden. Auch bei ihnen konnte man Gesundheitsbeeinträchtigungen feststellen. Die medizinische Forschung hat zudem ein leicht erhöhtes Krebsrisiko aus epidemiologischen Studien errechnet. Starkstromleitungen zu meiden ist die beste Strategie. Häuser in der Nähe von Starkstromleitungen sind fürs Wohnen nicht empfehlenswert.

Handy

Der Handyboom ist unaufhaltsam. Fast jeder zweite besitzt bereits ein mobiles Telefon. Das Gesundheitsrisiko, welches potentiell vorhanden ist, rührt daher, daß die Handystrahlen nur wenige Zentimeter vom Kopf entfernt erzeugt werden. Wer lange Telefonate mit dem Handy führt, könnte sich so einem höheren Tumorrisiko aussetzen. Bislang wurde in Untersuchungen gezeigt, daß Handystrahlen die Temperatur in den – ans Ohr angrenzenden – Gehirnteilen um einige Zehntel Grad Celsius erhöhen können. In Tierversuchen, in denen Mäuse einer permanenten Handystrahlung auf dem gesamten Körper ausgesetzt wurden, konnte ein erhöhtes Tumorwachstum festgestellt werden. In der Wissenschaft gelten diese Erkenntnisse aber noch nicht als Beweis einer tatsächlichen Gesundheitsgefahr durch das mobile Telefonieren. Die Geräte sind allerdings noch nicht lange genug am Markt, um nach den bisherigen Erfahrungen ein Gesundheitsrisiko grundsätzlich ausschließen zu können. Ein Kumulationseffekt durch stundenlanges Telefonieren über Jahre hinweg könnte möglicherweise die Entstehung von Hirntumoren fördern. In Großbritannien werden Handys mittlerweile mit einem von der Regierung herausgegebenen Warnhinweis versehen, daß Kinder nicht zuviel mobil telefonieren sollen. Diese

Großbritannien: Warnhinweise bei Handyverkauf an Jugendliche.

Maßnahme wurde nach den Studien des Mediziners Gerard Hyland eingeführt, der beweisen konnte, daß Kinder unter 18 Jahren an Kopfschmerzen, Gedächtnisverlust und Schlafstörungen litten, wenn sie zuviel mit Handys telefonierten.

Wer auf Nummer sicher gehen will, sollte das Handy nur im Notfall benützen. Wer das Handy beruflich braucht, sollte ein Gerät mit langer Antenne wählen – am besten sogar mit einer zum Herausziehen, damit die Abstrahlung so weit wie möglich vom Kopf entfernt stattfindet. Hinzuweisen ist auch darauf, daß es zwei Arten von mobilen Telefonen gibt: das Analog- und das Digitalhandy. Weil das digitale Handy permanent ein starkes Signal aussendet, ist dieses gefährlicher. Das analoge Handy reguliert die Strahlung je nach Lautstärke, es sendet also nicht in Gesprächspausen.

Eine Möglichkeit wäre auch, Freisprechanlagen nicht nur beim Telefonieren während des Autofahrens, sondern bei jedem Gespräch zu verwenden.

Computer

Das Hauptproblem bei Computern sind die Bildschirme. Besonders alte Geräte haben noch stark strahlende Kathodenröhren. Die Kathodenstrahlung bringt Phosphorpunkte auf dem Bildschirm zum Leuchten. Diese stellen ein erhöhtes Strahlungsrisiko dar, denn das Bildschirmglas kann die Strahlen nicht hundertprozentig abfangen. Dadurch können die Augen geschädigt werden.

Auch Fernseher erzeugen ihre Bilder nach demselben Prinzip. Sie gelten allerdings deshalb als ungefährlicher, weil man vom TV-Bildschirm in der Regel einige Meter weit entfernt sitzt. Die Strahlung aber nimmt mit der Entfernung sehr schnell ab.

Das beste wäre, alte Bildschirme zu entfernen und durch flache LCD (Liquid Crystal Display)-Schirme zu ersetzen. LCD-Bildschirme, wie sie schon seit Jahren für Laptops verwendet werden, emittieren keine Strahlung, da sie nach einem anderen Prinzip funktionieren. Leider sind LCD-Bildschirme für Standgeräte heute noch sehr teuer. Doch die Preise geben langsam nach. Alternativ ist der Umstieg auf Bildschirme mit niedrigen Emissionswerten empfehlenswert, die den neuen, in Schweden schon vorgeschriebenen Normwerten entsprechen.

Mikrowellenherd

Mikrowellenherde arbeiten mit Wellenlängen von einigen Zentimetern bis einem dreiviertel Meter Länge. Das ist auch der Grund, warum sie kleine Löcher, die manchmal in Türen von Mikrowellenherden eingebaut sind, nicht durchdringen können. *Vorsicht vor defekten Geräten.* Anders sieht dies aus, wenn ältere Modelle etwa durch eine defekte Tür einen millimetergroßen Spalt in Längsrichtung aufweisen würden. Manche Wellen könnten sich durch diese Öffnung hindurchschwindeln und Personen, die zu nahe am Gerät stehen, schädigen.

Im Prinzip erhitzt ein Mikrowellenherd die Nahrung von innen her, indem Moleküle angeregt werden, durch zugeführte Energie schneller zu schwingen. Auch ein menschlicher Körper könnte so durch austretende Mikrowellenstrahlung prinzipiell erhitzt werden. Die energetisierten Moleküle würden freie Radikale freisetzen und das Risiko einer Zellschädigung erhöhen. Die Folge: schnelleres Altern (siehe S. 26).

Würde man seine Hand für fünf Sekunden in einen eingeschalteten Mikrowellenherd halten, könnte das wahrscheinlich schon Hautkrebs verursachen.

Die gelegentlich geäußerte Vermutung, daß durch Mikrowellen erwärmte Nahrung ein Gesundheitsrisiko darstellt, ist wahrscheinlich nur ein theoretisches Risiko. Es könnte aber sein, daß die Mikrowelle wichtige Aminosäuren während des Erwärmungsvorgangs zerstört und so den Nährwert der Nahrung mindert.

Männerleiden

Schul- und Komplementärmedizin können sich ergänzen!

Schul- und Komplementärmediziner lieferten sich bis vor einigen Jahren noch erbitterte Gefechte. Die Schulmediziner bezichtigen manchen Heilpraktiker des »Kurpfuschertums«, und umgekehrt konterten »Alternativmediziner«, die Schulmedizin sei »arrogant, überheblich und hat weit weniger Erfolge zu feiern, als sie glauben machen will«. Erst langsam beginnen sich die beiden Lager anzunähern und das eine das andere anzuerkennen. Der Ausweg, den viele Experten gefunden haben: Die eine Richtung kann die andere ergänzen, um so gemeinsam das wichtigste Ziel zu erreichen: ein gesünderes und längeres Leben der Patienten.

Mit der Annäherung der beiden medizinischen »Ideologien« wurde langsam auch der Begriff »Alternativmedizin« obsolet. Denn dieser bedeutet genau genommen, daß unkonventionelle Methoden die Standardtherapien der Schulmedizin zur Gänze ersetzen sollten. Das aber würden alle vernünftigen Vertreter beider Seiten als einen schweren Fehler betrachten.

»Komplementärmedizin« ist daher ein noch junger Begriff, der den allseits anerkannten Kompromiß, sich wechselseitig zu ergänzen, definiert. Er weist implizit auch darauf hin, daß lange Zeit als unkonventionell gehandelte Methoden wie etwa die traditionelle chine-

»Not everything that counts can be counted.«
Sir Dennis Burkitt

»Komplementärmedizin« ist ein noch junger Begriff.

sische Medizin (TCM), die Rolle der Ernährung, Yoga, Tai Chi, Bewegungstherapie oder Kräuterheilkunde sehr wohl ihren Wert besitzen und die Schulmedizin oft hervorragend unterstützen können.

Heute haben sich daher die Wogen geglättet, und nach einem langjährigen Sickerprozeß beginnen sich auch komplementäre Methoden in vielen Bereichen zu etablieren. Es gilt die pragmatische Regel: »Wer heilt, hat recht.«

Die Bedeutung alternativer Heilmethoden wie etwa Yoga, Tai Chi, Bewegung, Kräuterkunde oder andere mehr wurde lange Zeit von der westlichen Schulmedizin gering geachtet. Doch gerade für die Männermedizin haben sich komplementäre Methoden als höchst wirksam bei der Behandlung typischer Erkrankungen herausgestellt.

Und zu vielen unkonventionellen Methoden haben medizinische Forscher mittlerweile Untersuchungen durchgeführt, wobei sie deren Wirksamkeit nachweisen konnten. Dazu gehören etwa der Einsatz der Akupunktur bei der Schmerzbehandlung oder andere Methoden der traditionellen chinesischen Medizin beziehungsweise auch der Homöopathie. Bei einer Vielzahl chronischer Erkrankungen (Gefäßerkrankungen, Gelenkentzündungen, Asthma) können komplementäre Therapieansätze erfolgreich sein und oft gute Heilungserfolge bringen. Das gleiche gilt für diätetische Ernährung und selbstverständlich für die Wirksamkeit von Phytopharmaka.

Durch diesen Annäherungsprozeß kommen nun auch immer stärker die gemeinsamen Wurzeln von Schulmedizin und Komplementärmedizin ins Blickfeld. Denn sowohl unkonventionelle komplementärmedizinische Verfahren als auch die Schulmedizin – mit all ihrer technologisch hochentwickelten Gerätemedizin – stehen sich oft näher, als man glauben möchte.

In der frühen Menschheitsgeschichte war Heilen eine Aufgabe der Priester, Schamanen und Regenmänner gewesen. Sie »heilten«, indem sie die Menschen mit magischen Elixieren verzauberten oder böse Dämonen durch Scheinoperationen vertrieben. Bei manchen Naturvölkern spielen die Schiedssprüche der Regenmänner in Sachen Gesundheit noch immer eine so große Rolle, daß Stammesmitglieder, die von ihren Zauberern verhext werden, aus unerklärlichen Gründen auch tatsächlich sterben.

Die Psyche beeinflußt Körperzellen

Obwohl sich die moderne Medizin durch neue Technologien meilenweit von diesem Voodoo-Zauber entfernt hat, finden sich auch Schulmediziner manchmal in ähnlich »mystischen« Situationen wieder. Gerade wenn es darum geht, Prognosen über den Verlauf von Krankheiten abzugeben und die Lebenserwartung abzuschätzen, kann es sein, daß auch moderne Patienten ähnlich reagieren. Die Prognose allein kann zu einem Schiedsspruch über Ihr Leben werden, schreibt William Fair.[1]

Auch die Schulmedizin »heilt« manchmal mit »magischen« Mitteln.

In Tierversuchen konnte mittlerweile nachgewiesen werden, daß die Psyche die Gesundheit des Körpers auch auf Zellebene nachhaltig beeinflussen kann. Der Biologe Richard Ader von der Universität Rochester im US-Bundesstaat New York hatte dafür Ratten Zuckerwasser zu trinken gegeben – eine Nahrung, die sie normalerweise lieben und hervorragend vertragen. Allerdings spritzte er den Tieren in den ersten Tagen des Experiments nach jeder Zuckergabe noch ein Mittel zusätzlich, welches ihr Immunsystem schwächte. Die ekelerregende Auswirkung verbanden die Tiere von nun ab mit der Nahrung. Als Ader die Spritze wegließ, reichte pures Zuckerwasser aus, um das Immunsystem der Ratten so stark zu schwächen, daß sie starben. Ader schuf mit dem Immunologen Nicholas Cohen einen neuen Erklärungsansatz für dieses Phänomen, die Psychoneuroimmunologie. Über Konditionierung, also einen rein psychischen Lernvorgang, kann, so die Grundaussage der neuen Forschungsrichtung, ganz konkret der Zellstoffwechsel des Körpers beeinflußt werden.

Die Psychoneuroimmunologie untersucht die Wechselwirkungen von Körper und Geist.

Somit ließe sich auch das – ungewollte – moderne Schamanentum der westlichen Medizin erklären. Die Psychoneuroimmunologie versucht die alte Trennung von Körper und Geist auf ihre Wechselwirkungen hin zu untersuchen.

Descartes »erfindet« die westliche Medizin

Historisch gesehen nahm die Trennung von »Schamanentum« und westlicher Medizin ihren Ausgang im Mittelalter. Den größten Einfluß darauf, daß es heute Begriffspaare wie Soma und Psyche, Körper und Geist, Geist und Materie gibt, hatte der große Philosoph René Descartes (1596–1650) zu Beginn der Neuzeit. Die cartesianische Philosophie und ähnliche Denksysteme haben den Dualismus in der Medizin etabliert. Und ab diesem Moment trennen sich zwei Medizinsysteme: dort die östliche, die sich weiter auf eine ganzheitliche Sicht von Gesundheit und Krankheit konzentriert, hier die westliche, die Körper und Seele als zwei eigenständige Einheiten begreift. In der westlichen Medizin werden die strengen Regeln der Naturwissenschaft zum Maß aller Dinge. Jede Behandlungsmethode muß prinzipiell von jedem überprüfbar sein, und Therapien müssen in großen Testreihen ihre Wirksamkeit beweisen.

Die westliche Medizin hat mit ihrem Weg auch ihre Erfolge feiern können. Das ist keine Frage. Die daraus entstandene moderne Medizin setzt auf Technologie und naturwissenschaftliche Vorgehensweise. Krankheiten werden von Grund auf zu analysieren versucht, um ihre Ursache zu finden, damit sie dann mit einer speziellen Therapie oder einer speziellen Pille kuriert werden können. Damit hat sich aber auch ein modernes Konzept der »magischen Wunderpille« entwickelt, das bis heute die dominierende Denkweise geblieben ist.

Die östliche Medizin hingegen versucht mit einem ganzheitlichen Ansatz zu agieren, in welchem das Zusammenspiel vieler verschiedener Therapien, die Körper und Geist von jeher als Einheit sehen, zum Erfolg, also zur Heilung führen soll. Die östliche Medizin hält Krankheiten, seien es nun Krebs, Infektionen, Entzündungen oder andere, für die Folge eines stark angeschlagenen Immunsystems. Ziel des Heilungsprozesses ist es, das Immunsystem durch die Aktivierung der Lebensenergie – mag sie nun Chi, Pranha oder sonstwie heißen – zu stärken und so den Körper zurück in eine gesunde Balance der inneren Kräfte zu führen. Daß dabei die Ernährung und Nahrungsmittelergänzungen eine besondere Rolle spielen, ist für die östliche Medizin eine Selbstverständlichkeit. Jeder chinesischen Apotheke war schon von jeher ein Restaurant angeschlossen, in dem sogleich mit der Therapie – der gesunden Ernährung – begonnen werden konnte.

Für die holistische Denkweise der östlichen Medizin ist auch selbstverständlich, daß erst Synergieeffekte unterschiedlicher Teiltherapien den erwünschten Erfolg bringen können. So ist es in der TCM zum Beispiel äußerst unüblich, nur ein Heilkraut zu verschreiben. Wesentlich gängiger ist das Mischen einer großen Anzahl bestimmter Kräuter zu einer gesund-

Die östliche Medizin setzt auf Synergieeffekte.

heitsfördernden Mixtur. So kann es durchaus sein, daß ein Heilkraut, allein gegeben, unwirksam bleibt, in Kombination mit anderen aber eine besondere Wirkung entfaltet. Von der westlichen Medizin wurde dieser Weg skeptisch beäugt. Ihrer Meinung nach muß ein als Einzelsubstanz unwirksames Agens schon von vornherein ausgeschieden werden. So käme ein solcher Wirkstoff in der Chemotherapie auch nie als Inhaltsstoff in einem Kombipräparat zum Einsatz.

Schulmedizinische Erkenntnisse und Komplementärmedizin können sich aber ergänzen. Denn dann können Synergieeffekte zum Tragen kommen, von denen man zuvor noch gar nichts ahnen konnte. Gerade wenn es darum geht, Anti-Aging-Programme erfolgreich zu gestalten, ist ein Zusammenspiel modernster medizinischer Methoden des Westens mit den Erkenntnissen östlicher Weisheiten des Heilens ein erfolgversprechender Weg.

Krebs: komplementäre Vorbeugung

Obwohl komplementäre Methoden in der Medizin lange Zeit nur bei der Behandlung chronischer Krankheiten wie Herz-Kreislauf-Erkrankungen, Asthma oder Arthritis eingesetzt wurden, zeigt sich immer deutlicher, daß die Komplementärmedizin auch in der Krebsbehandlung – vor allem was den Prostatakrebs betrifft – einen nicht zu unterschätzenden Wert haben kann.

William Fair, ein anerkannter Urologe des Memorial Sloan-Kettering Cancer Center in New York, hat dazu folgende beachtenswerte Überlegung angestellt:

»Wenn es möglich ist, das Wachstum von Tumoren zu verlangsamen und damit die Lebensqualität aufrechtzuerhalten, dann kann Krebs als eine den chronischen Krankheiten ähnliche Erkrankung angesehen werden.«[2]

Gerade beim Prostatakrebs haben Mediziner den Wert komplementärer Methoden wie Ernährung, Bewegung oder Phytopharmaka zu erkennen begonnen.

Bei allen Tumoren gilt dasselbe Prinzip. Je früher der Krebs erkannt wird, um so größer sind auch die Heilungschancen. Von Krebsart zu Krebsart sind diese aber unterschiedlich. Während etwa Hodenkrebs eine gute Prognose besitzt (wenn auch nicht immer), ist Lungenkrebs eine Tumorart mit sehr schlechten Heilungschancen. Die drei häufigsten Krebsarten des Mannes sind Lungenkrebs, Prostatakrebs und Darmkrebs (siehe in diesem Kapitel S. 364).

Krebs kann genetisch vorbestimmt sein oder durch exogene Einflüsse, etwa durch kanzerogene Stoffe oder Bestrahlung, oder durch endogene Prozesse, etwa wenn Schlackeprodukte des Stoffwechsels nicht mehr abtransportiert werden, hervorgerufen werden. Antioxidantien können dabei helfen.

Mit sekundären Wirkstoffen aus der Natur können aber vorbeugende Maßnahmen gegen das Wachstum von Krebszellen ergriffen werden – vorausgesetzt freilich, der Lebensstil ist der Gesundheit insgesamt förderlich. Der Verzicht aufs Rauchen, eine moderate körperliche Aktivität und eine gesunde Ernährung, die auf die Gesamtkalorienmenge, viel Obst und Gemüse und auf das richtige Fett achtet, gehören jedenfalls dazu. Doch damit hat man bereits etwas in Angriff genommen, das von der chinesischen Medizin seit mehr als drei Jahrtausenden gepredigt wird: Der Lebensstil in seiner Gesamtheit beeinflußt den Menschen und seine Gesundheit. Es kommt nicht darauf

Richtige Ernährung, Bewegung oder Phytopharmaka helfen bei der Krebsvorsorge.

357

an, Defekte zu reparieren, sondern ganzheitlich vorsorgend zu wirken. Und die Natur mit ihrer Fülle an Substanzen kann dabei wesentlich hilfreicher sein als bisher angenommen.

Krebsprävention aus der Natur

Grundsätzlich können Phytopharmaka – als sekundäre Pflanzenwirkstoffe – auf zweifache Weise antikanzerogen wirken: Einerseits können diese Substanzen krebsvorbeugende oder andererseits das Tumorwachstum bremsende Eigenschaften besitzen. Der Unterschied besteht darin, ob im Körper bereits bösartige Zellen vorhanden sind oder nicht.

Radikalfänger können beispielsweise als krebsvorbeugende – also präventive – Mittel gesehen werden, da sie aggressive Abfallprodukte aus dem Stoffwechselprozeß, nämlich die freien Radikale, entsorgen, die, wie wir wissen, kanzerogen, also krebsauslösend wirken können.

Im Kapitel »Ernährung« (siehe S. 223) und im Register finden Sie eine Liste der prominentesten und potentesten Radikalfänger.

Soja und Tomaten enthalten natürliche präventive Chemotherapeutika. Substanzen wie das in Soja oder Rotklee enthaltene Genistein oder Lycopen (in Tomaten) wirken zusätzlich auch als natürliche präventive Chemotherapeutika. Sie können bereits vorhandene Krebszellen an ihrem (weiteren) Wachstum hindern.

Streß reduzieren

Die Rolle des Stresses in der Krebsentstehung und beim Tumorwachstum ist noch immer ein Thema kontroverser Diskussionen. Gerade die Frage, ob Streß nun Krebs entstehen läßt oder bereits bestehende Tumoren im Wachstum beschleunigt, bleibt nach wie vor weitgehend unbeantwortet.

Indes gibt es bereits genügend Ergebnisse, die nachweisen können, daß Streß einen Einfluß auf das Immunsystem des Menschen nimmt. Und eine Vielzahl an Studien hat überdies gezeigt, daß Änderungen des Immunsystemstatus das Tumorwachstum beeinflussen können.

So erhöht akuter Streß, wie er etwa beim Fallschirmspringen auftritt, die Anzahl der natürlichen Killerzellen des Immunsystems, wodurch die Abwehrkräfte des Körpers gestärkt werden. Chronischer Streß hingegen – niemals endenwollende Überbelastungen im Beruf etwa – hat die gegenteilige Wirkung. Die Anzahl der Killerzellen sowie deren Aktivität sind dabei rückläufig.[3]

Chronischer Streß schwächt das Immunsystem.

Ähnliches haben Forscher auch bei HIV-Patienten festgestellt. Männer, die zwar mit dem Human Immunodeficiency Virus (HIV) infiziert waren, bei denen AIDS aber noch nicht ausgebrochen war, waren dafür über einen Zeitraum von 42 Monaten untersucht worden. Die Studie zeigte, daß sich AIDS bei einem sehr hohen Streßlevel viermal schneller entwickelte als unter streßarmen Bedingungen.

Fett reduzieren

Ernährungswissenschaftliche Studien haben »schlechte« Fette als Auslöser von Prostatakrebs unter dringenden Verdacht gestellt. In Tierversuchen konnte gezeigt werden, was eine fettreiche Nahrung bewirkt. Mäusen wurden menschliche Tumorzellen eingepflanzt und eine 40 prozentige Fettnahrung gegeben. Hatte der Tumor eine gewisse Größe erreicht, wurde die Nah-

»Iß nur Tiere, die keine oder höchstens zwei Füße haben.«
Ernährungstip aus Asien

rungszusammensetzung geändert. Tiere, die weiterhin die fettreiche Nahrung erhielten, entwickelten den Tumor wie prognostiziert. Bei denen aber, die nurmehr eine halb so fette Ernährung bekamen, verlangsamte sich das Wachstum ihrer Tumoren signifikant.

Wer beispielsweise aus der Familienanamnese weiß, daß er ein erhöhtes Krebsrisiko hat – weil der Vater Prostatakrebs oder die Mutter Brustkrebs hatte (die Gewebe der beiden Organe sind ähnlich und reagieren ähnlich) –, dem sei eine Kost mit wenig tierischen Fetten empfohlen. In der Regel sollten dabei nicht mehr als 20 Prozent der Nahrungskalorien in Form von tierischem Fett zu sich genommen werden. Mit weniger fetten T-Bone-Steaks, so könnte man sagen, kann das Wachstum der Tumorzellen gebremst werden.

Weniger Fett zu essen schützt vor Krebs.

In der Praxis stellt sich freilich oft heraus, daß die Reduzierung des Fettkonsums auf 20 Prozent vielen Männer sehr schwerfällt und einer völligen Ernährungsumstellung gleichkommen kann. Die Multicenter Prostate Interventional Nutrition Study empfahl sogar eine Reduktion auf 15 Prozent Fettanteil in der Nahrung, doch das ist für die meisten Männer kaum einzuhalten gewesen.[4]

Der Grund dafür ist leicht erklärt: Bereits ein großes T-Bone-Steak kann schon bis zu 160 Gramm Fett enthalten. 160 Gramm Fett sind aber für einen Durchschnittsmann von 75 Kilogramm schon bei einer Reduktion auf 20 Prozent die Fettration von dreieinhalb Tagen.[5] Wer daher sein tägliches Nahrungsfett reduzieren möchte, dem sei empfohlen, die – oftmals versteckten Fette – aus Packungsangaben oder Kalorientabellen zu errechnen.

Bei der Fettreduktion sollten Sie auch gleich auf die richtige Zusammensetzung Ihres Fettkonsums achten. Besser sind ungesättigte (Olivenöl, Fisch) statt gesättigter Fettsäuren (Steaks, Pommes frites etc.).

Der Ratschlag aus Asien: Iß entweder Tiere, die keine oder höchstens zwei Füße haben, hilft bei der Reduzierung schlechter Fette.

Freundschaften pflegen!

Dean Ornish, jener frühe Pionier, der zeigte, daß eine Änderung des Lebensstils nicht nur Arterienverkalkungen vorbeugen, sondern sogar bestehende rückbilden kann, sagte einmal zur Rolle der emotionalen Unterstützung von Freunden, Eltern, Verwandten und Bekannten: »Ich kenne keinen anderen Faktor in der Medizin, der einen so großen Einfluß auf den Verlauf der Heilung nehmen kann wie die emotionale Unterstützung.«[6]

Eine Vielzahl großer internationaler Studien hat Ornishs Botschaft bestätigt: Soziale Isolation erhöht das Risiko eines frühzeitigen Todes um das Vier- bis Fünffache. Gute Beziehungen zu Freunden und Familie sind ein wichtiges Anti-Aging-Rezept.

Gute Beziehungen zu Freunden und Familie sind ein wichtiges Anti-Aging-Rezept.

So steigen die Heilungschancen für chronische Krankheiten mit der Fähigkeit, soziale Beziehungen aufzubauen, und mit einem intakten sozialen Umfeld sprunghaft an. In einer Studie in Schweden wurde diesem Phänomen nachgegangen. 17000 Männer und Frauen im Alter zwischen 29 und 74 Jahren wurden über sechs Jahre untersucht. Dabei zeigte sich, daß Menschen, die in sozialer Isolation lebten, ein um das Vierfache höhere Risiko hatten, einen frühzeitigen Tod zu sterben. Keine anderen Faktoren hatten einen derartig großen Einfluß – weder das Rauchen, das Trinken, der Einfluß schädlicher Strahlung noch anderes mehr.

Der besondere Wert einer guten Vater-Sohn-Beziehung

Wie sehr sich die Vater-Sohn-Beziehung in der Kindheit auf die Gesundheit auswirken kann, hat eine große Alumni-Studie (eine Studie mit ehemaligen Studenten) der Johns Hopkins Universität herausgefunden. Seit den vierziger Jahren wird die »closeness to parents scale« (Innigkeitsverhältnis mit den Eltern) bei den Studenten erhoben. Getestet werden sollte die Hypothese: Kann die Qualität der Vater-Sohn-Beziehung Auswirkungen auf die Gesundheit, im speziellen auf die Entwicklung von Tumoren haben? Die Ergebnisse lassen den Schluß zu: Ja, sehr wohl. Jene Männer, die über 50 Jahre in dieser Studie begleitet worden sind (und noch immer weiter begleitet werden), zeigten eine sehr interessante Entwicklung: Männer, die eine gute Vater-Sohn-Beziehung hatten, erkrankten weitaus seltener an Tumoren. Diese frühe kindliche Beziehungsqualität erwies sich als das beste Vorhersageinstrument, ob ein Mann Krebs bekommen würde oder nicht. Der Vorhersagewert wurde über die Jahre nicht geringer, und kein anderer Faktor konnte die Krankheit besser erklären.

Bewegung ist die beste Medizin!

Neben der Ernährungsumstellung und Nahrungsmittelergänzung ist die körperliche Aktivität bzw. Bewegungstherapie ein wichtiger Aspekt bei der Behandlung chronischer Erkrankungen. Eine eindrucksvolle wissenschaftliche Arbeit hat detailliert den Effekt einer physikalischen Therapie bzw. von körperlicher Aktivität bezüglich der Veränderung der Insulinresistenz bei Erwachsenen nachgewiesen, die an Alterdiabetes litten.[7] Die Autoren der Arbeit konnten zeigen, daß Bewegungstherapie die Insulinsensibilität

Bewegung erhöht die Insulinsensibilität.

der Teilnehmer signifikant erhöhte. Gerade aber eine erhöhte Insulinsensibilität hat eine positive Auswirkung sowohl bei Prostatakrebs als auch bei Brustkrebs.

Mit dem Alter – beziehungsweise mit Typ-II-Diabetes, der als eine besonders rasche Form des Alterns beschrieben werden kann – sinkt die Insulinsensibilität. Können die Körperzellen aber wieder sensibler auf Insulin reagieren, sinken die Werte für den Insulin-Growth-Faktor IGF1. Und gerade dieser Effekt ist von zentraler Bedeutung: Denn IGF1 kann das Wachstum von Prostatakrebszellen stimulieren. Körperliche Aktivität – so der Rückschluß – kann also das Wachstum von Prostatakrebszellen durch Senkung der IGF1-Werte bremsen.

Zwei weitere Studien haben die besondere Bedeutung körperlicher Aktivität eindrucksvoll belegen können – sowohl bei Frauen als auch bei Männern: Bei einer Studie mit 40000 postmenopausalen Frauen konnte gezeigt werden, daß viermal 30 Minuten Turnen pro Woche das Risiko eines frühzeitigen Todes im Vergleich zu Nichtsportlerinnen halbierte.[8] Bei einer weiteren Untersuchung über einen Zeitraum von zwölf Jahren konnte nachgewiesen werden, daß Männer, die täglich mindestens drei Kilometer gehen, ihr Risiko, eines frühzeitigen Todes auf die Hälfte und das Risiko, an Krebs zu sterben, sogar um zwei Drittel senken konnten.[9]

Drei Kilometer tägliches Gehen senkt das Krebsrisiko um zwei Drittel.

Diese Zahlen sind sensationell. Hätten Pharmafirmen Medikamente entwickelt, die ähnlich wirksam wären, hätte wohl jede Tageszeitung und Fernsehstation landauf, landab darüber berichtet. Da aber die Aufforderung, täglich eine bestimmte Strecke zu gehen, kaum profitabel vermarktet werden kann und es außerdem eine gewisse Selbstmotivation dafür braucht, auf jeden Fall eine größere, als zum Einnehmen von Pillen, ist der Vorteil körperlicher Aktivität von einem Großteil der Bevölkerung immer noch nicht erkannt.

Die drei häufigsten Krebsarten beim Mann

Prostatakrebs

Mit dem Alter häuft sich auch das Auftreten von Prostatakarzinomen. Bei 55jährigen kommen auf 100 000 Männer 20 Prostatakrebsfälle, bei 70- bis 80jährigen bereits 500 bis 600 Fälle. In Deutschland kommt es zu 25 000 Neuerkrankungen jährlich. Die Heilungschancen sind aber günstig: Die 5-Jahres-Überlebensrate liegt bei 70 Prozent.

Wir wissen heute, daß schon ein Drittel der 30jährigen Männer winzige Areale an Krebszellen in der Prostata hat[10] und bei der Hälfte aller 60jährigen Patienten und bei 90 Prozent aller 80jährigen Prostatakrebs festgestellt wird. Das Leben mit Prostatakrebszellen stellt beinahe schon eine Alltäglichkeit dar. Das Vorhandensein von Krebszellen heißt also noch lange nicht, daß der Prostatakrebs auch tatsächlich klinisch relevant werden muß. Die richtige Ernährung oder bestimmte vorbeugende Maßnahmen scheinen das Wachstum der Krebszellen aufzuhalten oder doch drastisch zu verlangsamen.

In der Schulmedizin wird deshalb über die Bösartigkeit beziehungsweise Nichtbösartigkeit des Prostatakrebses heftig diskutiert. Prostatakrebs, so sagt etwa der amerikanische Urologe James F. Balch, gehört zu den überbehandeltsten Krankheiten in den USA. Zu schnell würden Medikamente verschrieben, zu schnell die Prostata entfernt. Dabei habe 1994 das *New Eng-*

land Journal of Medicine eine interessante Studie veröffentlicht: Einer großen Gruppe von Männern, die eine Prostatabehandlung abgelehnt hatten, ging es besser als denen, die eine schulmedizinische Behandlung akzeptiert hatten.[11]

Der zurecht sehr umstrittene, 1997 verstorbene deutsche Krebsmediziner Julius Hackethal hatte – von einem anderen Hintergrund ausgehend – aber ähnliche Überlegungen: Er hat die unterschiedlichen Krebsarten in zwei große Gruppen unterteilt: Auf der einen Seite stehen die sogenannten Haustier-Krebsarten, die *Raubtierkrebs,* friedlich und leicht beherrschbar sind. Auf der ande- *Haustierkrebs.* ren Seite gibt es die sogenannten Raubtier-Krebsarten, die gefräßig in das gesunde Gewebe hineinwachsen. Durch den richtigen Lebensstil komme es nun darauf an, einen Haustier-Krebs nicht zu einem Tiger-Krebs werden zu lassen. Bedenken Sie freilich eines: Durch die heutigen Fortschritte der Schulmedizin kann die Hälfte der Krebserkrankungen geheilt werden – falls sie früh genug erkannt und richtig behandelt werden.

Wahrscheinlich spielt die Ernährung aber neben der Genetik auch tatsächlich die wichtigste Rolle, um Prostatakrebszellen zu bekommen, also maligne (bösartig wuchernde) Zellen zu entwickeln. Man kann davon ausgehen, daß die Genetik etwa ein Drittel des Risikos erklärt, der Rest ist von exogenen Umweltfaktoren abhängig, großteils von der Ernährung.

Der Verdacht, daß Unterschiede in der Entstehung und Wachstumsgeschwindigkeit von Prostatakrebszellen auf Umweltfaktoren zurückzuführen sind, läßt sich aus einer Vielzahl von Studien ableiten. Japanische Männer haben zum Beispiel eine höhere Lebenserwartung, und Prostatakrebs steht in Japan erst an zwölfter Stelle der Todesfälle, während das Karzinom der Vorsteherdrüse in den USA auf Platz zwei der Todesursachen liegt. Japaner, die in die San Fransisco

Area auswanderten, hatten ab der zweiten Generation aber bereits das gleich hohe Prostatakrebsrisiko wie amerikanische Männer.[12] Und das, obwohl sich natürlich ihre Gene in der Zwischenzeit nicht verändert hatten. Der Einfluß der Ernährung machte sich geltend.

Japaner haben aufgrund ihres Sojakonsums ein stark reduziertes Prostatakrebsrisiko.

Die Erklärung: In Japan wird wenig tierisches Fett und viel Soja gegessen. Soja aber enthält – wie wir wissen – das Phytoöstrogen Genistein, welches als natürlich wirkendes Chemotherapeutikum das Wachstum von Prostatakrebszellen hemmt. Fällt diese protektive Wirkung durch eine Umstellung auf amerikanische Ernährungsgewohnheiten (viel Fett, kein Soja) fort, gleicht sich auch das Prostatakrebsrisiko japanischer Männer dem der US-amerikanischen Männer an.

Früherkennung von Prostatakrebs

Neben der rektalen Untersuchung kann das Blut auf einen Tumormarker hin untersucht werden. Das sogenannte Prostata-Spezifische Antigen (PSA) ist ein in der Prostata produziertes Protein. Seine Aufgabe ist eigentlich die Verflüssigung des Spermas. Das PSA kommt beinahe ausschließlich in der Prostata vor. Sind seine Werte im Bluttest überhöht, kann das auf einen Tumor hinweisen. Da das PSA auch bei Gesunden vorkommt – das Antigen wird nicht, wie manchmal fälschlicherweise angenommen, vom Karzinom erzeugt –, müssen erst die »Normalwerte« untersucht werden. Vier Nanogramm (ng) PSA pro Milliliter (ml) Blut gelten deshalb als unbedenklich, PSA-Werte über 10 ng/ml werden als sehr verdächtig in bezug auf ein Prostatakarzinom angesehen. Zwischen 4 und 10 ng/ml liegt die sogenannte Grauzone, in der keine eindeutige Aussage gemacht werden kann. Der Grund: Die PSA-Werte steigen auch durch Entzündungen oder bei den sehr häufig vorkommenden gutartigen Prostatavergrößerungen an oder können durch das ärztliche Austasten des Enddarms beeinflußt werden. Bei zwei von drei Männern mit (leicht) erhöhten PSA-Werten läßt sich daher auch kein Karzinom feststellen.

Die meisten Ärzte empfehlen für Männer über 50 sowohl die Prostatauntersuchung als auch den jährlichen PSA-Test.

Behandlung

Die Urologie unterliegt derzeit demselben Wandel, wie die Gynäkologie ihn bereits vorweggenommen hat. Der Weg geht in Richtung »minimal surgery«. Operiert wird nur, wenn und wann es notwendig ist. Welche Methode angewandt wird (etwa Operation, Strahlentherapie, »wait and see«), entscheiden letztlich auch Sie. Scheuen Sie sich nicht, wie es in den USA schon üblich ist, vor der Behandlung eine »second opinion«, also eine zweite Expertenmeinung, einzuholen.

»Minimal surgery« ist auch in der Urologie im Kommen.

Die Standardbehandlungen bei (fortgeschrittenem) Prostatakrebs sind die totale Entfernung der Prostata oder die Strahlentherapie. Beide Therapien können eine Reihe ernster Nebenwirkungen hervorrufen: 25 Prozent aller Männer nach einer Prostataentfernung und sechs Prozent aller Männer nach einer Strahlenbehandlung leiden an Inkontinenz. Und mehr als 85 Prozent aller Prostataoperierten und 40 Prozent aller Strahlenbehandelten haben Störungen in ihren Sexualfunktionen.

Bei der Behandlung von Prostatakrebs im Anfangsstadium gibt es keine anerkannte Standardtherapie. Bei einigen Patienten, vor allem bei solchen über 75, wird vorzugsweise kontrolliert gewartet (»wait and see«), da der Tumor oft lange keine Beschwerden verursacht; bei anderen wird eine Operation oder eine Strahlentherapie durchgeführt. Ist der Krebs bereits über die Prostata hinausgewachsen, kommen auch medikamentöse Therapien zum Einsatz. Dabei werden sogenannte LH-RH-Analoga gegeben, welche die Produktion des Testosterons hemmen. Die unangenehmste Nebenwirkung: eine Art medikamentöser Kastration, die zu Impotenz und Nachlassen des Sexualtriebs führt.

Das Krebsrisiko senken

Lycopen:
Pizza & Tomatensugo gegen Prostataprobleme

Der »Goldapfel«, wie die Tomate im Italienischen genannt wird, ist nach den neuesten Untersuchungen zum Star des Prostataschutzes aufgestiegen. Auslöser war eine Ernährungsstudie des Harvard-Medical-Forschers Edward Giovannucci, der 48000 Männer aus dem Gesundheitsbereich in einer Sechs-Jahres-Studie untersuchte. Jene Männer, die mehr als zweimal pro Woche Tomaten, Tomatensauce, Pizza oder andere tomatenhaltige Speisen aßen, hatten im Gegensatz zu Nicht-Tomatenessern ein um 21 bis 34 Prozent reduziertes Prostatakrebsrisiko.[13]

Lycopen, der rote Farbstoff der Tomate, senkt das Krebsrisiko.

Vermutet wurde, daß vor allem das Karotin Lycopen, das der Tomate die rote Farbe verleiht, als starke antioxidative Substanz für diesen protektiven Schutz verantwortlich sei. In Laboruntersuchungen mit Mäusen zeigte sich aber, daß isoliertes Lycopen allein das Tumorwachstum nicht wirklich stoppen kann. Die Forscher vermuten, daß Lycopen erst in Kombination mit anderen Inhaltsstoffen in der Tomate die volle Wirkung entfaltet. Die simple Einnahme von Lycopen hilft daher weit weniger als der Genuß einer reifen, rötlich leuchtenden Tomate.

Selenspender Brokkoli, Zwiebel und Thunfisch

Untersuchungen konnten nachweisen, daß Selen einen starken gesundheitsfördernden Effekt auf die Prostata hat. Bei Männern, in deren Zehennägeln hohe Selenkonzentrationen gefunden wurden, konnte ein signifikant geringeres Prostatarisiko nachgewiesen werden. Selen findet sich in Brokkoli, Tomaten, Thunfisch, Zwiebeln oder Weizen. Im Tierversuch, bei dem Mäusen Prostatatumorzellen injiziert wurden, konnte nachgewiesen werden, daß sich bei Tieren, deren Selenmangel durch eine selenreiche Diät ausgeglichen wurde, das Wachstum der Krebszellen verlangsamte. Viel Gemüse und Obst sind jedenfalls von Vorteil: Es gilt die Regel: Fünfmal am Tag frische Früchte und Obst senken das Krebsrisiko. Besonders Brokkoli, Tomaten, Zwiebeln, aber auch Kohl (Blumenkohl, Rosenkohl), Mangold, Spinat, Kartoffeln und Yamswurzeln enthalten wertvolle Inhaltsstoffe, die das Krebsrisiko senken können.

Vitamin E schützt die Prostata

Eine der beeindruckendsten Studien, die zeigte, daß eine Nahrungsmittelergänzung sich positiv auf die Gesundheit der Prostata auswirkt, kommt aus Finnland. 29000 Männer waren eigentlich daraufhin untersucht worden, ob Vitamin A das Lungenkrebsrisiko senken könnte. Dazu waren einer Gruppe von 7000 Männern Vitamin A und Betakarotin gegeben worden, eine andere Gruppe erhielt Alpha-Tocopherol, ein Vitamin E-Derivat, weil man zuvor beobachtet hatte, daß Vitamin A den Vitamin-E-Spiegel senken kann. Eine dritte, gleich große Gruppe bekam eine Kombination aus den Vitaminen A und E, und einer vierten Gruppe wurde ein Placebo-Präparat gegeben. Das Ergebnis, nachdem die Männer fünf bis acht Jahre lang beobachtet worden waren:

Vitamin E schützt vor Prostatakrebs.

Raucher wiesen durch zusätzliches Betakarotin ein um 18 Prozent erhöhtes Lungenkrebsrisiko auf. Alle Männer, die Vitamin E bekommen hatten – ob in Kombination mit Betakarotin oder nicht –, hatten ein um 32 Prozent reduziertes Prostatakrebsrisiko. Vitamin E ist also offensichtlich ein Schutzvitamin, das Krebszellen in der Prostata vom Wachsen abhält.[14] Bei Untersuchungen im Labor konnten diese Effekte bestätigt werden.

Bronchialkarzinom

Der Lungenkrebs (Bronchialkarzinom) hat die höchste Sterblichkeitsrate. Rund 29 000 Männer erkranken daran pro Jahr allein in Deutschland. 85 bis 90 Prozent von ihnen sterben auch daran.

Besonders wenn das Lungenkarzinom spät entdeckt wird, sind die Heilungschancen gering.

Nicht (mehr) Rauchen senkt das Krebsrisko

Mehr als zehn Zigaretten täglich erhöhen das Lungenkrebsrisiko auf das Elffache.

Wenn man das Risiko eines Nichtrauchers, einen Lungenkrebs zu bekommen, mit 1,0 bewertet, dann hat ein Raucher mit ein bis zehn Zigaretten pro Tag sein Lungenkrebsrisiko auf das 5,5 fache erhöht; ein Raucher mit einem Zigarettenkonsum von elf bis 19 Zigaretten hat ein 11,2 fach erhöhtes Risiko, bei 20 bis 30 Zigaretten steigt das Risiko auf das 20,4 fache, und über 31 Zigaretten ist der Risikofaktor auf das 22 fache gegenüber dem eines Nichtrauchers gestiegen.

85 Prozent aller Fälle von Lungenkrebserkrankungen werden denn auch auf das Rauchen zurückgeführt. Aber auch neun von zehn Karzinomen in der Mundhöhle, 80 Prozent der Speiseröhretumoren und ebenfalls 80 Prozent der Kehlkopftumoren bei Männern

werden vom Rauchen mitverursacht. Ebenso werden auch Tumoren der Bauchspeicheldrüse, der Nieren, des Magen und der Harnblase bei Rauchern häufiger nachgewiesen.

Brokkoli senkt das Lungenkrebsrisiko

Mit dem Rauchen aufzuhören beziehungsweise nie damit zu beginnen zahlt sich also aus. Hört ein 35 jähriger Mann mit dem Rauchen auf, so kann er nach zehn Jahren sein Lungenkrebsrisiko wieder auf den Wert eines Nichtrauchers bringen. Erst wenn das Risiko des Rauchens wegfällt, können sekundäre Naturstoffe ihre volle Wirkung entfalten. So senken Radikalfänger aus der Natur wie Brokkoli und andere Kohlsorten das Lungenkrebsrisiko um 36 Prozent.[15] Durch das Rauchen erhöht sich aber das Krebsrisiko auf das 10 fache (1000 Prozent) und mehr (siehe S. 370).

Behandelt wird der Lungenkrebs nach dem Grundsatz: Tumoren sollen vollständig entfernt werden. Operiert werden kann allerdings nur bei kleinen Tumoren der nicht-kleinzelligen Art, die noch nicht gestreut vorliegen. Von den Operierten leben nach fünf Jahren noch zwischen 30 und 50 Prozent. Von den nicht operierten Patienten, die nur bestrahlt werden konnten, leben fünf Jahre nach der Therapie nur noch rund 20 bis 30 Prozent. Die durchschnittliche Überlebenszeit beim kleinzelligen Bronchialkarzinom beträgt zwischen vier und zwölf Monaten.

Früherkennung

Derzeit wird an Methoden zur Früherkennung gearbeitet, um die Prognose für Lungenkrebspatienten zu verbessern.

Eine Methode ist die Sputumzytometrie. Dabei

wird aus einer Hustenschleimprobe die DNA der Lungenzellen analysiert und auf Krebsverdacht hin bewertet. Wird die Methode zu einem Routineverfahren, so könnte eine große Anzahl an Risikopatienten frühzeitig auf ein bestehendes Krebsrisiko hin behandelt werden.

Die andere Methode heißt Autofluoreszenz-Bronchioskopie und basiert auf dem Prinzip der sogenannten Autofluoreszenz. Das Licht bestimmter Wellenlängen reflektiert auf gesundem Bronchiengewebe zehnmal besser als auf krankem.

Neue Behandlungschancen

Gentherapeutische Krebsbehandlungen stecken noch in den Kinderschuhen. Gentherapeutische Behandlungsmethoden bei Lungenkrebs sind noch nicht weit über den Anfang hinausgekommen, gelten aber als die vielversprechendsten Therapiechancen für die Zukunft. Das Ziel ist, eine Therapie zu entwickeln, die mit Hilfe eingeschleuster Gene Krebszellen zum Absterben bringen soll. Als Transportvehikel in die Zellen werden abgestorbene Schnupfenviren (Adenoviren) eingesetzt. In ihre Hülle wird das Tumorsuppressor-Gen p53 eingesetzt, das Krebszellen erkennen und zur Selbstzerstörung bewegen soll. Nahezu die Hälfte aller Krebsarten wird mit dem Gen p53 theoretisch als behandelbar angesehen, und weltweit laufen Studien, mit denen auch der praktische Einsatz überprüft werden soll. Überdies sind auch Impfungen in der Überprüfung, die das Immunsystem durch die Injektion von monoklonalen Antikörpern stärken und so ebenfalls zum Stoppen der Krebserkrankungen beitragen sollen. Der Impfstoff wird aus von Mäusen gewonnenen Antikörpern hergestellt, die mit menschlichen Krebszellen injiziert worden sind.

Darmkrebs

Bei rund 23000 Männern in Deutschland entdecken Ärzte jährlich einen bösartigen Tumor im Dickdarm- oder Mastdarmbereich. Dickdarmkarzinome wachsen meist über mehrere Jahre völlig unerkannt und symptomlos heran. Fünf Jahre nach der Diagnose leben noch etwa 49 Prozent der Patienten.

Darmkrebs: zum Großteil eine Ernährungsfolge.

Darmkrebs entsteht hauptsächlich durch ungesunde Ernährung. Zuviel Fleisch, zuviel tierische Fette, zuwenig natürliche Ballaststoffe, zuwenig Vitamin E und Betakarotin erhöhen das Risiko erheblich. Auch Erbfaktoren spielen eine Rolle. Aber nur zehn bis 15 Prozent aller Darmkrebsfälle sind genetisch bedingt.

Normalerweise erneuern sich die Zellen der Darmzellhaut sehr schnell – innerhalb von fünf bis sieben Tagen durch Zellteilung. Kommt es beim Kopiervorgang der Erbinformation der Zelle zu Fehlern und können die normalerweise dafür verantwortlichen »Reparaturenzyme« die defekte Information nicht mehr korrigieren, startet in der »Zelle« ein Selbstmordprogramm. Es bleiben nur mehr Zellreste übrig, die vom Immunsystem des Körpers entfernt werden. Entstehen aber immer wieder krebserregende Zellen im Darm und bleiben dort auch noch für längere Zeit, dann erhöht sich das Risiko, daß die automatische Zellreparatur des Körpers versagt. Die Folge: Es können sich mehr und mehr bösartige Krebszellen entwickeln. Beim sogenannten polypösen Darmkrebs wachsen zuerst viele kleine Polypen, die dann schnell außer Kontrolle geraten können.

Behandelt wird das Dickdarmkarzinom mit radikalen chirurgischen Eingriffen. In vielen Fällen muß der gesamte Dickdarm entfernt werden. Vor allem bei vererbten Darmkrebserkrankungen wird diese operative

Methode angewandt. Aber auch wenn der Darmkrebs aus ernährungsbedingten Ursachen stammt, muß häufig zumindest der befallene Darmteil plus angrenzender Lymphknoten entfernt werden. Liegt der Tumor nahe am After, muß ein künstlicher Darmausgang gesetzt werden. Ist der Darmkrebs schon weiter fortgeschritten, besteht Metastasengefahr in Leber und Lunge, weshalb chemotherapeutische Maßnahmen zur Standardtherapie gehören. Entweder werden dafür Zytostatika verwendet, welche die Zellteilung blockieren sollen, oder Immuntherapeutika, die aber eine Reihe von Nebenwirkungen haben, weil sie auch die Zellteilung anderer Körperzellen unterbinden. Bei teilungsaktiven Krebszellen kommt auch die Strahlentherapie zum Einsatz.

Monoklonale Antikörper gegen Darmkrebs

In Zukunft sollen beim Dickdarmkrebs auch neue Methoden der Krebsbehandlung mit monoklonalen Antikörpern (MAK) zum Einsatz kommen. Die in Zellkulturen gezogenen Antikörper können an eine Krebszelle andocken und sie für das Immunsystem als körperfremden Bestandteil markieren. Durch diese Unterstützung können Freßzellen die Krebszelle umschließen und zerstören. Nachgewiesene Erfolge gibt es für die MAK-Methode besonders bei der Bekämpfung von kleinen Metastasen, bei großen Karzinomen hat diese Therapie noch keine Wirkung gezeigt.

Gegenüber den Zytostatika könnte die MAK-Therapie einen großen Vorteil haben: Die monoklonalen Antikörper finden auch Krebszellen, die gerade nicht aktiv sind. Das heißt: Es können auch »schlafende« Krebszellen markiert und eliminiert werden. Gerade diese schlafenden Zellen sind oft der Grund dafür, daß bei Patienten, bei denen man das Krebswachstum

Darmkrebsbehandlung: Auch die »schlafenden Krebszellen« sollten eliminiert werden.

eigentlich schon unter Kontrolle glaubte, nach ein oder zwei Jahren neue Krebszellen zu wuchern beginnen.

Prostata: Organ der Lust und des Frusts

Wenn Pathologen einen Gewebeschnitt der Prostatadrüse unter dem Mikroskop betrachten, können sie diesen oft nicht von einer Probe aus der weiblichen Brust unterscheiden. Die Drüsengewebe ähneln sich so stark, daß die Prostata deshalb auch den Namen »männliche Brust« bekommen hat. Ihr Inneres besteht zu 70 Prozent aus Epithelzellen und zu 30 Prozent aus Bindegewebe, welches von einer festen Kapsel umschlossen ist.

Im Taoismus gilt die Prostata als das Zentrum der männlichen Sexualität, und tatsächlich ist sie für die Reproduktion immens wichtig: Physiologisch hat die etwa kastaniengroße Drüse die Funktion, den Hauptteil der bei der Ejakulation ausgestoßenen Samenflüssigkeit zu liefern. Wenn die sexuelle Reizung ihren Höhepunkt erreicht, preßt die Prostata den Samen-Sekrete-Cocktail aus dem System der Kanäle in Harnröhre und Penis hinein.

Das Prostatasekret wird dabei durch die Sexualhormone Testosteron und Östrogen gesteuert und aktiviert somit die Beweglichkeit der Spermien.

Die auch Vorsteherdrüse genannte Prostata ist aber auch jene Drüse des Mannes, die die typischen Männerleiden beschert. Schon ab einem Alter von 20 Jahren kann sie vorübergehend Probleme bereiten. Vor allem bei Männern, die viel sitzen, können Entzündungen auftreten.

Probleme mit der Prostata: auch schon in jungen Jahren häufig.

Prostatitis – häufig schon in jungen Jahren

Jeder dritte Mann zwischen 20 und 50 Jahren hat schon eine Entzündung der Prostata, eine sogenannte Prostatitis, erlebt. Plötzliche Schmerzen am Damm zwischen Hoden und Rektum, gelegentliches Fieber, Brennen beim Urinieren und manchmal Blut oder Eiter im Urin sind die Symptome. Die Prostatitis wird üblicherweise von Bakterien verursacht und ist mit Antibiotika relativ leicht zu behandeln.

Wenn diese Symptome auftreten, ist ein Arztbesuch dringend zu empfehlen. Denn Schmerzen, Brennen beim Urinieren oder häufiges Urinieren sowie Blut im Harn und Schmerzen im Kreuz können auch auf einen Tumor in der Prostata hinweisen.

Weil die Prostata während des gesamten Lebens eines Mannes ständig wächst – in der Pubertät erreicht sie Erwachsenengröße, im Alter von etwa 25 Jahren kommt ein zweiter Wachstumsschub, und die Vergrößerung im letzten Stadium beginnt um das Alter zwischen 40 und 50 –, treten im höheren Alter häufig Probleme auf.

Gutartige Prostatavergrößerung (BPH)

Die gutartige Prostatavergrößerung, auch benigne Prostatahyperplasie (BPH) genannt, spielt sich im Innern der Drüse ab. Am besten kann der Arzt sie durch eine rektale Untersuchung feststellen. Die umhüllende Kapsel der Prostata ist – wenn kein Prostatakrebs vorliegt – weiterhin fest, glatt und ohne Ausbuchtungen. Durch diesen Tastbefund kann ein bösartiger Prostatakrebs in 50 Prozent der Fälle ausgeschlossen werden, da bei einer bösartigen Tumorerkrankung die Prostatakapsel unebene Flächen und harte Knoten aufweist.

Mit zunehmendem Alter nimmt die Häufigkeit gutartiger Prostatatavergrößerungen stark zu. Im hohen Alter ist sie dann extrem häufig. Bei 50 Prozent aller 70- und 80 Prozent aller 80 jährigen Männer kann eine Prostatavergrößerung ertastet werden.

Jeder zweite 70 jährige und 80 Prozent aller 80 jährigen haben eine vergrößerte Prostata.

Es gibt Hinweise darauf, daß die BPH auf die dramatischen Veränderungen im Hormonhaushalt zurückzuführen ist, vor allem auf das Absinken des Testosteronspiegels im Alter.

Denn weniger freies Testosteron bedeutet, daß andere Hormone stärker wirken können. Testosteron wird normalerweise durch ein Enzym (5-Alpha-Reduktase) in Dihydrotestosteron (DHT) abgebaut. Bei der Prostatahyperplasie arbeitet dieses Enzym verstärkt. Dadurch ist der Anteil von DHT wesentlich höher. (Dihydrotestosteron ist übrigens jenes Hormon, das für die Glatzenbildung verantwortlich ist.) Aus diesem Grund und auch wegen einer relativ stärkeren Wirkung des »schlechten« Östrogens 17-Beta-Östradiol beginnen Prostatazellen verstärkt zu wachsen.

Der Effekt: Die vergrößerte Prostata drückt immer stärker auf die Blase, die dadurch beim Wasserlassen nie mehr komplett entleert werden kann. In der Folge kann es zu einem Urinstau kommen, der bis zur Niere zurückreicht. Blasen- und Niereninfektionen können entstehen.

Transurethrale Resektion der Prostata (TUR-P)

Die Transurethrale Resektion der Prostata (TUR-P) gehört weltweit zu den anerkannten Verfahren zur Beseitigung einer Prostatavergrößerung. Der Eingriff erfolgt durch einen Katheter mit Endoskopkamera, einer elektrischen Schlinge und einer Spülleitung. Unter Allgemein- oder Rückenmarknarkose werden die vergrößerten Prostatateile Stück für Stück in einzelnen Spänen ausgeschält und durch die Harnröhre abgeführt. Zur weiteren Blasenreinigung muß nach der Operation noch für einige Tage ein Katheter getragen werden.

Medikamentöse Behandlung

Vor allem der 5-Alpha-Reduktasehemmer Finasterid, aber auch der Sabalfruchtextrakt sowie das nach einem anderen Wirkprinzip arbeitende Terazosin erlauben die Behandlung einer Prostatavergrößerung ohne Operation.

Finasterid, so zeigten Studien, kann eine vergrößerte Prostata um bis zu 20 Prozent schrumpfen lassen, indem es das Enzym 5-Alpha-Reduktase dabei hemmt, das Testosteron in Dihydrotestosteron (DHT) umzuwandeln. DHT aber ist für das Zellwachstum verantwortlich. Leider wirkt Finasterid nicht immer beziehungsweise sind die Ergebnisse von Studien uneindeutig. Weil Finasterid bespielsweise die Werte

Prostatavergrößerung. Und was man dagegen tun kann

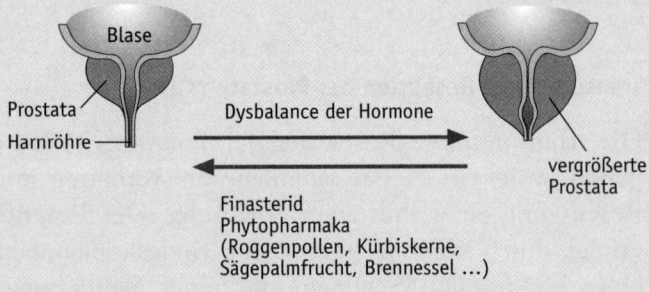

378

für das prostataspezifische Hormon PSA reduziert, verliert der Tumormarker seinen Wert. Es besteht die Möglichkeit, daß zwar die PSA-Werte im Blut sinken, der Tumor aber noch weiter besteht.

Das andere Medikament, das bei gutartigen Prostatavergrößerungen oft zum Einsatz kommt, ist das Terazosin. Hierbei handelt es sich um einen sogenannten Alphablocker. Terazosin kann die Muskeln im Beckenbodenbereich entspannen und so den Harnfluß erleichtern. Studien zeigten, daß Terazosin innerhalb einer Anlaufphase von ein paar Wochen seine volle Wirkung entfaltet und die PSA-Werte nicht beeinflußt. Wer die Medikamente allerdings wieder absetzt, muß damit rechnen, daß bei ihm die Prostatasymptome wieder zurückkehren.

Ist Ihre Prostata vergrößert?

Wenn Sie eine oder mehrere der folgenden Fragen mit »ja« beantworten, sollten Sie sich an einen Urologen beziehungsweise einen Männerarzt wenden.

- [ ] Hatten Sie in der letzten Zeit manchmal das Gefühl, daß die Blase beim Urinieren nicht vollständig entleert wurde?
- [ ] Mußten Sie innerhalb kurzer Zeit – ca. ein bis zwei Stunden – nach dem letzten Wasserlassen erneut urinieren?
- [ ] Erfolgt das Urinieren schubweise, mit Unterbrechungen?
- [ ] Ist es schwierig, den Harndrang hinauszuzögern?
- [ ] Ist der Harnstrahl jetzt immer sehr dünn?
- [ ] Müssen Sie zu Beginn des Wasserlassens stark pressen oder drücken?
- [ ] Müssen Sie in der Nacht regelmäßig aufstehen, um zu urinieren?
- [ ] Müssen Sie sportliche Aktivitäten häufiger unterbrechen, weil Sie die Blase entleeren müssen?
- [ ] Trinken Sie weniger, weil Sie das Gefühl haben, zu oft auf die Toilette gehen zu müssen?
- [ ] Haben Sie einen blutigen Harn beobachtet?

Vorbeugung bei Prostataproblemen

Cholesterinspiegel senken

Weil eine vergrößerte Prostata viel Cholesterin enthält, kann eine Senkung des Cholesterinspiegels auch die Symptome einer vergrößerten Prostata verbessern. Die American Heart Association empfiehlt, den Cholesterinspiegel auf einen Wert unter 200 Milligramm pro Deziliter Blut zu senken.

Auf den Zinkhaushalt achten!

Eine gesunde Prostata enthält ungefähr zehnmal soviel Zink wie andere Körperorgane. Ist der Zinkhaushalt in der Prostata in Ordnung, kann er einer Prostatavergrößerung vorbeugen. Zink hat zudem noch antibakterielle Wirkungen, die vor Infektionen im Harnwegstrakt schützen.

Sabalfruchtextrakt

Sabalfruchtextrakt hilft gegen Prostatavergrößerungen.

In Studien konnte gezeigt werden, daß die Sabalfrucht (Sägepalmfrucht) ohne Nebenwirkungen bei Prostatavergrößerungen oder -entzündungen eingesetzt werden kann. Die Wirksamkeit des Extrakts beruht auf der Bremsung der Testosteronumwandlung in DHT. Studien haben ergeben, daß die Sabalfrucht dieselbe Wirksamkeit wie das synthetische Prostatamittel Finasterid erreicht.[16] Die Sabalfrucht ist wegen ihrer SHBG-senkenden Wirkung (siehe S. 86) auch als ein mildes Aphrodisiakum bekannt, weil sie dadurch auch eine reduzierte Libido wieder auf Touren bringen kann.

Brennesselextrakt

Die Brennessel aus der Familie der Nesselgewächse kommt in allen gemäßigten Klimagebieten der Erde vor und wächst praktisch überall: auf Schutthalden, Bahndämmen oder Straßenböschungen. Abgesehen von der unangenehmen Hautrötung, die durch die Berührung mit den Brennesselblättern entsteht, hat diese als Unkraut verachtete Pflanze durchaus positive Wirkungen. Im Kraut und in den Blättern finden sich Flavonoide, Mineralsalze und Kieselsäure, in den Wurzeln Sitosterol.

Die Brennessel: zu Unrecht als Unkraut verschrien.

Durch die Einnahme des Brennesselextrakts lassen sich die Harnmenge und der maximale Harnfluß erhöhen. Zubereitungen aus der Brennesselwurzel verringern bei Patienten mit einer Vergrößerung der Vorsteherdrüse (Prostata) das Wachstum dieser Drüse. Dadurch werden die Beschwerden gelindert, es kommt seltener zu Infektionen und anderen unliebsamen Folgen der Prostatavergrößerung. Studien bestätigen, daß Brennesselextrakt mit synthetischen Prostatapräparaten wie Finasterid durchaus mithalten kann. An einer an der Dortmunder Universität durchgeführten Studie mit 543 Patienten im Alter von über 50 Jahren zeigte sich, daß nach 24 Wochen Einnahme eines Brennessel-Sabalfrucht-Extrakts dieselbe Wirkung erzielt werden konnte wie mit Finasterid. Der Harnfluß konnte wieder wesentlich verbessert werden.[17]

Sie sehen: Sabalfrucht und Brennessel wirken sich nicht nur auf die Hormonbalance aus, sondern sind auch vorteilhaft für die Prostata. Aus dieser Überlegung heraus kann Männern ab 45 sowohl Sabalfrucht- als auch Brennesselextrakt als Anti-Aging-Substanz für die Prophylaxe empfohlen werden.

Herz-Kreislauf: das andere Kommunikationssystem des Körpers

»Jeder Mensch ist so alt wie seine Gefäße.«
Internistenweisheit

Blut ist der Lebenssaft des Körpers, der bis in die kleinste Verästelung der Gefäße gelangen muß, um die Zellen mit Nährstoffen und Sauerstoff zu versorgen. Die Gefäße sind dabei die Highways, über die das Kommunikations- und Transportmedium Blut seine Dienste verrichtet. Ist der Zustand dieser Transportbahnen beeinträchtigt, drohen Verschleiß, vorzeitiges Altern und Tod.

Anti-Aging muß daher bei den Gefäßen beginnen. Denn »jeder Mensch ist so alt wie seine Gefäße«, heißt ein Standardsatz unter Internisten. Wer seine Gefäße in jugendlicher Frische – also geschmeidig und frei von Ablagerungen – halten kann, kann das Risiko eines frühzeitigen Todes beträchtlich senken. Denn mit gesunden Gefäßen kann auch die Funktionsfähigkeit jenes Organs aufrechterhalten werden, das sensationelle Leistungen erbringen kann: das Herz.

Das Herz verfügt über einen einzigartigen Funktionsmechanismus, der eine unglaubliche Dauerleistung zustande bringt. Der faustgroße Herzmuskel extrahiert und kontrahiert im Laufe von 70 Jahren 2,8 Milliarden Mal und befördert dabei 182 Millionen Liter Blut. Herz und Kreislauf verzeihen kleine und große Sünden im Lebensstil oft jahrelang ohne große Anzeichen. Doch wenn durch falsche Ernährung und bewegungsarmes Leben immer mehr Schutt in die Gefäße gelangt und der Abtransport durch einen funktionsgestörten Stoffwechsel darniederliegt, kommt der Breakdown. 55 Prozent aller Todesfälle in der westlichen Welt sind denn auch auf Herz-Kreislauf-Erkrankungen zurückzuführen.

55 Prozent aller Todesfälle sind auf Herz-Kreislauf-Erkrankungen zurückzuführen.

Herzinfarkt: der moderne Heldentod

Der Herzinfarkt hat dabei in der westlichen Gesellschaft noch immer den Charakter des modernen »Heldentods«: Ihn erleiden – so die Annahme – besonders tüchtige Männer, die in Erfüllung ihrer Pflicht der Tod an der Wirtschaftsfront ereilte. Jährlich machen mehr als 300000 Menschen im deutschsprachigen Raum Bekanntschaft mit dem Killer Nummer eins. Einer von dreien überlebt den Angriff nicht.

Der Großteil der Risikofaktoren wie Streß, Rauchen, Übergewicht, überhöhte Cholesterin- und Blutdruckwerte ist freilich hausgemacht. Ein dadurch hervorgerufener und eventuell über Jahre bestehender prädiabetischer Zustand läßt den Stoffwechsel erlahmen und belastet Herz und Gefäße immer mehr.

Männer haben aufgrund ihrer besonderen Hormonsituation noch ein zusätzliches Risiko. Während bei Frauen bis zu den Wechseljahren das Östrogen die Blutgefäße geschmeidig und frei von arteriosklerotischen Ablagerungen hält, können Männer, die von Haus aus wesentlich geringere Östrogenwerte aufweisen, von dieser Schutzfunktion nicht profitieren. Weibliche Herzinfarktopfer sind denn auch um sieben bis zehn Jahre älter als männliche; Frauen leiden häufiger an Zuckerkrankheit, Bluthochdruck und einem Mangel an roten Blutkörperchen (Anämie).[18] Kommen dann die kleinen und großen Sünden des Lebensstils hinzu – wenig Bewegung, falsche Ernährung, Streß und Rauchen –, steigt auch bei Frauen das Infarktrisiko beträchtlich an.

Arteriosklerose durch Östrogenmangel.

Rauchen erhöht das Herzinfarktrisiko

Bei starken Rauchern ist das Herzinfarktrisiko um 30 Prozent erhöht, denn Nikotin kann das gute HDL-Cholesterin senken und gleichzeitig die schlechten LDL-Werte anheben. LDL-Cholesterin lagert sich an den Arterienwänden ab und verengt sukzessive die Gefäße. Zudem wird die Tendenz des Blutes verstärkt, dickflüssiger zu werden, was einen Transport durch die (ohnehin bereits verengten) Arterien erschwert.

Arteriosklerose, die tickende Zeitbombe

Die sich daraus entwickelnde Arteriosklerose wird so zu einer tickenden Zeitbombe. Denn durch die Ablagerungen wird die feine Endothelschicht der Gefäße gereizt, wodurch Entzündungszellen einwandern, welche die Gefäßwände angreifen und auf Dauer zerstören. Stirbt das betroffene Gewebe ab, bildet sich eine Narbe (Sklerose). Darüber beginnt eine Platte aus Kalbablagerungen zu wachsen. Die Gefäße verengen sich und werden spröde. An der rauhen Oberfläche kann es nun zu Blutgerinnseln kommen, hervorgerufen durch ein Übermaß an schlechten Eicosanoiden wie etwa Thromboxan A2. Dieses hat die schlechte Eigenschaft, die Blutgefäße zu verengen und die feinen Muskelzellen des Gefäßes so zu reizen, daß sie *Homocystein erleichtert* mit Wucherungen reagieren. Ein Übermaß an Homo-*Ablagerungen in den* cystein, einer Aminosäure, die durch die Nahrung auf-*Gefäßen.* genommen wird, erleichtert es dem LDL, sich an den Gefäßwänden anzulagern. Die Arterien werden immer enger, der Blutdruck steigt, um das Blut durch die Verengungen zu pressen, und gleichzeitig wird die Nährstoff- und Sauerstoffversorgung des Herzens gedrosselt. Das Risiko des Herzinfarkts wird immer größer.

Über lange Zeit hinweg kann alles gutgehen. Doch die Gefäße altern unmerklich weiter, und plötzlich können sich Kalkablagerungen von den Gefäßwänden lösen und im Blutstrom Richtung Herz oder Gehirn wandern. Ein Blutpfropf kann sich in einer Koronararterie des Herzens anlagern, wachsen und das Gefäß völlig verstopfen. Herzinfarkt oder Schlaganfall sind die fatale Folge.

Ein Herzinfarkt lehrt das Fürchten

Der akute Infarkt kündigt sich oft schon Wochen oder sogar Monate vorher mit Druckschmerzen hinter dem Brustbein an, die bis in Hals, Unterkiefer, Arme und Oberbauch ausstrahlen können. Bei körperlicher Belastung oder Kälte verstärken sie sich. Diese klassischen Symptome können auftreten, müssen es aber nicht. 15 Prozent aller Infarkte verlaufen »stumm«, ohne daß sie sich vorher bemerkbar machen.

Meist tritt der Infarkt mit großer Heftigkeit auf: Plötzlich tritt ein dumpfer, einschnürender Schmerz auf, so stark, daß er den Atem nehmen kann. Das Herz beginnt zu rasen, kalter Schweiß tritt auf die Stirn.

Arteriosklerose

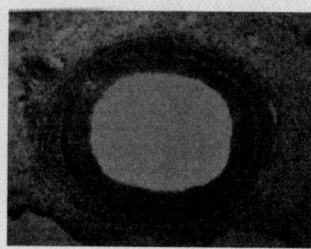
Schnitt durch ein gesundes Gefäß

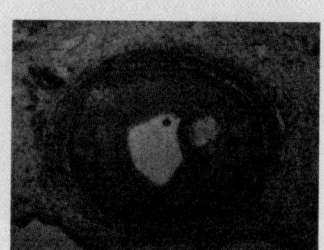
Gefäß mit Arteriosklerose

Todesangst steigt auf. Wenn in diesem Moment nicht alles sehr schnell geht, sinken die Überlebensschancen rapide. Denn die Herzzellen kommen durch die akute Sauerstoffnot – ausgelöst durch die Blutunterversorgung – enorm unter Streß und setzten eine fatale Kettenreaktion in Gang, die das Absterben der Zellen immer mehr beschleunigt.

Notwendige Erstmaßnahmen sind: den Notarzt rufen und ein Aspirin nehmen. Die darin enthaltene Acetylsalizylsäure wirkt blutverdünnend und senkt das Herztodrisiko. Versuchen Sie ruhig zu atmen, legen Sie sich flach auf den Boden.

Wie Sie Herz-Kreislauf-Erkrankungen vorbeugen können

Essen Sie dreimal pro Woche Fisch. Vor allem Lachs, Makrelen und Heringe enthalten Omega-3-Fettsäuren, welche die Blutfettspiegel, besonders die Triglycerid- und Cholesterinwerte, senken. Omega-3-Fettsäuren können zudem noch das Thromboserisiko senken, da sie als natürliche Gerinnungshemmer arbeiten und so die Blutplättchen nicht so leicht aneinander kleben bleiben.

Gut fürs Herz: viel Fisch und chilenischer Rotwein. Trinken Sie täglich ein bis zwei Gläser Rotwein. Besonders in chilenischen Rotweinen sind große Mengen des in Weintraubenschalen vorkommenden Phenols Resveratrol enthalten, das gesundheitsfördernd auf Herz und Kreislauf wirkt.

Bevorzugen Sie eine salzarme Zubereitung von Speisen. Empfehlenswert ist auch, das Salz durch andere Gewürze wie Zwiebeln, Knoblauch, Dijon-Senf, frische Zitronen und Essig zu ersetzen.

Verwenden Sie weißen Zucker nur äußerst sparsam beziehungsweise verzichten Sie vollständig darauf.

Weißer Zucker bringt den Insulinhaushalt durcheinander, fördert Insulinresistenzen und verbrennt in den Zellen zu Schlackeprodukten – den wesentlichen Faktoren für die Alterung der Gefäße. Die meisten Diabetiker sterben daher auch an den Folgen einer Gefäßerkrankung.

Essen Sie 400 bis 800 Gramm Obst und Gemüse pro Tag. Das schützt Herz und Gefäße vor Veränderungen. Im »bunten« Obst und im Gemüse sind wertvolle Antioxidantien (siehe S. 227) enthalten, wie etwa die drei Vitamine C, E und Betakarotin, die ausgezeichnete Radikalfänger sind. Diese verhindern, daß sich Rückstände des Stoffwechselprozesses an den Gefäßwänden ablagern. Brokkoli, Endiviensalat, Spinat, Sojabohnen und Weizenvollkornbrot sind überdies Folsäurelieferanten, die das Homocystein in Schach halten können. Homocystein schädigt die Innenwand der Blutgefäße. An den lädierten Stellen kann sich besonders leicht das schlechte LDL-Chlolesterin ablagern. Folsäure – ein wasserlösliches Vitamin aus der B-Gruppe (B9) – kann die Homocysteinwerte niedrig halten. Folsäure ist in vielen Lebensmitteln enthalten, so vor allem in Weizenkeimen, Spargel oder Rosenkohl.

Achten Sie auf Ihre Zahnprophylaxe. Bakterien, die sich zwischen Zähnen und Zahnfleisch ablagern, können über den Blutstrom in Richtung Herz wandern und dort Entzündungen hervorrufen.

Bewegen Sie sich ausreichend. Mindestens dreimal pro Woche sollten Sie eine Stunde zügig gehen (siehe »Power-Walking«, S. 326), radfahren oder schwimmen.

Schlafen Sie ausreichend, und entspannen Sie sich auch während des Tages. So kann sich das Herz erholen.

Ernährungsratschläge der American Heart Association

Der Fettanteil in der Nahrung sollte nicht mehr als 30 Prozent der Gesamtkalorienanzahl betragen.

Gesättigte Fettsäuren (rotes Fleisch) sollten weniger als zehn Prozent der Gesamtkalorienzahl betragen.

Ungesättigte Fettsäuren (z. B. Olivenöl) sollten zehn Prozent der täglichen Kalorien nicht übersteigen.

Mehr als 300 mg Cholesterin sollten pro Tag nicht über die Nahrung zugeführt werden. Ein Ei pro Tag ist genug.

Die Gesamtkalorienmenge sollte zu 50 Prozent aus Kohlenhydraten bestehen. Hochkomplexen Kohlenhydraten – zum Beispiel aus Vollkornnudeln – sollte der Vorzug gegeben werden.

Der Restanteil der Nahrung sollte aus Proteinen bestehen.

Der Natriumanteil an der Nahrung sollte täglich nicht mehr als drei Gramm betragen.

Alkohol sollte die Menge von einem Viertelliter Wein beziehungsweise ein bis zwei Flaschen Bier pro Tag nicht übersteigen.

Die Gesamtkalorienmenge sollte darauf ausgerichtet sein, das Körpergewicht in Richtung der empfohlenen Werte zu bringen.

Obst als regelmäßiger Nahrungsbestandteil ist ausdrücklich empfohlen.

Streß – und was dagegen hilft

Eine der stärksten Anti-Aging-Waffen, die wir zu Verfügung haben, ist die Reduktion von Streß. Denn durch Streß wird ein Hormon produziert, das einen unglaublichen Alterungseffekt auslösen kann: Cortisol. Cortisol spielt eine Rolle bei mehr als einem Dutzend degenerativer Krankheiten; vor allem am Ende ihres Lebens zeigen sich bei vielen Menschen erhöhte Cortisolspiegel.

Cortisol: Die Menge macht das Gift

Wenn Lachse an einem bestimmten Punkt ihres Lebens der unbändige Wunsch überkommt, an den Ort ihrer Geburt zurückzuschwimmen, ist das bereits der Anfang von ihrem Ende. Das Tier nimmt unglaubliche Strapazen auf seiner Reise in Kauf, überwindet Wasserfälle und die Angriffe feindlicher Tiere, um in einem heimeligen Tümpel in der Nähe der Quellen laichen zu können. Ab diesem Moment beginnt der Fisch in solch einer rasenden Geschwindigkeit zu altern, daß er von vielen Altersforschern als Beispiel des programmierten Alterns herangezogen wird. Die Lachse zeigen einen so unglaublich schnell verlaufenden Verfall, daß sie innerhalb von einem oder wenigen Tagen das Zeitliche segnen.

Den Grund dafür haben die Forscher in einer rapiden Veränderung des Hormonsystems gefunden. Aus der Nebennierenrinde der Tiere werden nach dem Laichen massiv und in großen Mengen die Corticoidhormone ausgeschüttet, die ihren Körper regelrecht überschwemmen und den Großteil aller physiologischen Funktionen – einschließlich jener des Immun-

Der »programmierte Tod« durch Streßhormone.

systems – innerhalb kürzester Zeit zum Erliegen bringen. Ähnlich ablaufende Mechanismen für den »programmierten Tod« finden sich auch bei Säugetieren wie etwa bei bestimmten Mäusearten. Und auch da spielt ein erhöhter Cortisolspiegel am Ende ihres Lebens die entscheidende Rolle.

Obwohl genetisch verschieden, verfügt auch der menschliche Körper über das in der Nebennierenrinde erzeugte Cortisol. Einige Forscher glauben, daß Cortisol auch das Altern der Menschen steuert, da erhöhte Cortisolspiegel eine ganze Reihe von nicht erwünschten Wirkungen hervorrufen: verminderte Infektionsabwehr des Körpers, Knochenerweichung (Osteoporose), Augen- und Muskelschäden, Erhöhung des Blutzuckers, schwere Hautausschläge, Regel- und Potenzstörungen, Beeinträchtigungen des Zentralen Nervensystems und der Psyche (Depression, Psychose, Euphorisierung). Zuviel Cortisol beschleunigt also das Altern, vor allem wenn es in Verbindung mit schlechtem Streß – dem Distreß – in erhöhten Mengen permanent den Stoffwechsel belastet.

Der Begriff »Streß« geht auf den Mediziner und Biochemiker Hans Selye zurück. Erstmals 1936 bezeichnete er damit bestimmte Reaktionen des Körpers auf erhöhte Belastungen – seien sie nun körperlicher oder psychischer Natur. Mensch wie Tier reagieren dabei mit einer vermehrten Ausschüttung der Streßhormone Adrenalin und eben Cortisol. Die Folge: Blutdruckerhöhung, schnellerer Herzschlag, verstärkte Atmung und vieles andere mehr.

Die Evolution hat dieses Streßsystem nicht von ungefähr entwickelt. In Situationen höchster Gefahr kann die körperliche und geistige Leistungsfähigkeit durch die Ausschüttung der Streßhormone innerhalb von Sekundenbruchteilen auf Höchstwerte geschraubt werden. Aber auch eine Liebesromanze kann stressig sein – sogar in der Phase der innigsten beiderseitigen Hochgefühle. Ein gewisses Maß, so könnte man sagen, gehört zum Leben. Diese Art von nützlichem, alltäglichem Streß wird auch Eustreß (griech. »eu« = gut) genannt. Höchstleistungen wären ohne ihn wohl nicht möglich.

Streß ist nicht gleich Streß: Eustreß und Distreß.

Wer aber permanent jenseits der körperlichen und seelischen Belastbarkeit lebt – sei es im Beruf oder im privaten Leben –, der überschwemmt, ähnlich dem Lachs, seinen Körper mit Streßhormonen. Der Distreß (lat. »dis« = schlecht) beginnt gesundheitsschädigend zu wirken. Die Auswirkungen lassen nicht lange auf sich warten. Das Konzentrationsvermögen sinkt, und die körperliche Belastungsfähigkeit läßt deutlich nach. Wenn die tägliche Fahrt zur Arbeit durch Wutausbrüche am laufenden Band unterbrochen wird, wenn ein »big deal« permanent den Angstschweiß auf die Stirn treibt und wenn sich keine Minute während des Tages mehr für ein Quentchen an Ruhe und Entspannung finden läßt, dann ist der Distreß bereits voll am Wirken.

Die Liste der Folgen ist lang: Kopfschmerzen, Angstzustände, Depression, Allergien, Magengeschwüre und Bluthochdruck, Herzinfarkt, Diabetes, Infektionen, Gelenkentzündungen, Psychosen, Psoriasis, Morbus Parkinson, Multiple Sklerose und Alzheimer. All diese Krankheiten kann Distreß mehr oder weniger begünstigen – je nachdem, wie lange und in welchem Ausmaß er wirkt, oder anders ausgedrückt: je nachdem, wie lange der Körper einem Übermaß seines eigenen Streßhormons Cortisol ausgesetzt ist.

Wie groß ist Ihr externer Streß?

Tod des Lebenspartners	100	☐
Scheidung	73	☐
Trennung	65	☐
Freiheitsentzug	63	☐
Tod eines nahen Verwandten	63	☐
Ernste Erkrankung, Verletzung	53	☐
Ehe	50	☐
Versöhnung	45	☐
Pensionierung	45	☐
Gesundheitsprobleme von Familienmitgliedern	44	☐
Schwangerschaft der Partnerin	40	☐
Sexuelle Dysfunktionen	39	☐
Finanzielle Veränderungen	38	☐
Tod eines guten Freundes	37	☐
Fälligstellung eines Kredits	30	☐
Karrieresprung, -knick	29	☐
Kinder verlassen Elternhaus	29	☐
Verwandtschaftsprobleme	29	☐
Unerledigte Angelegenheiten	28	☐
Lebensveränderungen	25	☐
Probleme mit Vorgesetzten	23	☐
Veränderungen der Arbeitszeit	20	☐
Familienzuwachs	19	☐
Neue Hypothek oder Kredit	17	☐
Änderungen der Schlafgewohnheiten	16	☐
Gewichtsverlust, -zunahme über 5 Kilogramm	15	☐

Summe ☐

Auswertung

50 Punkte oder weniger:
Grüner Bereich: Praktisch streßfreies Leben.

50 bis 100 Punkte:
Grüner Bereich: Durchschnittlicher Zivilisationsstreß

100 bis 150 Punkte:
Gelber Bereich: Sie sollten sich Gedanken über Streßreduktionsprogramme
machen

Mehr als 150 Punkte:
Roter Bereich: Probleme in der privaten und beruflichen Umgebung fordern
Sie so stark, daß sie sich zu einem echten Gesundheitsproblem auswachsen
und Ihr Altern beschleunigen können. Seien Sie mutig, und holen Sie sich
Hilfe. Ihr langes Leben steht auf dem Spiel.

Testen Sie Ihren internen Streßindex

Dieser Index arbeitet im Unterschied zum externen Streßindex mehr mit Gedanken und Gefühlen. Lesen Sie jedes Statement, und markieren Sie die Antwort, die Ihre persönliche Situation am besten widerspiegelt.

	nie	manchmal	häufig
Ich fühle mich unglücklich und depressiv.	☐	☐	☐
Mein Leben erscheint mir unausgefüllt.	☐	☐	☐
Ich nehme ab, ohne auf die Ernährung zu achten.	☐	☐	☐
Dinge, die mir einmal leicht fielen, bereiten mir jetzt Mühe.	☐	☐	☐
Am Morgen habe ich mehr Energie.	☐	☐	☐
Ich habe oft Verstopfung.	☐	☐	☐
Ich bin hyperaktiv.	☐	☐	☐
Ich glaube, mein Leben hat keinen Sinn.	☐	☐	☐
Kürzlich mußte ich plötzlich weinen.	☐	☐	☐
Die Zukunft erscheint mir hoffnungslos.	☐	☐	☐
Mir machen meine kleinen Freuden des Lebens keinen Spaß mehr.	☐	☐	☐
Ich leide unter Schlafproblemen.	☐	☐	☐
Ich kann nicht mehr so klare Gedanken fassen wie noch vor einem Jahr.	☐	☐	☐
In letzter Zeit bin ich häufiger gereizt.	☐	☐	☐
Ich komme mir für die Gesellschaft nutzlos vor.	☐	☐	☐
Manchmal denke ich, daß ich professionelle Hilfe bräuchte.	☐	☐	☐*
Ich benötige immer mehr Alkohol/Drogen/ Essen, um mich besser zu fühlen.	☐	☐	☐*
Ich habe Selbstmordgedanken.	☐	☐*	☐*
Insgesamt angekreuzte Kästchen pro Spalte	☐	☐	☐
Multiplizieren Sie die Anzahl der pro Spalte angekreuzten Kästchen mit folgender Ziffer	1	2	3
Zwischensummen	☐	☐	☐

Ihr innerer Streßindex ☐

Auswertung

18–26 Punkte: Sie scheinen Ihren Streß wunderbar unter Kontrolle zu haben.

27–36 Punkte: Irgend etwas fehlt. Sie sollten sich mit bestimmten Problemen einmal näher auseinandersetzen und sich möglicherweise ein Streßreduktionsprogramm überlegen.

37–54 Punkte (beziehungsweise jede Antwort mit einem *): Sie stehen völlig unter Streß und sind dadurch in heftige Probleme verwickelt. Es ist Ihnen dringend zu empfehlen, professionelle Hilfe aufzusuchen.

Strategien, um mit dem Streß fertigzuwerden

Es gibt viele verschiedene Strategien, um mit dem Streß fertigzuwerden. In der folgenden Liste finden Sie eine Aufzählung erfolgreicher Maßnahmen.

Machen Sie einen medizinischen Check-up: Stellen Sie sicher, daß sich Ihr Gesundheitszustand nicht verschlechtert hat, beziehungsweise lassen Sie sich wieder einmal klinisch durchtesten, um rechtzeitig Gegenmaßnahmen gegen eventuell festgestellte Erkrankungen ergreifen zu können.

Sorgen Sie für Entspannungs- und Erholungsphasen. Teilen Sie Ihren Tag so ein, daß Sie beispielsweise einen Mittagsschlaf von 20 bis 30 Minuten unterbringen können. Diese kurze »Siesta« stärkt die Seele, lädt leere Batterien auf und wirkt herrlich entspannend.

Fühlen Sie sich nicht für alles und jedes verantwortlich. Wer sich ständig verantwortlich fühlt, kommt nicht mehr zu Atem und bürdet sich große Lasten auf. Haben Sie Mut zum Delegieren, und teilen Sie Ihre Sorgen.

Verbringen Sie mehr Zeit mit Freunden. Soziale Kontakte machen nicht nur Spaß, sondern sind auch gesundheitsfördernd. Der Mensch ist ein soziales Wesen und braucht den Kontakt. Ein gutes Gespräch mit einem Freund kann Streß durch neue Einsichten bestens reduzieren.

Pflegen Sie Ihre Spiritualität. Entweder organisiert in einer Glaubensgemeinschaft oder in persönlicher Meditation. Spiritualität bringt den Menschen wieder zu sich selbst und reduziert Streß.

Legen Sie sich ein Haustier zu. Viele Studien zeigen, daß Haustierbesitzer nicht nur länger, sondern auch zufriedener leben. Ein Hund oder eine Katze kann Ihr

Leben angenehm bereichern und für Sie ein wunderbares Antistreßprogramm bedeuten.

Versuchen Sie ein neues Hobby zu finden, neue Ideen zu entwickeln. Wenn Sie etwas wirklich tun wollen, verschwindet der Streß wie von selbst.

Time-managing! Teilen Sie Ihre Zeit richtig ein. Erledigen Sie Wichtiges sofort, und legen Sie für sich die Rangfolge anstehender Aufgaben fest. Überfrachten Sie den Tag aber nicht mit Aktivitäten, weil man sich sonst zu leicht verzettelt und das Wichtige aus den Augen verliert.

Ortswechsel. Wenn die Quelle Ihres Stresses in Ihrer Umgebung liegt, weil Sie vielleicht in einer besonders hektischen Großstadt leben, können Sie sich auch einen Ortwechsel überlegen. Wenn eine Übersiedlung nicht in Frage kommt, kann vielleicht ein näherer Kontakt mit Nachbarn ein Gefühl von Geborgenheit bringen.

Achten Sie auf Ihre Finanzen. Geld, zu wenig oder zu viel, kann emotionalen Streß erzeugen. Versuchen Sie Ihren Wert als menschliches Wesen abseits des Geldes zu realisieren.

Lächeln Sie! Die Gesichtsmuskeln sind mit dem Gehirn verbunden. Wer lächelt, stimuliert auch seine »Glückshormone«.

Verbessern Sie Ihre kommunikativen Fähigkeiten. Damit reduzieren Sie nicht nur Ihren Streß, sondern vermeiden auch unnötige Frustration und Ärger in Ihrem Leben. Das kann auch heißen: Lernen Sie genauer zuzuhören.

Verändern Sie Ihre Ernährung. Ein paar Pfunde weniger schaden (kaum) jemandem, und eine gesunde Ernährung bringt mehr Energie und Zuversicht ins Leben.

Reduzieren Sie Ihren Alkoholkonsum. Auch wenn viele Männer Alkohol als Ausweg ansehen, hat übermäßiges Trinken Streß noch nie wirklich reduziert.

Nicht mehr zu viel Kaffee. Mehr als zwei Tassen pro Tag machen nervös, zappelig und sind eine zusätzliche Quelle für Streß.

Hören Sie auf zu rauchen. Sie haben nichts zu verlieren, nur zu gewinnen. Nichtrauchen ist gesünder. Und Rauchen ist auch nicht entspannend – wie manchmal fälschlicherweise behauptet wird. Die nächste Zigarette ist nur der Ausgleich für die Unruhe, die die vorhergegangene erzeugte.

Sie müssen kein glühender Optimist sein oder kein skeptischer Pessimist. Versuchen Sie die richtige Balance zwischen diesen Extremen zu finden. Das ist einer der besten Streßkontrollmechanismen.

Ärgern Sie sich nicht über in der Vergangenheit gemachte Fehler. Was passiert ist, ist passiert und kann auch durch noch so intensives Grübeln nicht geändert werden. Wenn Sie sich an vergangene Fehler erinnern, versuchen Sie daraus positive Lehren für die Zukunft zu ziehen. Praktizieren Sie lebenslanges Lernen auch in diesem Bereich.

Bei Problemen am Arbeitsplatz, in der Schule oder in der Familie kann es sinnvoll sein, kurzzeitig für räumlichen Abstand, für Ablenkung oder für eine wieder froh stimmende Tätigkeit zu sorgen. Ein Urlaubstag, ein Tag mit Freunden oder ein Tagesausflug können schon Wunder wirken und die Welt wieder in einem ganz anderen Licht erscheinen lassen.

Größere Konflikte und Probleme. Hier muß man den Ursachen genauer auf den Grund gehen und dann Abhilfe schaffen: durch Gespräche mit allen Beteiligten, durch Änderung der eigenen Verhaltensweise usw.

Unüberwindliche Gräben. Hier kann unter Umständen ein Wechsel der Arbeitsstelle oder der Schule erforderlich sein.

Schwere familiäre oder persönliche Probleme. Sie lassen sich oft mit Hilfe von außen (durch Beratungsstellen, durch psychologische Betreuung, durch den Anschluß an eine Gruppe Gleichbetroffener etc.) lösen.

Lernen Sie, Ihren Ärger in einer positiven, respektvollen Art zu artikulieren, ohne Schreien und feindselige Akte. Positiv artikulierter Ärger kann Ihnen helfen, Streß in Kraft zu verwandeln und gesünder zu leben.

Meditation: die beste Einzelmaßnahme

Als Einzelmaßnahme ist Meditation wahrscheinlich die beste Methode, um mit Streß besser fertigzuwerden. Der Vorteil: Meditation kann gelernt werden. In jeder größeren Stadt werden Kurse und Lehrgänge dafür angeboten.

Wir kennen drei Zustände des Bewußtseins: Wachsein, Schlafen und Träumen. Meditation kreiert einen vierten Bewußtseinszustand, in welchem der Geist wach, aber völlig ruhig ist. Während der Meditation entspannen sich die Muskeln, und der Stoffwechsel der roten Blutzellen sinkt, Atmung und Puls werden zunehmend langsamer, und der Blutfluß ins Gehirn nimmt zu.

Meditieren: zwischen Schlafen, Wachen, Träumen.

Tägliche Meditation kann Vorteile für die Mentalfunktionen bringen, Angstzustände mildern und »in the long run« das biologische Alter des Menschen senken. Studien zeigten, daß Meditieren Lipidperoxid (ein Marker für freie Radikale im Blut) signifikant senken kann. Menschen, die täglich meditierten, hatten um 14,5 Prozent weniger Lipidperoxid im Blut als die nicht meditierende Kontrollgruppe. Das biologische Alter der Zellen konnte im Durchschnitt um zwölf Jahre verjüngt werden.

Progressive Muskelrelaxation

Progressive Muskelrelaxation ist eine Entspannungstechnik, bei der versucht wird, nicht nur die Oberschichten, sondern auch die tiefer liegende Muskelschicht vollständig zu entspannen. Sie wurde von E. Jacobson entwickelt und wird in der medizinischen Bewegungstherapie immer populärer. Die Technik kombiniert serielle Anspannung und Entspannung von bestimmten Muskelgruppen. Zum Beispiel werden die Bizepsmuskeln für fünf Sekunden angespannt und dann für die nächsten 45 Sekunden entspannt. Danach folgen Spannungs- und Entspannungsübungen für die Trizepsmuskeln. Die komplette Sequenz beginnt beim Kopf und trainiert nacheinander alle Muskeln bis hin zu den Füßen. Einmal erlernt, kann man verspannte Muskelpartien wesentlich leichter und schneller entspannen.

Osteoporose: die stille Epidemie

Bei vielen Männern wird Osteoporose eher zufällig entdeckt. Sie kommen zum Hausarzt, weil sie sich etwa beim Husten eine Rippe gebrochen haben oder wenn nach einem Sturz die Rückenschmerzen nicht mehr vergehen wollen. Manche werden auch beim Kauf eines neuen Anzugs von der Stammverkäuferin darauf aufmerksam gemacht, daß sie irgendwie »geschrumpft« seien.

Osteoporose ist die häufigste Knochenerkrankung des Erwachsenenalters, die schleichend beginnt und meist erst auffällt, wenn starke Rückenschmerzen oder Knochenbrüche den Betroffenen zum Arzt führen.

Männer wiegen sich in falscher Sicherheit, wenn sie glauben, Osteoporose sei nur eine Krankheit postmenopausaler Frauen. Besonders wegen der höheren Lebenserwartung erleben jetzt immer mehr Männer den Knochenschwund und müssen mit (teilweiser) Invalididät durch Oberschenkelhalsbrüche rechnen. Das aber müßte nicht sein. Allein in der Bundesrepublik gibt es sechs Millionen Osteoporosekranke. Die Behandlung der rund 250000 Osteoporose-Knochenbrüche kostet ungefähr 5 Milliarden Mark jährlich.

Osteoporose ist auch eine Männerkrankheit.

Osteoporose: nicht nur ein Problem der Frauen

25 Prozent der Frauen und 13 Prozent der Männer über 50 Jahren leiden an Osteoporose. Die Folgen, nämlich Knochenbrüche – besonders der gefürchtete Oberschenkelhalsbruch –, treten beim Mann im späteren Alter auf. Die Gefahr, daran zu sterben, ist beim Mann jedoch dreimal höher als bei der Frau.

Osteoporose heißt übersetzt poröser, morscher Knochen. In schlimmen Fällen reichen ein minimaler Stoß oder eine ruckartige falsche Bewegung für einen Wir-

Osteoporose

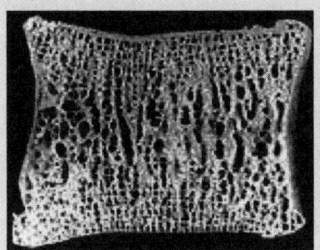

gesunder Knochenschnitt

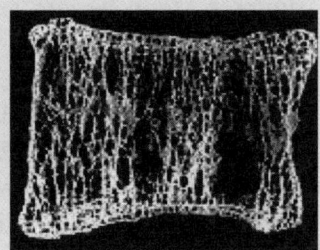

osteoporotischer Knochenschnitt

belbruch aus, ein leichtes Fallen für eine Oberschenkelhalsfraktur.

Die Folgekosten von Schenkelhalsfrakturen für ganz Europa liegen derzeit bei rund 11 Milliarden Euro pro Jahr. Zur Zeit kommt es weltweit jährlich zu rund 1,6 Millionen Schenkelhalsfrakturen. Schätzungen gehen davon aus, daß diese Zahl bis ins Jahr 2050, ausgelöst durch die weltweit steigende Lebenserwartung, auf rund 6 Millionen steigen wird.

Die Weltgesundheitsorganisation hat in ihrer Kampagne »Bone and Joint Decade 2000–2010« Osteoporose zu einer »stummen Epidemie« erklärt. Im deutschsprachigen Raum werden nur etwa zwanzig Prozent aller Patienten therapiert. Insgesamt muß jede vierte Frau und heute schon jeder siebte Mann damit rechnen, an Osteoporose zu erkranken. Und steigt die Lebenserwartung des Mannes weiter an, so schätzen Experten, werden bald genauso viele Männer wie Frauen von der Knochenkrankheit betroffen sein.

Frühzeitige Behandlung erzielt die besten Ergebnisse. Man kann aber viel zur Vorbeugung tun. Bei einer frühzeitigen und konsequenten Behandlung sind gute Erfolge sowohl bei der Linderung der Beschwerden und als auch bei dem Wiederaufbau der Knochensubstanz zu erzielen. Keiner der Betroffenen muß also verzweifeln: Es gibt in jedem Stadium noch Hilfe.

Bisher ist die Osteoporose des Mannes mehr oder weniger als eine Folgeerkrankung nach Einnahme bestimmter Medikamente gesehen worden. Bei Frauen ist Osteoporose als eine Form des hormonellen Wechsels und des Rückgangs der Östrogenproduktion bekannt. Aufgrund der Studien der Mayo-Klinik – veröffentlicht im *Journal of Endocrinology*[19] – sieht es die medizinische Forschung nun anders: Auch beim Mann ist eine eindeutige Beziehung zwischen geringer Knochendichte und niedrigen Östrogenwerten feststellbar. Bei Männern ist das Phänomen erst in jüngster Vergangenheit in das Blickfeld gerückt. Der Unterschied liegt in der Geschwindigkeit des Knochenabbauprozesses. Bei Frauen läuft der Knochenschwund nach den Wechseljahren zuerst mit drastisch erhöhter Geschwindigkeit ab, um sich dann wieder zu normalisieren. Der männliche Wechsel verläuft hingegen stetig, eine rapide Hormonänderung findet nicht innerhalb kurzer Zeiteinheiten statt. Dennoch ist auch beim Mann das Sinken der Östrogenwerte für den Rückgang zumindest genauso, wenn nicht stärker verantwortlich wie der Rückgang des freien Testosterons.

Der Knochen wächst bis zum 35. Lebensjahr. Aber dann?

Die Knochen sind zeitlebens einem ständigen Umbauprozeß unterworfen. Es gibt Zellen, die Knochenmasse aufbauen und den Knochen nach einer Verletzung wieder reparieren. Diese sogenannten Osteoblasten nehmen dabei Kalzium und andere Mineralien aus dem Blut auf und binden sie im Knochen. Dadurch wird dieser fester. Die sogenannten Osteoklasten hingegen verhindern überschießendes Knochenwachstum und bauen Knochensubstanz wieder ab.

Knochenmasse bildet sich – vor allem in der Wirbelsäule – bis etwa zum 30. bis 35. Lebensjahr. Erst dann hat ein Mensch die für ihn persönlich typische »peak bone mass« (Spitzenknochenmasse) aufgebaut.

Es gilt: Je mehr, um so besser. Denn je mehr Knochenmasse vorhanden ist, desto problemloser wird der im Laufe des Lebens einsetzende Knochenschwund verlaufen. Mit Osteoporosevorbeugung kann daher nicht früh genug begonnen werden (siehe weiter unten).

Ein gewisser Knochenabbau gehört zum Älterwerden. Dieser liegt normalerweise bei 0,5 bis 1,5 Prozent der Ausgangswerte pro Jahr. Von einem krankhaften Knochenschwund, einer Osteoporose, spricht man erst, wenn die Knochensubstanz um mehr als 30 bis 40 Prozent vermindert ist und eine erhöhte Gefahr für Knochenbrüche besteht.

Wie der Hormonhaushalt die Knochendichte steuert

Ein ausbalanciertes Hormonsystem ist wichtig für gesunde Knochen. Solange die aufbauenden und abbauenden Vorgänge ausbalanciert ablaufen, besteht für die Knochen kein großes Risiko. Wichtig für die Qualität des Knochenbaus ist, daß eine Vielzahl verschiedener Faktoren ungehindert zusammenspielen kann. Die Steuerung erfolgt über die Hormone von Nebenschilddrüse (zum Beispiel Cortisol) und Schilddrüse, durch das Vitamin D (1,25-Dihydroxyvitamin D_3) und andere Faktoren. Eine ganz wichtige Rolle spielen dabei die Geschlechtshormone Testosteron und Östrogen, da sie den Knochenstoffwechsel antreiben und die knochenbildenden Zellen unterstützen.

Ursachen für Osteoporose

Primäre Osteoporose

Bei 80 bis 90 Prozent aller Osteoporosefälle liegt keine Grunderkrankung vor. Dennoch gibt es auch hier einige Umstände, welche die Entstehung und das Ausmaß des Knochenschwunds beeinflussen.

Zu den Faktoren, die das Osteoporoserisiko erhöhen, gehören:
- Schilddrüsenüberfunktion
- Leber- oder Nierenerkrankungen
- Magenoperationen

- Chronische Magen-Darm-Krankheiten
- Organtransplantation z. B. an Leber, Niere, Lunge oder Herz
- Osteoporosefälle in der nahen Verwandtschaft
- Zeichen der Keimdrüsenunterfunktion (höhere Stimme, fehlende männliche Körperbehaarung, Impotenz etc.).

Sekundäre Osteoporose

Sie entsteht im Rahmen oder als Folge einer anderen Krankheit. Verantwortlich dafür können sein:

- Stoffwechselkrankheiten wie der Diabetes mellitus
- Hormonstörungen von Nebenniere, Schilddrüse und Nebenschilddrüse
- Altersbedingter Mangel an Testosteron und Östrogen (erste Anzeichen: mangelnder Bartwuchs, zu kleine Hoden, Potenzstörungen oder Zeugungsunfähigkeit)
- Übermäßiger Alkoholkonsum und Leberzirrhose
- Chronische Leber- und Nierenschäden
- Magen-Darm-Erkrankungen mit verminderter Nährstoffaufnahme
- Bösartige Knochenkrankheiten und metastasierende Tumoren.

Eine lange Einnahme von Kortisonpräparaten kann ebenfalls zu einer verstärkten sekundär auftretenden Osteoporose führen.

Dem Knochenschwund vorbeugen

Besonders bei der Osteoporose kommt der Vorbeugung – und dabei der Ernährung – eine besondere Funktion zu.

Osteoporosevorbeugung geschieht am besten über die Ernährung.

Kalzium

Der Knochenbeton ist das Kalzium, das sich in Milch- und Milchprodukten, genauso aber auch in Blatt- und Kohlgemüse (Brokkoli), Küchenkräutern wie Petersilie, Schnittlauch und Kresse sowie in Beeren oder bestimmten Nüssen findet. Wer Milch nicht verträgt oder auf Milch verzichten möchte, dem können kalziumangereicherte Fruchtsäfte oder Mineralwässer helfen beziehungsweise kann er auch Kalziumpräparate nehmen. Der Tagesbedarf an Kalzium liegt bei etwa 1500 Milligramm.

Alkohol, Nikotin und Koffein nur in kleinen Dosen

Nicht empfehlenswert sind zuviel Alkohol, Nikotin und Koffein. Ihr übermäßiger Genuß wirkt sich negativ auf die Kalziumaufnahme über den Magen-Darm-Trakt aus und kann den Vitamin-D-Stoffwechsel beeinträchtigen. Auch zuviel Eiweiß bringt den Kalziumhaushalt durcheinander. Denn zu proteinreiche Nahrung begünstigt das Ausschwemmen des Kalziums über den Urin.

Zuviel Salz und Oxalsäure schwächen die Knochen

Negativ wirkt sich auf den Kalziumhaushalt überdies ein zu großer Konsum von Kochsalz aus sowie der allzu reichliche Genuß von oxalsäurehaltigen Lebensmitteln wie Rhabarber, Spinat, Mangold, Mandeln, Erdnüssen, Kakao, Schokolade oder schwarzem Tee.

Vitamin D ein Leben lang

Vitamin D ist nicht nur für Säuglinge zur Rachitisvorbeugung wichtig. Das Vitamin steuert die Kalziumeinlagerung im Knochen ein Leben lang. Nur beginnen das die Menschen, wenn sie älter werden, offensichtlich zu vergessen. Besonders Vitamin-D-reich sind Leber, fetter Fisch (Lebertran!), Milch und Eigelb. Vitamin D entfaltet aber seine volle Wirkung erst unter Sonnenlicht (UV-Strahlung). Viel Bewegung an frischer Luft ist schon aus diesem Grund für den Knochenaufbau wichtig.

Bewegung hilft auch gegen Osteoporose

Durch körperliche Betätigung bekommt der Knochen Belastungsreize, wodurch er zum Aufbau von Masse angeregt wird. Zudem wird die Muskulatur gekräftigt.

Empfehlenswerte Sportarten sind Ausdauersport wie Radfahren, Schwimmen, Wandern sowie Gymnastik. Hochleistungssport sollte vermieden werden.

Wie man die Knochendichte mißt

Der »goldene Standard« ist derzeit die Messung an der Wirbelsäule mit Hilfe der Dual-Photon-Densitometrie. Je dichter der Knochen durch Minerale ist, um so durchlässiger wird er für die Photonen. Immer mehr – besonders als Screening-Methode – setzt sich die Messung per Ultraschall am Finger durch. Der Vorteil: keine Strahlenbelastung und die Möglichkeit nicht nur quantitativer, sondern auch qualitativer Knochenwertmessungen. So können anhand der Ultraschallmethode auch die Bindegewebsanteile des Knochens beurteilt werden.

Knochendichtemessung gehört zu einer männerärztlichen Routineuntersuchung.

Behandlung

Bei der medikamentösen Behandlung wird versucht, durch die Gabe von Hormonen, hormonähnlichen Substanzen oder knochenspezifischen Medikamenten das Verhältnis zwischen Knochenaufbau und -abbau wieder in ein gesundes Gleichgewicht zu bringen. Neben dem Einsatz von Sexualhormonen gibt es eine Reihe von Medikamenten, sogenannte Biphosphonate, das Hormon Calatonin oder eben die Gabe von Kalzium, Vitamin D und Fluoriden, die alle nur unter strenger ärztlicher Kontrolle verabreicht werden dürfen.

Mittlerweile gibt es zwei größere Osteoporosestudien mit Männern, die Alendronat, ein Biphosphonat, erhielten. In der einen Studie haben 241 Männer zwei Jahre lang das Bisphosphonat oder ein Placebo genommen. Bei den Patienten, die bereits zu Beginn der Studie eine Osteoporose hatten, war die Knochenbruchrate in der Verumgruppe signifikant geringer als in der Placebogruppe. Häufig werden auch Kombinationen aus unterschiedlichen Medikamenten gegeben. So zeigte sich, daß bei einer Kombination aus Biphosphonatmitteln plus 500 mg Kalzium die Knochendichte an der Wirbelsäule täglich um zehn Prozent stieg und ein signifikanter Rückgang an Wirbelfrakturen festzustellen war.

Haarausfall:
unangenehm, aber es gibt Hilfe

Haarausfall und Prostataprobleme können gemeinsame Ursachen haben.

Ein Airforce-Pilot, 65 Jahre alt, mit einem so blendenden Aussehen, als wäre er einem alten Hollywood-Streifen entsprungen, zieht nach seiner Pensionierung mit seiner Frau nach Österreich. In den USA war ihm schon dreimal die Prostata punktiert worden, weil seine PSA-Werte zu hoch waren. In Wien will ihm sein Arzt den 5-Alpha-Reduktasehemmer Finasterid verschreiben. Doch der Mann will keine »synthetics« und bekommt daher einen Sabalfruchtextrakt. Der Erfolg der Behandlung: Die PSA-Werte beginnen zu fallen. Der schöne Nebeneffekt: Das doch schon licht gewordene Kopfhaar ist dichter geworden.

Ein Verlust von 80 Haaren pro Tag ist normal

Auf dem menschlichen Kopf befinden sich ca. 150000 bis 200000 Haare. Im Laufe des Wachstumsprozesses verlieren wir täglich zwischen 60 und 80 Haaren, die aber durch neue ersetzt werden. Das ist ganz normal. Erst wenn täglich mehr als 100 Haare verlorengehen und die Zahl der ausfallenden Haare größer ist als die der nachwachsenden, spricht man von krankhaftem Haarausfall.

Die Haartracht macht einen Wachstumsprozeß in drei Phasen durch. In der sogenannten Wachstumsphase, die zwei bis sechs Jahre dauert, wächst das Haar im Monat um circa 1,3 Zentimeter. Dunkelhaarige haben rund 100000 Haare auf dem Kopf, Rothaarige oder Rotblonde etwas weniger (um die 80000), Blonde mit 120000 Haaren etwas mehr. Rund 85 Prozent aller Haare befinden sich in der Wachstumsphase, ein Prozent befindet sich in der zweiwöchigen Übergangsphase, in der das Haar langsam den Kontakt mit der Haarwurzel verliert, 14 Prozent befinden sich in der viermonatigen Ruhephase, in der sie dann beim Kämmen, Bürsten oder Waschen ausfallen. Anschließend beginnt der Zyklus wieder von neuem. Rechnet man alle gerade im Wachstum befindlichen Haare auf dem Kopf eines Dunkelhaarigen, so kommt man auf rund 36 Meter, bei Rotblonden auf 30 Meter und bei Blonden sogar auf 43 Meter Haarwuchs am Tag.

Im Alter nimmt das Wachstum ab. Rasieren und häufiges Schneiden fördern das Haarwachstum nicht. Richtige Haarpflege, die Ernährung und Krankheiten beeinflussen den Wachstumsprozeß jedoch deutlich positiv bzw. negativ.

Haarausfall ist heilbar. Der Haarbestand bleibt im Normalfall also konstant. In jeder Haarwurzel kann zehn- bis zwölfmal ein Haar nachwachsen, dann versiegt die Haarproduktion.

Jahrzehntelang galten Haarausfall und Glatzenbildung als unheilbar. Männer mußten sich einfach ihrem Schicksal ergeben, so schien es, weil der Haarausfall bei Männern in der klar überwiegenden Zahl der Fälle genetisch bedingt ist. So konnte man – bei dem einen früher, bei dem anderen später – Schätzungen darüber anstellen, wann die Männer der Verwandtschaft ihre Haartracht verloren haben und im Kampf gegen Geheimratsecken, hohen Scheitel, Tonsur und Vollglatze mit mehr oder weniger obskuren, immer aber unwirksamen beziehungsweise nur kurzfristig wirkenden Mitteln klein beigeben würden.

Für viele Männer stellt der Haarausfall ein massives psychisches Problem dar, das ihre Zufriedenheit beeinträchtigt. Es ist, als ob viele Männer wie der biblische Samson glaubten, mit den Haaren ihre (sexuelle) Kraft zu verlieren. Nur acht Prozent aller Männer mit normalem Haarwuchs behaupten zwar, daß eine Glatzenbildung sie beeinträchtigen würde. Dem stehen aber Untersuchungsergebnisse gegenüber, wonach 50 Prozent mit leichtem und 75 Prozent mit mittlerem bis starkem Haarausfall persönlich sehr betroffen waren und sich besorgt zeigten. Viele meinten, sie seien durch die Glatze sexuell für Frauen weniger attraktiv, und fühlten sich gegenüber Männern mit voller Haarpracht im Nachteil.

Neben der genetisch bedingten Anfälligkeit der Haarwurzel auf die Sexualhormone ist die Rolle von Streß und falscher Ernährung nicht zu unterschätzen. Bei einseitiger Ernährung, beispielsweise Fasten und Diäten, können die Haarwurzeln zu leiden beginnen. Grund dafür ist ein Mangel an wichtigen Spurenelementen wie etwa Zink und Eisen oder auch an Vitamin H – Biotin, das in Orangen oder Apfelsinen enthalten ist und für einen dichten Haarwuchs sorgt.

Seit 1999 gibt es eine Arznei, die in vielen Fällen helfen kann. Das Medikament Propecia enthält den Wirkstoff Finasterid, welcher das Enzym 5-Alpha-Reduktase hemmen kann, das für den Abbau des männlichen Testosterons in sein Zwischenprodukt, das sogenannte DHT (= Dihydrotestosteron) verantwortlich ist. Genau dieses DHT – das »schlechte« Testosteron – aber ist für den Haarausfall verantwortlich, weil die Haarwurzeln auf zu große Mengen davon empfindlich reagieren. Bei einer – bei Männern häufig vorkommenden androgenetisch bedingten – Glatze zeigte Propecia denn auch in über 80 Prozent der Fälle Erfolge. Beginnender Haarausfall konnte gestoppt werden. Eine Wunderpille ist freilich auch Propecia nicht. Eine komplette Altglatze kann mit dem Enzymhemmer nicht mehr repariert werden. Das Mittel muß aber, wenn der Erfolg sichtbar bleiben soll, täglich und theoretisch lebenslang eingenommen werden. Die männliche Sexualfunktion wird in der Regel nicht beeinträchtigt. Lediglich 1,8 Prozent der Männer, die Propecia für die Medikamentenzulassung testeten, klagten über Libidoverlust und Potenzstörungen. Weitere Nebenwirkungen sind nicht bekannt. Freilich stehen bisher Langzeituntersuchungen, die über einen Zeitraum von fünf Jahren hinausblicken können, noch aus.

Ein Enzymhemmer regt den Haarwuchs (wieder) an.

Der Wirkstoff Finasterid ist zudem als Prostatamedikament (Proscar) in Österreich und Deutschland schon seit längerem auf dem Markt. Je nachdem, von welcher Perspektive aus Finasterid betrachtet wird, kann es also als Prostatamedikament, das den Haarwuchs fördert, oder als Haarwuchspräparat, das die Prostata schützt, angesehen werden.

Wissenschaftliche Alternativen zum Haarwuchsmittel: Lotions, die den Hormonabkömmling 17-Alpha-Östradiol enthalten, können in die Kopfhaut einmassiert werden. Nebenwirkungen sind kaum zu erwarten, da die Lotion nicht in pharmakologisch wirksamen Dosen in den Blutkreislauf gelangen kann.

Schwermut: Hilfe aus der Natur

Ein Medienmanager jenseits der 60 klagte über Antriebslosigkeit, fehlende Lebensenergie und einen Zustand, bei dem »ich für ein Telefonat oft einen halben Tag benötige«. Schwermut machte sich in seinem Leben breit, bei einem Mann, der sein Leben lang vor Energie nur so gestrotzt hatte. Beim Männerarzt wurde sein Hormonstatus erhoben und ein interessanter Befund festgestellt: Seine Werte für DHEA waren dermaßen niedrig, daß sie kaum gemessen werden konnten. Dem Mann wurden 50 mg DHEA verschrieben, und einige Tage später ruft er den Arzt an und erzählt mit überschwenglicher Stimme, seine Schwermut sei wie weggeblasen. Er habe gerade zehn Stunden Golf gespielt und könne die Welt aus den Angeln heben.

Auch den »gestandenen Mann«, den zeit seines Lebens keine Unbill erschüttern konnte und der dann als 50jähriger plötzlich zu weinen beginnt, wenn in einem Fernsehspiel jemand unabsichtlich einer Katze auf den Schwanz tritt, dürften Hormonprobleme plagen. Für diesen Fall der Nichtbelastbarkeit ist wahrscheinlich ein Östrogenmangel verantwortlich (siehe S. 83).

Diese Beispiele aus der Endokrinologie zeigen eines: Hormone sind wichtige Faktoren für veränderte Gemütszustände und sollten bei einer Depressionsbehandlung nicht unterschätzt werden.

Wechseljahre des Mannes: Zeit der Depressionen

Im männlichen Wechsel stellen Depressionen tatsächlich häufige Probleme dar. Bezeichnend ist, daß bei Männern Depressionen am häufigsten zwischen dem 35. und 60. Lebensjahr auftreten. Etwa 40 Prozent aller Männer erfahren zwischen 40 und 60 Jahren Gefühle der Lethargie, Depression und Irritiertheit. Die Symptome werden oft nicht erkannt – beziehungsweise zuerst nicht ernst genommen. Erst wenn der depressive Zustand auf die Sexualität schlägt und sich erektile Dysfunktionen einstellen, werden (manche) Männer hellhörig.

Wie eine hormonelle Dysbalance auf die Stimmung schlägt

In den Wechseljahren des Mannes sinken die Hormonwerte. Zu wenig DHEA oder zu wenig Östrogen können etwa (siehe obiges Fallbeispiel) die Stimmung verdüstern. Bei depressiven Patienten konnten überdies ein Mangel an Serotonin und Noradrenalin sowie ein Überschuß an Cortisol, dem Streßhormon aus der Nebennierenrinde, nachgewiesen werden. Cortisol ist

Schwermut: Zeichen eines veränderten Hormonhaushalts im Wechsel.

411

übrigens ein Gegenspieler des DHEA. Ein Steigen des Cortisolspiegels kann ein Fallen des DHEA-Spiegels mit sich bringen.

Forscher untersuchten daraufhin die im Gehirn ablaufenden Mechanismen. Besonders die Vorgänge in Hypophyse und Hypothalamus wurden genau erforscht. Im Hypothalamus wird dabei der Corticotropin-Freisetzungsfaktor (CRF) produziert. Durch die Blutgefäße transportiert, sorgt CRF in der kirschgroßen Hirnanhangdrüse – der Hypophyse – für die Erzeugung des Hormons Corticotropin, das seinerseits die *Streßhormone schlagen* Nebennierenrinde zur Produktion von Streßhormonen *auf die Stimmung.* wie Cortisol und Corticosteron anregt. Zweck der Hormonkaskade mit ihren mehrstufigen Regelkreisen ist es, den Körper in eine dem Streß angemessene Alarmbereitschaft zu versetzen. Bei Depressiven scheint dieser Mechanismus aber völlig aus dem hormonellen Gleichgewicht geraten zu sein. Viele Untersuchungen konnten nachweisen, daß die Streßhormonkaskade bei Depressiven unter permanenter Hochspannung steht – Cortisol oder CRF werden laufend überproduziert. Versuchstiere, denen eine Extradosis CRF verabreicht wurde, entwickelten klassische Merkmale der Depression: Sie litten unter Angst, Schlaflosigkeit, Appetitlosigkeit und sexueller Unlust.

Depressionen können also als ein Beispiel für eine Fehlsteuerung des Gehirns angesehen werden. Die medizinische Forschung lernte bereits viel über die verschiedenen fehlgeleiteten Mechanismen. Besonders *Serotonin und Dopamin –* ders der Status der Neurotransmitter Serontin oder *Neurotransmitter, zustän-* Dopamin hat einen großen Einfluß auf die Stimmungs- *dig für die Stimmung.* lage. Medikamente, wie etwa Prozac, das den Serotoninhaushalt beeinflußt, und eine Vielzahl anderer »Glückspillen« können helfen, wenn sie vernünftig – also im Rahmen medizinischer Indikationen – eingesetzt werden.

Johanniskraut: potentes Antidepressivum aus der Natur

Zahlreiche Studien haben gezeigt, daß ein natürliches Antidepressivum aus Extrakten des Johanniskrauts *(Hypericum perforatum)* wirksam gegen Depressionen eingesetzt werden kann.[20] Johanniskraut hat zudem noch einen weiteren Vorteil: Untersuchungen haben ergeben, daß die Inhaltsstoffe dieser Heilpflanze auch günstig auf Herz und Kreislauf wirken.[21] Aufgrund der neuen Studien hat nun auch die amerikanische Internisten-Gesellschaft ACP-ASIM Johanniskraut erstmals als Antidepressivum in ihre Richtlinien zur Pharmakotherapie der Depressionen aufgenommen. In Deutschland macht der Anteil von Johanniskrautpräparaten mittlerweile 25 Prozent an den Anti-Depressiva-Verschreibungen aus.

Heute wissen wir auch, daß der Lifestyle einen großen Einfluß auf die Gemütsverfassung haben kann. Ausgangspunkt waren medizinische Forschungen in den achtziger Jahren, die zeigten, daß sich Menschen, die eine Herzdiät einhielten, glücklicher fühlten. Andere Studien aber belegten, daß Menschen, die eine cholesterinsenkende Diät einhalten mußten, häufiger an Depressionen litten, die sogar so schwer sein konnten, daß sie zum Selbstmord führten. Was aber führte nun zu diesem verwirrenden Widerspruch?

Fischesser leben glücklicher als Fleischesser

Die beiden Forscher Joseph Hibbeln und Norman Salem vom National Institute of Health entdeckten die Lösung, als sie die Cholesterinstudien noch einmal nach regionalen Besonderheiten untersuchten: Sie erkannten, daß Menschen, die in Küstennähe lebten,

413

während ihrer Diät mehr Fisch verzehrten und weniger häufig an Depressionen litten, während Herzpatienten im Landesinneren weniger Fisch aßen, dafür aber häufiger unter Depressionen litten.[22]

Omega-3-Fettsäuren heben die Stimmung.

Warum Fischkonsum glücklich machen kann, hat eine für uns bekannte Ursache: Es sind die guten Fette, die hier wirken, nämlich die im Fisch enthaltenen Omega-3-Fettsäuren, wie etwa Alpha-Linolensäure, Eicosapentaensäure (EPS) oder Decosahexaensäure (DHS). Omega-3-Fettsäuren werden sowohl in der Netzhaut des Auges als auch in den grauen Zellen des Gehirns in großen Mengen gefunden.

Mit dieser Entdeckung gingen Hibbeln und Salem nun daran, die seit Jahrzehnten zunehmenden Depressionserkrankungen mit einer neuen Hypothese zu erklären. Bei einer Untersuchung der Ernährungsgewohnheiten des 20. Jahrhunderts stellten sie ein wichtiges Faktum fest. In den letzten 100 Jahren ist in den westlichen Ländern der Verzehr von Omega-3-Fettsäuren und damit auch die DHS-Zufuhr stark zurückgegangen. Depressionen könnten also auch durch einen DHS-Mangel verstärkt hervorgerufen werden.

Im Alter kommen neben DHS-Mangel und Hormondysbalancen aber noch weitere gemütsverdunkelnde Faktoren zum Tragen. Weil mit den Jahren weniger Magensäure produziert wird, können auch Vitamine schwerer aus der Nahrung herausgelöst werden. Besonders aber ein chronischer Mangel an Vitamin B_{12} kann die Stimmung dauerhaft eintrüben. Zu große Mengen an Alkohol können den Effekt noch verschlimmern. Denn Alkohol zerstört zusätzlich die Vitamin-B-Moleküle.

Bin ich depressiv?

	ja	nein
Ich fühle mich unglücklich und depressiv.	☐	☐
Fühlen Sie sich seit mindestens zwei Wochen fast täglich traurig, niedergeschlagen oder hoffnungslos?	☐	☐
Haben Sie so gut wie jedes Interesse an fast allen Lebensinhalten verloren, empfinden Sie keine Freude mehr, zum Beispiel auch über Dinge, die Ihnen gewöhnlich Freude bereiten?	☐	☐
Haben Sie keinen Appetit mehr oder erheblich an Gewicht verloren? Schmeckt Ihnen das Essen nicht mehr so wie früher?	☐	☐
Litten Sie in den letzten beiden Wochen fast täglich oder bereits länger unter Einschlafstörungen, Durchschlafstörungen (Einschlafstörungen oder frühem Erwachen am Morgen)?	☐	☐
Sprechen und bewegen Sie sich langsamer als früher? Oder leiden Sie im Gegenteil unter einer inneren Unruhe, so daß Sie nicht stillsitzen können, sondern auf- und abgehen müssen?	☐	☐
Hat sich Ihr sexuelles Verlangen seit mindestens zwei Wochen täglich vermindert, oder ist es gar nicht mehr vorhanden?	☐	☐
Haben Sie kein Selbstvertrauen mehr? Fühlen Sie sich wertlos, oder machen Sie sich viele Selbstvorwürfe?	☐	☐
Haben Sie Schwierigkeiten, sich zu konzentrieren und sich Dinge zu merken, oder fallen Ihnen sogar ganz alltägliche Entscheidungen schwer?	☐	☐
Denken Sie häufig über den Tod nach oder sogar daran, sich das Leben zu nehmen?	☐	☐

Quelle: nach Prof. Dr. H. U. Wittchen

Auswertung

0 bis 2 Fragen mit Ja: Sie sind offensichtlich nicht depressiv verstimmt.

3 bis 4 Fragen mit Ja: Sie sind offensichtlich depressiv verstimmt. Möglicherweise leiden Sie an einer Depression. Wenn Sie die Symptome seit längerer Zeit verspüren und diese Sie in Ihren Alltagsaktivitäten belasten, empfehlen wir Ihnen einen Besuch beim Arzt.

5 Fragen und mehr mit Ja: Sie haben wahrscheinlich eine Depression. Sprechen Sie bitte mit Ihrem Hausarzt darüber, oder suchen Sie einen Arzt Ihres Vertrauens auf.

Aminosäuren: Muntermacher für das Gehirn

Als Brainfood und Muntermacher schlechthin gelten freilich die Aminosäuren (siehe S. 274). Tyrosin ist für die Produktion wichtiger Neurotransmitter wie beispielsweise Serotonin verantwortlich und spielt auch eine bedeutende Rolle für die Hormonproduktion in Nebenniere oder Schilddrüse. Es gibt Hinweise, daß Tyrosin auch die Ausschüttung des Wachstumshormons anregen kann. Zumindest sind bei depressiven Menschen gesenkte Tyrosinspiegel gemessen worden. Daher gibt es heute rezeptpflichtige Medikamente, mit denen man Depressionen durch eine Erhöhung der Tyrosinwerte zu behandeln versucht.

Auch das aus der Aminosäure Methionin gewonnene Molekül SAM (S-Adenosyl-L-Methionin) kann als Antidepressivum wirken. Das Methioninstoffwechselprodukt ist zudem Voraussetzung für viele Körperfunktionen – unter anderem für die Herstellung von Glutathion, einem wichtigen körpereigenen Antioxidans.

Als natürliche Glückspille wiederum kann ein Abkömmling der essentiellen Aminosäure Tryptophan bezeichnet werden. Das 5-HTP ist ein Ergänzungsmittel, mit dem ebenfalls die Serotoninprodukion beeinflußt werden kann. Serotoninmangel gilt als eine wichtige Depressionsursache und ist zudem mitverantwortlich für Angstgefühle, Migräne oder Winterdepressionen.

Depressionen bleiben oft unerkannt und unbehandelt

Insgesamt, so schätzt die WHO, leiden zwischen 150 und 200 Millionen Menschen an Depressionen. Dabei trifft die Schwermut Menschen aller Schichten, Kulturen und Nationalitäten. Jeder achte bis zwölfte Mann erkrankt im Lauf seines Lebens, doch nur die Hälfte aller Depressionen wird auch als solche erkannnt und davon nur wiederum 50 Prozent behandelt.

Vor allem Männer sind von starken Depressionen besonders betroffen. In Deutschland nahmen sich 1995 9932 Depressive das Leben, davon 7081 Männer. Wer die Zahl der Behandlungen betrachtet, sieht, daß die schweren Depressionen in den letzten 15 Jahren um 30 Prozent zugenommen haben. Wieviele Depressive weiterhin unbehandelt blieben, ist unklar. Schätzungen gehen davon aus, daß auf einen behandelten Mann vier unbehandelte kommen. Fest steht jedenfalls, daß Männer in den letzten Jahren auch bei der als Frauenkrankheit bezeichneten Depression arg im Aufholen begriffen sind. Frauen litten noch vor zehn Jahren doppelt so häufig an Depressionen wie Männer.

Wichtig: Durchblutung fördern!

Ein Mann, dem die Kardiologen ein gesundes Herz und einen normalen Kreislauf bestätigten, kommt zum Männerarzt, weil er sich immer und immer wieder »schwindlig« fühlt. Der Hormonbefund ergibt einen Mangel an freiem Testosteron. Gibt es einen Zusammenhang? Erst das rote Blutbild brachte Aufschluß: Die Produktion der roten Blutkörperchen, die für den Sauerstofftransport verantwortlich sind, ist testosteronabhängig. Das heißt, ein Mann, der wenig freies Testosteron besitzt, produziert auch weniger rote Blutkörperchen. Der Effekt: Der

Mann litt unter einer leichten, aber immer wieder auftretenden Sauerstoffunterversorgung des Gehirn, die sich als Schwindelgefühl äußerte.

Durchblutung fördern heißt geistige Fähigkeiten pflegen.

Gerade beim Anti-Aging kommt es darauf an, die geistigen Fähigkeiten zu pflegen. Denn was nützt ein hohes Alter, wenn man es nicht mehr bewußt genießen kann? Gerade im Gehirn, dem diffizilsten und hochkomplexesten Organ des Menschen, ist eine erfolgreiche Zellkommunikation unabdingbar. Dafür muß eine Fülle an Faktoren günstig zusammenspielen, und vor allem muß die Durchblutung bestens funktionieren. Etwa ein Fünftel des Blutes ist für die Nährstoffversorgung des Gehirns notwendig, um die rund 100 Milliarden Nervenzellen und unfaßbaren 100 Billionen Synapsen, die pausenlos biochemische Signale austauschen, am Leben zu erhalten. Bereits nach wenigen Sekunden ohne Blutzufuhr fallen die grauen Zellen aus – Schwindel und Ohnmacht sind die Folge. Nach ungefähr acht Minuten stirbt das Gehirn und mit ihm der Mensch. Bewegung und geistige Aktivität helfen, die Durchblutung in Gang zu halten. Eine bessere

Gehirn

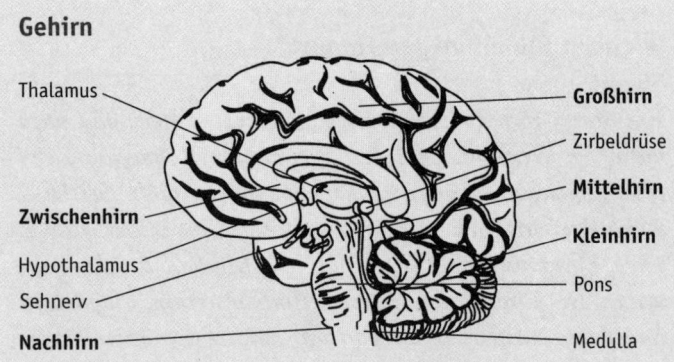

Thalamus — Großhirn — Zirbeldrüse — Mittelhirn — Zwischenhirn — Kleinhirn — Hypothalamus — Pons — Sehnerv — Nachhirn — Medulla

Sauerstoffzirkulation – zum Beispiel durch sportliche Betätigung – stimuliert das Gehirn, macht es energiegeladener, und man fühlt sich insgesamt wohler in seiner Haut. Bewegung hilft auch, chronischen Streß und damit einen zu hohen Spiegel von Streßhormonen wie dem Cortisol abzubauen. Der Effekt: Der Alterungsprozeß des Gehirns wird (wieder) gebremst, das Gehirn gewinnt an Merk- und Konzentrationfähigkeit zurück.

Das Gehirn besteht aber zu mehr als 50 Prozent aus Fettgewebe und ist daher besonders anfällig für den Angriff freier Radikale. Parkinson- und Alzheimer-Krankheit können die Folge sein. Im Grunde genommen ist die Alzheimer-Krankheit nichts anderes als eine schlecht funktionierende Stoffwechselmüllentsorgung. Im Lauf des Lebens bilden sich um die Nervenzellen herum Ablagerungen, die schließlich zum Absterben der Zellen führen. Auch die Verbindungen zwischen den Nervenzellen, die sogenannten Synapsen, sterben dabei ab. Dadurch wird die Denk- und Merkfähigkeit des Gehirns immer mehr beeinträchtigt. Daher gilt es, die freien Radikale vorbeugend abzuwehren, um das Alter geistig rege genießen zu können.

Wie alle Erkrankungen sind auch Alzheimer- oder Parkinson-Krankheit zum gewissen Teil genetisch bedingt. Durch den Lebensstil sind sie aber auch beeinflußbar.

Die Gründe, weshalb Depressionen entstehen, sind viefältig. Wenn Vater oder Mutter an der Krankheit litten, liegt die Wahrscheinlichkeit, an einer Depression zu erkranken, bei 20 Prozent. Litten beide Elternteile an Depressionen, steigt die Wahrscheinlichkeit, daß auch ihre Kinder daran leiden, auf 50 Prozent. Möglicherweise ist für das gestörte Gefühlsleben ein Gen in den Seitenarmen der Chromosomen 18 und 21 mitverantwortlich. Bis jetzt gibt es aber noch kein Medikament, das diesen fehlerhaften Schalter beeinflussen könnte.

Herbst und Winter sind lichtarme Monate und können die typischen saisonal bedingten Depressionen auslösen. Jeder Dritte spürt den Mangel an Sonnenlicht und reagiert mit depressiver Verstimmung – in mehr oder weniger starkem Ausmaß. Mit der Lichttherapie konnten in den letzten Jahren gute Erfolge erzielt werden. Mit Lampen, die das Spektrum des Sonnenlichts ausstrahlen, kann den saisonal bedingten Depressionsstörungen entgegengewirkt werden.

Sonnenlicht hilft gegen depressive Verstimmungen.

Essen für die geistige Frische: Was hilft?

Lipoidsäure

Sie ist ein Radikalfänger der universellen Sorte, der die Blut-Hirn-Schranke überwinden kann und an der Reparatur verletzter Gehirnzellen mitwirkt. In Tierversuchen vermochte Lipoidsäure Gehirnschäden, hervorgerufen durch Schlaganfall, rückgängig zu machen.

NADH oder CO-Enzym 1

Ein Radikalfänger zur Vorbeugung gegen die Alzheimer-Krankheit, der auch Alzheimer-Patienten helfen kann, ihre kognitiven Funktionen und Gedächtnisleistungen zu verbessern.

Traubenkernextrakt

Hilft die geistige Frische durch den Schutz der Fettzellen vor freien Radikalen zu erhalten. Wirkt vorbeugend gegen Verkalkung und sorgt für gesundes Kollagen in den Arterien.

Vitamin E

Vitamin E kann die Alzheimer-Krankheit verlangsamen, wie Studien zeigten. Aber auch bei Gesunden wirkt Vitamin E gehirnverjüngend, weil es die Zellen vor schädlichem »Rosten« schützt.

Vitamin B

Folsäure (Vitamin B_9) kann nachlassender Gedächtnisleistung vorbeugen und die Homocysteinspiegel im grünen Bereich halten.

Cholin

Das Gehirn braucht Cholin, um die Kommunikationspunkte der Synapsen in Schuß zu halten. Mit zunehmendem Alter wird immer weniger Cholin produziert – ein Grund, warum wir vergeßlich werden.

L-Carnitin

L-Carnitin verbessert den Cholinstoffwechsel und findet sich in Eiern, Sojabohnen, Kohl, Erdnüssen und Blumenkohl.

Ginkgo biloba

Ginkgo biloba ist nicht nur gut für die Libido, sondern erhöht auch die Serotoninspiegel und regt die Gehirntätigkeit des Menschen an. In Studien mit älteren Menschen (zwischen 60 bis 80 Jahren) erreichten Gingko-biloba-Anwender wieder Merkleistungen, die denen junger und gesunder Menschen in nichts nachstanden.

Gotu Kola

Gotu Kola ist ein jahrtausendelang benütztes Mittel der traditionellen chinesischen Medizin und wirkt sich positiv auf das Herz-Kreislauf-System aus. Es stärkt Venen und Kapillaren und kann die Gehirnleistung steigern.

Phosphatidylserin

Phospholipide im Fettgewebe des Gehirns sind besonders anfällig für den Angriff freier Radikale. Mit Phosphatidylserin können gesunkene Phospholipidspiegel wieder ausgeglichen werden.

Schönheitsoperationen beim Mann

Schönheitsoperationen: ein Gewinn an Lebensfreude.

Das Bedürfnis von Männern, gut auszusehen und gepflegt zu sein, ist im letzten Jahrzehnt in allen Bevölkerungsschichten deutlich gestiegen. Genügten den früheren Generationen meist Wasser und Seife, um sich damit schlicht sauber zu halten, wollen die neuen Männer eindeutig mehr. Das neu gewonnene Schönheitsbewußtsein ist ein Teil des derzeitigen Selbstverständnisses des Mannes, ebenso wie etwa die bewußte Ernährung. Sicher gehört eine Schönheitsoperation nicht zum Standardrepertoire des neuen Mannes, aber grundsätzlich kann schon eine neue Offenheit der Männer gegenüber Verbesserungen des Aussehens festgestellt werden. Das Ziel bei den ästhetischen Korrekturen ist ausschließlich der Gewinn an Lebensfreude.

Wenn sich Männer einer Schönheitsoperation unterziehen, wünschen sie folgende Eingriffe am häufigsten:

ca. 20 Prozent die Korrektur abstehender Ohren,
ca. 20 Prozent die Korrektur der Nase und des Profils,
ca. 15 Prozent die Korrektur erhöhter Wangenknochen,
ca. 45 Prozent diverse andere Eingriffe.

In früheren Jahren ließen hauptsächlich Männer, die von der Natur grob stiefmütterlich behandelt worden waren, ästhetische Operationen über sich ergehen. Sie litten unter abstehenden Ohren oder einem »Vogelgesicht«, also fliehender Stirn und Kinn sowie prominenter Nase. Heute wünschen vornehmlich junge, erfolgreiche Männer eine Korrektur ihres Äußeren. Typischerweise sind sie erfolgreich im Beruf, haben sich etwa innerhalb weniger Jahre ein großartig funktionierendes, kleines Unternehmen aufgebaut, haben ein ausgeglichenes Familienleben oder einen festen Freund und möchten aus ihrem Erscheinungsbild das bestmögliche machen. Ein oft gehörtes Argument lautet: »Weil man ja nur einmal lebt.« Unter ihnen sind erfolgreiche Anwälte, aber auch Politiker, Industrielle und Werbemanager.

Mit Männern, die eine Schönheitsoperation wünschen, muß sich der ästhetische Chirurg zunächst ausgiebig unterhalten. Das Seelenleben kennenzulernen ist wichtig, um wirklich beratend zur Seite stehen zu können. Denn ein Eingriff ist sehr vielschichtig und erfordert viel Einfühlungsvermögen. Ein Beispiel soll das verständlich machen: Bei einem Werbeberater, der mit seinem eher plumpen Aussehen nicht zufrieden war und ein »edleres« Profil wünschte, wurden einerseits das Wangenfett abgesaugt, so daß die Wangenknochen deutlicher hervortraten, und andererseits die Nasenspitze verfeinert. Zusätzlich wurden auch noch seine Jochbeine erhöht. Im Ergebnis hatte das ganze Gesicht einen edlen Charakter erhalten.

In einem zweiten Schritt werden oftmals gemeinsam mit dem Patienten Studiophotos angefertigt. Das dient ebenfalls der besseren Kommunikation und zunächst nicht unbedingt als Versprechen, wie die Korrektur letztendlich genau aussehen wird. In manchen Fällen ist es durchaus sinnvoll, einen Graphikdesigner einzubinden, so daß drei Personen in die Beratung involviert sind: der Patient ebenso wie der Designer und der Arzt. Wenn dann das Idealbild gefunden ist, sind Röntgenbilder und andere medizinische Untersuchungen notwendig. Dadurch kann festgestellt werden, ob dieses Idealbild Chancen auf eine Realisierung hat und wieweit ihm nahegekommen werden kann.

Das wichtigste Prinzip jeder Schönheitsoperation lautet: Es soll möglichst wenig, dafür aber gezielt korrigiert werden. Oft ist es nur ein einziger markanter Zug, der störend wirkt. Durch eine relativ kleine, aber gezielte Änderung können häufig angenehme Gesichtszüge entstehen. Denn fast jedes Gesicht hat auch charakteristische, schöne Züge. Wenn dieser eine, als häßlich empfundene Zug gemildert ist, wirkt oft gleich das ganze Gesicht harmonisch. Manche Patienten lehnen es sogar ab, einen wirklich schönen Zug, wie etwa bei der Nase oder den Augen, noch hinzuzufügen. Sie empfinden objektive Schönheit sogar als »kitschig« und übertrieben. Doch was heißt »schön«? Bei Männern heißt »schön« sicherlich nicht feminine Züge. Deshalb ist es wichtig, einen ästhetischen Chirurgen zu finden, der nicht nur für Frauen zeichnet und operiert, sondern bewußt männliche Züge einsetzen kann.

Der Aufwand für den Chirurgen und den Patienten ist groß: In umfangreichen Fällen kann die Planung bis zu mehreren Wochen dauern, die Operation selbst bis zu sechs Stunden. Die Gesamtkosten können 30 000

Oft ist es nur ein markanter Zug, der störend wirkt.

bis 40000 Euro betragen. Das klingt nach viel, doch häufig hat ein verschönertes Aussehen für den Patienten einen extrem hohen Stellenwert. Selbst winzige Eingriffe zur Verbesserung der Form werden oft zur Voraussetzung für größere Lebensfreude und Zufriedenheit, gehobenes Selbstwertgefühl sowie eine stabilere seelische Struktur. Ein Patient hat dieses neugewonnene Wohlbefinden so ausgedrückt: »Mit dieser Operation habe ich mehr Freude, als wenn ich mir ein tolles Auto gekauft hätte«, und ein anderer hat nicht bedauert, ein Originalgemälde eines bekannten Malers verkauft zu haben, um die Operation zu finanzieren.

Es gibt jedoch ebenfalls eine Reihe von Gründen, einen Mann, der eine Schönheitsoperation wünscht, nicht zu operieren.

Schönheitsoperationen sollten genau überlegt sein.

Für den Operationserfolg sind einige Faktoren ausschlaggebend: Nicht nur die Betreuung durch den Chirurgen ist wichtig, sondern auch das richtige Verhalten des Patienten. Empfehlenswert sind: eine präoperative internistische Untersuchung sowie eine eiweiß- und vitaminreiche Ernährung schon einige Tage vor und bis zu sechs Wochen nach der Operation. Es muß sichergestellt sein, daß der Patient genügend Zeit hat, um nach dem Eingriff alle Wunden ausheilen und ausreifen zu lassen. Wichtig ist auch die örtliche Nähe zum Chirurgen, damit die Nachbehandlungstermine eingehalten werden können. Und ebenso die Möglichkeit, daß sich der Patient zwei bis drei Wochen lang zurückziehen kann aus seinem Umfeld, wenn er sich keinem Gerede aussetzen möchte. Natürlich gibt es immer wieder Ausnahmen: Bekannt ist der Fall eines Anwalts, der bereits wenige Tage nach der Operation wieder in seiner Kanzlei anzutreffen war. Seinen Mitarbeitern und Klienten teilte er ohne Umschweife mit, daß der Grund für sein verschwollenes Gesicht eine Schönheitsoperation sei. Wörtlich sagte er: »Nicht

Genügend Zeit zum Verheilen der Wunden einplanen.

nur ich werde dann später Freude haben, sondern auch meine Klienten, weil die dann einen schöneren Anblick haben.« Aber ein derart gesundes Selbstbewußtsein ist nicht häufig anzutreffen.

Ganz andere Erfahrungen hingegen machte ein Steuerberater, der ein wahrlich gewaltiges Riechorgan besitzt. Als er nach einem Geschäftsessen in einem China-Restaurant das Lokal verlassen wollte, zupfte ihn die Besitzerin am Ärmel und fragte, ob er der Steuerberater des Restaurants werden wolle. Auf die Frage, weshalb ausgerechnet er, meinte sie, weil er so eine schöne, große Nase habe. Man sieht daran: Verschiedene Kulturen haben auch unterschiedliche Schönheitsideale. Die Nasen der Chinesen sind oft sehr klein. Viele chinesische Männer empfinden das als kindlich und unmännlich, so daß gerade von ihnen immer wieder eine Nasenvergrößerung nachgefragt wird – und zwar häufiger als eine Lidkorrektur. Auch bei schwarzen Männern kann eine Nasenkorrektur Wunder wirken. Der niedrigere Nasenrücken mit seiner stumpfen Spitze und den breiten Flügeln kann durch eine Verfeinerung der Naseneinzelteile und eine Vergrößerung des Nasenrückens besser gestaltet werden, so daß ein feineres Profil entsteht. Nasenvergrößerungen sind allerdings ziemlich aufwendige Operationen, wenn man nicht die eher simplen Kunststoffprothesen verwenden will.

Eine Komplikation, auf die jeder ästhetische Chirurg trifft, liegt darin, daß jeder Mensch eigentlich asymmetrisch ist. Bei genauerem kritischen Hinsehen kann jedermann selbst erkennen, daß zwischen der rechten und der linken Gesichtshälfte deutliche Unterschiede bestehen. Spiegelt man eine der Gesichtshälften, scheinen diese beiden Gesichter manchmal nicht einmal verwandt zu sein. Meist ist das von der linken Hälfte gespiegelte gröber als die rechte

Die Gesichtshälften sind unterschiedlich.

Gesichtshälfte. Für die Operationstechnik heißt das exaktes symmetrisches Arbeiten. Trotzdem verheilt jede Seite unterschiedlich und sieht dadurch auch ein wenig anders aus. Ein kleiner Trost: Die Unterschiede halten sich im Rahmen des Natürlichen.

Elf gute Gründe gegen eine Schönheitsoperation

Elf gute Gründe, weshalb ein Mann eine Schönheitsoperation verschieben oder gänzlich unterlassen sollte:

Zu jung: Wenn Sie jünger als 18 sind, könnte es sein, daß die Wachstumsprozesse noch nicht abgeschlossen sind, etwa die Nase noch nicht voll ausgewachsen ist. Spezielle Röntgenbilder geben darüber genauen Aufschluß. Bei einer Operation würde man riskieren, daß deren Ergebnis durch das Weiterwachsen wieder verändert wird.

Seelische Probleme: Wenn Sie gerade in einer Beziehungskrise stecken oder beruflich ernsthafte Schwierigkeiten haben, warten Sie besser, bis Sie sich in seelisch ruhigeren Gewässern befinden. Sie könnten sonst leicht eine falsche Operationsentscheidung treffen.

Gesundheit: Kleinere Krankheiten sollten Sie vorher ausheilen, größere Krankheiten wie etwa eine Zuckerkrankheit oder Magenprobleme sollte man zuvor untersuchen und eingrenzen. Diese sind manchmal ein Grund, die Operation zu verschieben. Es gibt auch Krankheiten, bei denen eine Operation überhaupt schädlich wäre.

Schlechter Draht zum Chirurgen: Wenn Sie im Gespräch mit dem Chirurgen keinen guten Draht bekommen, suchen Sie sich besser einen anderen. Der erste mag ein Meister seines Fachs sein, aber offensichtlich ist er nicht gerade für Sie der ideale. Eine Operation ist schließlich eine Investition fürs ganze Leben.

Gaspare Tagliacozzi: Schönheitschirurg der Renaissance

Schönheitschirurgen praktizierten schon vor 400 Jahren.

Zum Patientenkreis des italienischen Schönheitschirurgen Gaspare Tagliacozzi, der vor mehr als 400 Jahren praktizierte und das erste Buch über Schönheitschirurgie verfaßte, zählte so manch illustre Gestalt: todesmutige Kämpfer, die bei Degenduellen Nase, Lippe oder Ohren verloren hatten, oder feine Herren, denen die damals gerade aus Amerika eingeschleppte Geschlechtskrankheit Syphilis Nase und Lippen abfallen ließ. Der Leidensdruck der Herren scheint jedenfalls so groß gewesen zu sein, daß sie sich ohne Narkose von Tagliacozzi operieren ließen. Zumeist, so berichtet Tagliacozzi in seinen Schriften, habe er die fehlenden Körperteile aus dem Gewebe des Oberarms ersetzt. Die einzige verfügbare Technik zur Schmerzlinderung bestand darin, das umgebende Oberarmgewebe so fest zusammenzupressen, daß die Schmerzen durch diesen Druckverband stärker waren als die durch das Skalpell verursachten. Trotz dieser unvorstellbaren Tortur und des unerhört hohen Honorars, das Tagliacozzi für die Eingriffe verlangte, war der Leidensdruck der verstümmelten Männer so groß, daß sie aus ganz Italien und Deutschland zum Meister reisten. Noch heute sind in Bibliotheken die Lobesschriften der Patienten auf den berühmtesten Schönheitschirurgen jener Zeit erhalten.

Der wirtschaftliche Aufschwung und der damit einhergehende neugewonnene Wohlstand in der Renaissance hatten anscheinend zur Folge, daß die Leute zunehmend finanzielle Mittel und Muße für »Unnützes« wie die Schönheit oder Kunstwerke zur Verfügung hatten. Die Zeit erinnert doch ein wenig an heute, oder?

Unsicherheit: Goethe meinte, man solle das durchführen, was einem immer wieder in den Sinn kommt, weil man dadurch geradezu gedrängt wird. Wenn Sie also eine Operation aus Unsicherheit verschieben und Sie vergessen die Angelegenheit, dann war es gut, daß Sie die Operation auf diese Weise versäumt haben. Wenn in Ihnen aber immer wieder der Wunsch nach dieser Operation wach wird, dann nehmen Sie das als Zeichen, daß der Eingriff für Sie wichtig ist. Irgendwann gewinnen Sie dann auch die nötige Sicherheit.

Geldmangel: Wenn Sie die Operation per Kredit finanzieren müssen, ist es vermutlich die falsche Investition. Ausnahme: Sie haben ein starkes berufliches Motiv, um die Operation durchführen zu lassen. Dann handelt es sich bei Ihrem verbesserten Aussehen um eine geschäftliche Investition. Persönlich motivierte ästhetische Operationen, die per Kredit bezahlt werden müssen, bringen unnötigen Ärger mit sich.

Partnerwunsch: Wenn Frauen einen Mann zu einer Schönheitsoperation drängen, ist es meist aus Sympathie oder Liebe. Das Gegenteil ist aber der Fall, wenn ein Mann eine Frau zu einer Schönheitsoperation drängt. Dann täte sie besser daran, sich einen anderen Mann zu suchen. Auf jeden Fall sollte ein Mann aber die schwerwiegende Entscheidung, ob er sich operieren läßt oder nicht, nur um seiner selbst willen treffen und nicht, um seiner Freundin besser zu gefallen.

Zeitmangel: Gestreßte Menschen, denen die Zeit für die Heilungsphase und Nachbehandlung fehlt, sollten die Operation auf ruhigere Zeiten, etwa den Urlaub, verschieben.

Raucher: Sie werden wegen des erhöhten Gesundheitsrisikos nur ungern und oft gar nicht behandelt.

Harmonie: Die gewünschte Korrektur sollte nicht nur harmonisch zu den übrigen Zügen passen, sondern auch motiviert sein. Männer, die eine Korrektur wünschen, obwohl ihre Gesichtszüge harmonisch sind und nichts Korrekturwürdiges zu entdecken ist, sollten nicht operiert werden.

Übertreibung: Hier gilt das gleiche: Übertrieben eitle und narzistisch veranlagte Patienten werden mit dem Operationsergebnis nie zufrieden sein, da ihr Perfektionismus den des plastischen Chirurgen übertrifft. Bestes Beispiel: Michael Jackson.

Anti-Aging-Fragebögen

Die Fragen

1. Mein persönliches Fitneß-Programm
2. Meine Ernährungsgewohnheiten
3. Meine Trinkgewohnheiten
4. Was ich gegen das Altern nehme
5. Meine Entspannungstechniken
6. Mein persönliches Anti-Aging-Geheimnis
7. Mein tägliches Schlafpensum
8. Meine kleinen Sünden

Die Antworten

Hademar Bankhofer

Jahrgang 1941, Professor, TV-Präsentator für Gesundheitsthemen in ARD, ORF und bei Privatsendern, Autor von Gesundheitsbüchern.

1. Im Sommer jedes Wochenende Radfahren, jeden Tag Schwimmen; im Winter am Wochenende drei Stunden Wandern. Jeden Tag Bodengymnastik für die Wirbelsäule bzw. die Bandscheiben, damit sie elastisch bleiben.
2. Fast jeder Morgen beginnt mit einem Fünfkornmüsli und Kefirmilch, bei den Hauptmahlzeiten ist das Fleisch immer die Beilage. Ich esse wenig

Fleisch, fast nur Geflügel und etwas Wild. Viele Vollkornprodukte, keine tierischen Fette außer etwas Butter; das liebste Fett ist mir Olivenöl.

3. Ich bin eines Tages dahintergekommen: Wenn ich jeden Tag drei Liter stilles Mineralwasser über den Tag verteilt trinke, fühle ich mich besser, habe mehr Schwung und bin besser gelaunt. Sehr oft gebe ich einige Tropfen Zitronensaft hinein. Sonst trinke ich gern und regelmäßig grünen Tee, Kombucha aus grünem Tee und hin und wieder ein kleines Glas Rotwein.

4. Ich nehme kurmäßig dreimal im Jahr über viele Wochen Antioxidantien: eine Nahrungsergänzung aus Vitaminen, Mineralstoffen, Spurenelementen und sekundären Pflanzenstoffen. Im Frühling und im Herbst nehme ich Vitamin E pflanzlicher Herkunft. Und in der kalten Jahreszeit dreimal am Tag eine volle Gabel Sauerkraut, das ich gut kaue.

5. Ich betreibe etwas Qigong, halte mich an viele chinesische Akupressur-Übungen, die Streß abbauen und entspannen. Außerdem: Richtig und tief Atmen ist wichtig zur Lebensverlängerung. Gegen Streß mache ich die Lippenbremse: durch die Nase einatmen, dann die Luft durch die zusammengepreßten Lippen hinauspressen.

6. Da gibt es drei:
   - Ich lasse seit 25 Jahren jeden Morgen den Inhalt von zwei Bienenpollen-Kapseln auf der Zunge zergehen. Diese Mischung aus Pollen und Perga aus dem Bienenstock – auch Melbromen genannt – gibt mir viel Power und hält die Haut jung.
   - Ich trinke kurmäßig immer wieder eine Woche lang jeden Tag über den Tag verteilt einen Liter Ziegenmilch.
   - Ich nehme in Zeiten übermäßiger Streßbelastung das Co-Enzym Nr.1, unsere Energie-Sub-

stanz NADH, in Form einer Nahrungsergänzung, jeweils fünf Milligramm pro Tag.

7. Das ist zugleich auch die Antwort auf die Frage 8. Ich schlafe zeitweise zuwenig, nämlich nur fünf Stunden pro Nacht, wenn ich voller Euphorie ein Buch schreibe oder eine TV-Sendung vorbereite. Ich gleiche aber die kurze Schlafzeit mit Qualität etwas aus, denn ich schlafe auf einer phantastischen Matratze, die dort nachgibt, wo sie nachgeben soll, die dort stützt, wo die Wirbelsäule Gegendruck braucht. Und ich schlafe auf einem Kissen, das mit Dinkelspelz gefüllt ist.

8. Wenn ich zeitweise Heißhunger auf etwas Süßes bekomme, gebe ich leider nach.

Tuli P. Haromy

Jahrgang 1958, Dr. rer. nat., Biochemiker und Anti-Aging-Fachmann.

1. So viel wie möglich gehe ich zu Fuß; ich betreibe Schwimmen, Golf, Tennis und Tischtennis, aber ohne Übertreibung.

2. Ich esse hauptsächlich Fisch und gelegentlich mageres Fleisch, auch frisches Obst und Salate. Ich vermeide weißen Zucker und tierisches Fett.

3. Ich trinke meist stilles Wasser, auch im Restaurant, außerdem gern frischgepresste Fruchtsäfte. Ich trinke nur spärlich Alkohol.

4. Ich nehme mindestens 1000 Milligramm Vitamin C mit Bioflavonoiden täglich und bis zu 10 000 Milligramm in Streßsituationen, weiterhin ein Multivitamin-Präparat und diverse Antioxidantien einschließlich Quercetin und OPC.

5. Nichtanstrengende Bewegung, Surfen im Internet, Theaterbesuche.

6. Unterstützung der Gehirnfunktion durch Phosphatidylserine und -choline.
7. Im Schnitt sieben Stunden mit Schwankungen.
8. Ich bleibe häufig zu lange wach.

Johannes Huber

Jahrgang 1946, Prof. Dr. Dr., Arzt, Leiter der Abteilung Endokrinologie an der Universitäts-Frauenklinik Wien.

1. Forciertes Walking einmal pro Woche, 20 Minuten Hometrainer jeden Tag.
2. Viel Knoblauch, bei Gelegenheit Dinner Cancelling, also Streichen des Abendessens.
3. Zweimal am Tag grüner Tee.
4. Knoblauch.
5. Musik von Mozart und Beethoven.
6. Dinner Cancelling.
7. Sechs Stunden.
8. Gelegentlich eine Zigarette.

Franz Kardinal König

Jahrgang 1905, Dr. theol., ehemaliger Erzbischof von Wien.

1. Täglich Bewegung, mindestens eine Stunde spazierengehen.
2. Gutes Frühstück mit Gemüse, Obst und Honig, Mittagessen, dann nichts mehr außer bei besonderen Anlässen.
3. Regelmäßig ein Achtel bis ein Viertel Weißwein und viel Wasser.
4. Nichts.
5. Lesen, spazierengehen.
6. Interesse an den Vorgängen in der Welt, in der Kirche, in der Heimat; regelmäßige Zeitungslektüre.

7. Etwa sieben Stunden.
8. Ich nehme zu viele Verpflichtungen etwa in Pfarreien an, bin nervös.

Markus Metka

Jahrgang 1951, Dr. med., Gynäkologe, Androloge, Prof. an der Universität Wien, Präsident der österreichischen Andropause- und Menopause-Gesellschaft.

1. Täglich eine Stunde »Power-Walking«.
2. Kohlenhydrate reduzieren, auf »gute Fette« achten, Versorgung aus dem eigenen Gemüsegarten, nach Möglichkeit asiatische und mediterrane Küche.
3. Bei der Arbeit »Unmengen« an schwarzem und grünem Tee, am Abend im Schnitt ein Achtel bis ein Viertel Wein.
4. Vor dem Frühstück Melpromen (ein natürliches Secretagog), einmal zwei Stück, Vitamin C 500, Sabalfruchtextrakt, gelegentlich 40 Milligramm Zink, gelegentlich Fischölkapseln, statt Knabbergebäck Kürbiskerne.
5. »Power-Walking«, Kultur (Konzerte, Oper, Theater).
6. Die Lebensneugierde kultivieren.
7. Sechs Stunden, außerdem angestrebt täglich eine kurze Siesta, leider nicht immer durchführbar.
8. Gelegentlich eine Pfeife rauchen, wöchentlich einmal eine Diätsünde mit Speisen in magyarisch-böhmischer Tradition.

Verzeichnis der Wirkstoffe und Präparate

Wirkstoff	Name	Hersteller	Indikation	Klassifizierung	Art
Acidophilus	Infloran Berna	Kwizda	Verdauungsstörungen.	apothekenpflichtig	Pflanzl. Präparate
Alpha Liponsäure	duralipon	Merck dura	Empfindungsstörungen in den Extremitäten	apothekenpflichtig	Vitamine und -ähnliche Subst.
Alpha Liponsäure	Fenint®	Pharmacia & Upjohn	Empfindungsstörungen in den Extremitäten	apothekenpflichtig	Vitamine und -ähnliche Subst.
Arginin	Eubiol®	Chephasaar	Argininmangel	apothekenpflichtig	Aminosäuren
Avena sativa	Avena Rihom Komplex	Richter Pharma	Schlafstörungen, Unruhe, nervöse Störungen	apothekenpflichtig	Mittel für die Libido
Baldrian	Baldrian Dispert forte	Solvay Pharma	Unruhezustände, nervös bedingte Einschlafstörungen	apothekenpflichtig	Stimmungsaufheller
Baldrian	Kneipp® Baldrian	Kneipp	Unruhezustände, nervös bedingte Einschlafstörungen	nicht apothekenpflichtig	Stimmungsaufheller
Betakarotin	Carotaben	Hermal	Hautschutz	rezeptpflichtig	Radikalfänger
Biotin	BIOKUR®	Biocur	Biotinmangel	apothekenpflichtig	Vitamine und -ähnliche Subst.
Biotin	Curatin	Sanova	Biotinmangel	apothekenpflichtig	Vitamine und -ähnliche Subst.
Borretschöl	Linobion	Linobion-Chem.-Pharm. Laboratorium	Hautprobleme	apothekenpflichtig	Essentielle Fettsäuren
Brennessel	Urtica plus	Pharma Osterholz	Beschwerden beim Wasserlassen, Drang zu häufiger Harnentleerung	apothekenpflichtig	Enyzminhibitoren
Brennessel	Bazoton®	Abbott	Beschwerden beim Wasserlassen, Drang zu häufiger Harnentleerung	apothekenpflichtig	Enzyminhibitoren

Wirkstoff	Präparat	Hersteller	Indikation	Status	Kategorie
Brennessel	Hox alpha	Strathmann	Beschwerden beim Wasserlassen, Drang zu häufiger Harnentleerung	apothekenpflichtig	Enzyminhibitoren
Brennessel	Kneipp Brennesselkraut-Pflanzensaft Kneippianum®	Kneipp	Beschwerden beim Wasserlassen, Drang zu häufiger Harnentleerung	nicht apotheken-pflichtig	Enzyminhibitoren
Brennessel	Prostaforton—Biocur		Beschwerden beim Wasserlassen, Drang zu häufiger Harnentleerung	apothekenpflichtig	Enzyminhibitoren
Brennessel	Prostaneurin	Sanofi Synthelabo	Beschwerden beim Wasserlassen, Drang zu häufiger Harnentleerung	apothekenpflichtig	Enzyminhibitoren
Brennessel	Urtica N	Hoyer-Madaus	Beschwerden beim Wasserlassen, Drang zu häufiger Harnentleerung	apothekenpflichtig	Enzyminhibitoren
Brennessel	Urtipret®	Bionorica	Beschwerden beim Wasserlassen, Drang zu häufiger Harnentleerung	apothekenpflichtig	Enzyminhibitoren
Brennessel	Winar®	Lichtwer	Beschwerden beim Wasserlassen, Drang zu häufiger Harnentleerung	apothekenpflichtig	Enzyminhibitoren
Bromelaine	Bromelain-POS®	Ursapharm	Entzündungen und Schwellungen	apothekenpflichtig	Pflanzl. Präparate
Bromelaine	Mucozymr®	Mucos	Entzündungen und Schwellungen	apothekenpflichtig	Pflanzl. Präparate
Calcium	Calciretard® Magensaft-resistente Dragees	Köhler Pharma	Calciummangel	apothekenpflichtig	Mineralien, Spurenelemente
Calcium	Calcium Sandoz® Brausetabletten	Novartis Consumer Health	Calciummangel	apothekenpflichtig	Mineralien, Spurenelemente
Calcium	Maxi Kalz	Asta Medica	Calciummangel	rezeptpflichtig	Mineralien, Spurenelemente
Carnitin	L-Carnitin Fresenius	Fresenius Pharma	Carnitinmangel	rezeptpflichtig	Vitamine und -ähnliche Subst.

Wirkstoff	Name	Hersteller	Indikation	Klassifizierung	Art
Cayennepfeffer	Dolenon®	Strathmann	Nervenschmerzen	apothekenpflichtig	Mittel für die Libido
Chlorophyll	Anti-Geruchs-Kapseln	Twardy	Gegen Körpergeruch, allgemein tonisierende Wirkung, Stoffwechselförderung	nicht apotheken-pflichtig	Pflanzl. Präparate
Cholin (Vitamin B4)	Chomelanum® Salbe	Schur	Verstauchungen, Muskelzerrungen, Prellungen, Verrenkungen, Blutergüsse, Weichteilschwellungen, lokale Durchblutungsstörungen, leichte Hautverletzungen, Sonnenbrand, Insektenstiche, Verbrühungen, Verbrennungen, Verätzungen und Erfrierungen	apothekenpflichtig	Vitamine und -ähnliche Subst.
Cholin (Vitamin B4)	neurotropan	PHÖNIX	Cholinmangel	apothekenpflichtig	Vitamine und -ähnliche Subst.
Coffein	Coffeinum N 0,2 g	Merck/Merck dura	Ermüdungszustände, Migräne	apothekenpflichtig	Mittel für die Libido
Damiana	Cefagil®	Cefak	Sexuelle Schwäche, verminderte Libido	apothekenpflichtig	Mittel für die Libido
Damiana	Ginseng Nobel	Dynamit Nobel	Sexuelle Schwäche, verminderte Libido	apothekenpflichtig	Mittel für die Libido
Eisen	Eisen-Sandoz®	Novartis Consumer Health	Eisenmangel	apothekenpflichtig	Mineralien, Spurenelemente
Eisen	Ferrlecit®	Aventis Pharma	Eisenmangel	apothekenpflichtig	Mineralien, Spurenelemente
Fluor	Fluoros® Retardtabletten	Jenapharm	Fluormangel	rezeptpflichtig	Mineralien, Spurenelemente
Fluor	Mono-Tridin®	Opfermann	Fluormangel	rezeptpflichtig	Mineralien, Spurenelemente

Wirkstoff	Präparat	Hersteller	Indikation	Status	Kategorie
Fluor	Ossin® magensaft-resistente Retard-dragees	Grünenthal	Fluormangel	rezeptpflichtig	Mineralien, Spurenelemente
Folsäure	Folsan®	Solvay Arzneimittel	Folsäure-Mangel	apothekenpflichtig	Vitamine und -ähnliche Subst.
Folsäure	Lafol®	Wyeth	Folsäure-Mangel	apothekenpflichtig	Vitamine und -ähnliche Subst.
Gingko	Kaveri®	Lichtwer	Gedächtnisstörungen, Konzentrationsstörungen, Durchblutungsstörung	apothekenpflichtig	Antioxidantien
Gingko	Ceremin	Schwabe	Gedächtnisstörungen, Konzentrationsstörungen, Durchblutungsstörung	rezeptpflichtig	Radikalfänger
Gingko	Tebonin retard	Schwabe	Gedächtnisstörungen, Konzentrationsstörungen, Durchblutungsstörung	rezeptpflichtig	Radikalfänger
Ginseng	Ginsana®	Pharmaton	körperliche und geistige Leistungssteigerung	apothekenpflichtig	Pflanzl. Präparate
Ginseng	Kneipp® Ginseng zur Aktivierung Dragees	Kneipp	körperliche und geistige Leistungssteigerung	nicht apotheken-pflichtig	Pflanzl. Präparate
Glutamin	Glutamin Verla°	Verla	Nervöse Erschöpfung, Ermüdbarkeit, Konzentrations- u. Leistungsschwäche	apothekenpflichtig	Aminosäuren
Glutamin	Pepsaletten	RIEMSER	Nervöse Erschöpfung, Ermüdbarkeit, Konzentrations- u. Leistungsschwäche	apothekenpflichtig	Aminosäuren
Hefe	Furunkulosin® 300	Merckle	Hautprobleme	apothekenpflichtig	Pflanzl. Präparate

Wirkstoff	Name	Hersteller	Indikation	Klassifizierung	Art
Hefe	Levurinetten® N	Novartis Consumer Health	Hautprobleme	apothekenpflichtig	Pflanzl. Präparate
Hefe	Omniflora®	Novartis Consumer Health	Hautprobleme	apothekenpflichtig	Pflanzl. Präparate
Heidelbeere	Difrarel®	Sigma Tau	Gefäßbrüchigkeit	apothekenpflichtig	Radikalfänger
Inosit(ol)	Hämovannad® Kautabletten	Bastian Werk	Durchblutungsstörungen	apothekenpflichtig	Vitamine und -ähnliche Subst.
Inosit(ol)	Nicolip®	Henning	Durchblutungsstörungen	apothekenpflichtig	Vitamine und -ähnliche Subst.
Jod	Jodetten®	Henning Berlin	Jodmangel	apothekenpflichtig	Mineralien, Spurenelemente
Jod	Jodid Merck	Merck	Jodmangel	rezeptpflichtig	Mineralien, Spurenelemente
Johanniskraut	Esbericum® Kapseln	Schaper & Brümmer	depressive Verstimmungszustände, Angst und/oder nervöse Unruhe	apothekenpflichtig	Stimmungsaufheller
Johanniskraut	Valverde® Johanniskraut	Novartis Consumer Health	depressive Verstimmungszustände, Angst und/oder nervöse Unruhe	apothekenpflichtig	Stimmungsaufheller
Kalium	Kalium-Duriles®	AstraZeneca	Kaliummangel	apothekenpflichtig	Mineralien, Spurenelemente
Kalium	KCl-retard Zyma®	Novartis Pharma	Kaliummangel	apothekenpflichtig	Mineralien, Spurenelemente
Kava-Kava	Kava-Phyton®	Merckle	Nervöse Angst-, Spannungs- und Unruhezustände	apothekenpflichtig	Stimmungsaufheller
Kava-Kava	Laitan	Schwabe	Nervöse Angst-, Spannungs- und Unruhezustände	apothekenpflichtig	Stimmungsaufheller

Knoblauch	Kwai®	Lichtwer	Zur Vorbeugung der allgemeinen Arteriosklerose	nicht apothekenpflichtig	Radikalfänger
Knoblauch	Valverde® Knoblauch	Novartis Consumer Health	Zur Vorbeugung der allgemeinen Arteriosklerose	apothekenpflichtig	Radikalfänger
Kupfer	Kupferorotat	Ursapharm	Kupfermangel	apothekenpflichtig	Mineralien, Spurenelemente
Maca	Maca Vitalkapseln	Melasan	Vitalisierung, Lust- und Ausdauersteigerung	nicht apothekenpflichtig	Mittel für die Libido
Magnesium	Biomagnesin® Lutschtabletten	Madaus	Magnesiummangel	apothekenpflichtig	Mineralien, Spurenelemente
Magnesium	Magnesium 100 JENAPHARM	Jenapharm	Magnesiummangel	apothekenpflichtig	Mineralien, Spurenelemente
Magnesium	Magnesium-Sandoz® Brausetabletten	Novartis Consumer Health	Magnesiummangel	apothekenpflichtig	Mineralien, Spurenelemente
Nachtkerzenöl	Epogam®	Strathmann	Hautbeschwerden	apothekenpflichtig	Essentielle Fettsäuren
Olivenöl	Olivysat® Bürger mono	Ysatfabrik	Traditionell angewendet zur Unterstützung der Herz-Kreislauf-Funktion	nicht apothekenpflichtig	Essentielle Fettsäuren
PABA	Potaba-Glenwood® Kapseln	Glenwood	Hautveränderungen	rezeptpflichtig	Vitamine und -ähnliche Subst.
Phytoöstrogene	menoflavon®	melbrosin international	Beschwerden im Klimakterium	nicht apothekenpflichtig	Pflanzl. Präparate
Schilddrüsenhormone	Bertthyrox®	Berlin-Chemie	Mangel an Schilddrüsenhormonen	rezeptpflichtig	Hormone

Wirkstoff	Name	Hersteller	Indikation	Klassifizierung	Art
Schilddrüsen-hormone	Eferox®	Hexal	Mangel an Schilddrüsenhormonen	rezeptpflichtig	Hormone
Schilddrüsen-hormone	Euthyrox	Merck	Mangel an Schilddrüsenhormonen	rezeptpflichtig	Hormone
Schilddrüsen-hormone	Jodthyrox®	Merck	Mangel an Schilddrüsenhormonen	rezeptpflichtig	Hormone
Schilddrüsen-hormone	L-Thyroxin Henning	Henning Berlin	Mangel an Schilddrüsenhormonen	rezeptpflichtig	Hormone
Schilddrüsen-hormone	Novothyral	Merck	Mangel an Schilddrüsenhormonen	rezeptpflichtig	Hormone
Schilddrüsen-hormone	Prothyrid®	Henning Berlin	Mangel an Schilddrüsenhormonen	rezeptpflichtig	Hormone
Schilddrüsen-hormone	Thevier®	Glaxo Wellcome	Mangel an Schilddrüsenhormonen	rezeptpflichtig	Hormone
Schilddrüsen-hormone	Thybon®	Henning Berlin	Mangel an Schilddrüsenhormonen	rezeptpflichtig	Hormone
Schilddrüsen-hormone	Thyreocomb®	Berlin-Chemie	Mangel an Schilddrüsenhormonen	rezeptpflichtig	Hormone
Secregon	melpromen	melbrosin international	Beschwerden des Klimakterium virile	nicht apotheken-pflichtig	Aminosäuren
Selen	Selen Fresenius	Fresenius Pharma	Selenmangel	rezeptpflichtig	Radikalfänger
Silicium	Sklerosol®	Febena	Traditionell angewendet zur Vorbeugung von brüchigen Fingernägeln u. Haaren	apothekenpflichtig	Mineralien, Spurenelemente

Wirkstoff	Präparat	Hersteller	Indikation		Gruppe
Silymarin (Mariendistel)	Biogelat	Metochem Pharma	Leberschutz	apothekenpflichtig	Radikalfänger
Silymarin (Mariendistel)	durasilymarin Kapseln	Merck dura	Leberschutz	apothekenpflichtig	Radikalfänger
Silymarin (Mariendistel)	Legalon®	Madaus	Leberschutz	apothekenpflichtig	Radikalfänger
Silymarin (Mariendistel)	Silibene®	Merckle	Leberschutz	apothekenpflichtig	Radikalfänger
Testosteron	Andriol	Organon	Testosteronmangel	rezeptpflichtig	Hormone
Testosteron	Androderm	AstraZeneca	Testosteronmangel	rezeptpflichtig	Hormone
Testosteron	Testoderm®	Ferring Arzneimittel	Testosteronmangel	rezeptpflichtig	Hormone
Testosteron	Testosteron-Depot JENAPHARM	Jenapharm	Testosteronmangel	rezeptpflichtig	Hormone
Testosteron	Testoviron®-Depot	Schering	Testosteronmangel	rezeptpflichtig	Hormone
Tryptophan	Kalma	Stada Arzneimittel	Schlafstörungen, Depressionen	rezeptpflichtig	Aminosäuren
Vitamin A	A-Mulsin® forte	Mucos	Vitamin-A-Mangel	rezeptpflichtig	Vitamine und -ähnliche Subst.
Vitamin A	Oleovit A	Fresenius Pharma	Vitamin-A-Mangel	rezeptpflichtig	Vitamine und -ähnliche Subst.
Vitamin A	Retinol	Ursapharm	Vitamin-A-Mangel	rezeptpflichtig	Vitamine und -ähnliche Subst.
Vitamin B1	B1-ASmedic®	Dyckerhoff	Bei Vitamin-B$_1$-Mangelzuständen	apothekenpflichtig	Vitamine und -ähnliche Subst.
Vitamin B1	Beneuran	Nycomed	Bei Vitamin-B$_1$-Mangelzuständen	apothekenpflichtig	Vitamine und -ähnliche Subst.

Wirkstoff	Name	Hersteller	Indikation	Klassifizierung	Art
Vitamin B1	Betabion®	Merck	Bei Vitamin-B_1-Mangelzuständen	apothekenpflichtig	Vitamine und -ähnliche Subst.
Vitamin B1	Vitamin B1 JENAPHARM	Jenapharm	Bei Vitamin-B1-Mangelzuständen	apothekenpflichtig	Vitamine und -ähnliche Subst.
Vitamin B12	Ambe 12	Merckle	Vitamin-B12-Mangel	apothekenpflichtig	Vitamine und -ähnliche Subst.
Vitamin B12	Vitamin B12 1000 µg inject JENAPHARM	Jenapharm	Vitamin-B12-Mangel	apothekenpflichtig	Vitamine und -ähnliche Subst.
Vitamin B13 (Orotsäure)	Calciumorotat	Ursapharm	Vitamin-B13-Mangel	apothekenpflichtig	Vitamine und -ähnliche Subst.
Vitamin B13 (Orotsäure)	magnerot® CLASSIC Tabletten	Wörwag	Vitamin-B13-Mangel	apothekenpflichtig	Vitamine und -ähnliche Subst.
Vitamin B15 (Pangamsäure)	OYO® Dragees	Polypharm	Vitamin-B15-Mangel	apothekenpflichtig	Vitamine und -ähnliche Subst.
Vitamin B2	B2-ASmedic®	Dyckerhoff	Riboflavin-Mangel	apothekenpflichtig	Vitamine und -ähnliche Subst.
Vitamin B2	Vitamin B2 10 mg JENAPHARM	Jenapharm	Riboflavin-Mangel	apothekenpflichtig	Vitamine und -ähnliche Subst.
Vitamin B3 (Niacin)	Nicobion®	Merck	Nicotinamid-Mangel	apothekenpflichtig	Vitamine und -ähnliche Subst.
Vitamin B3 (Niacin)	Nicotinsäureamid 200 mg JENAPHARM®	Jenapharm	Nicotinamid-Mangel	apothekenpflichtig	Vitamine und -ähnliche Subst.

Vitamin B5 (Pantothensäure)	Dexpanthenol Roche	Hoffmann LaRoche	Vitamin-B5 Mangel	rezeptpflichtig	Vitamine und -ähnliche Subst.
Vitamin B5 (Pantothensäure)	Panthenol 100 mg JENAPHARM®	Jenapharm	Vitamin-B5 Mangel	apothekenpflichtig	Vitamine und -ähnliche Subst.
Vitamin B5 (Pantothensäure)	Panto Liquid	Nycomed	Vitamin-B5 Mangel	rezeptpflichtig	Vitamine und -ähnliche Subst.
Vitamin B6	B6-ASmedic®	Dyckerhoff	Vitamin-B6-Mangel	apothekenpflichtig	Vitamine und -ähnliche Subst.
Vitamin B6	Benadon Roche	Roche	Vitamin-B6-Mangel	rezeptpflichtig	Vitamine und -ähnliche Subst.
Vitamin B6	Hexobion®	Merck	Vitamin-B6-Mangel	apothekenpflichtig	Vitamine und -ähnliche Subst.
Vitamin C	Ascorvit®	Jenapharm	Vitamin-C-Mangel	apothekenpflichtig	Vitamine und -ähnliche Subst.
Vitamin C	Cebion® 1 g Brausetabletten	Merck Produkte	Vitamin-C-Mangel	nicht apotheken- pflichtig	Vitamine und -ähnliche Subst.
Vitamin C	Cetebe®	SmithKline Beecham	Vitamin-C-Mangel	apothekenpflichtig	Vitamine und -ähnliche Subst.
Vitamin C	Cvit Brause- tabletten	Novartis Consumer Health	Vitamin-C-Mangel	nicht apotheken- pflichtig	Vitamine und -ähnliche Subst.
Vitamin D	Decostriol®	Jenapharm	Vitamin-D-Mangel	rezeptpflichtig	Vitamine und -ähnliche Subst.
Vitamin D	Dedrogyl®	Aventis Pharma	Vitamin-D-Mangel	rezeptpflichtig	Vitamine und -ähnliche Subst.
Vitamin D	Rocaltrol®	Roche	Vitamin-D-Mangel	rezeptpflichtig	Vitamine und -ähnliche Subst.

Wirkstoff	Name	Hersteller	Indikation	Klassifizierung	Art
Vitamin E	Biopto®-E	Jenapharm	Vitamin-E-Mangel	apothekenpflichtig	Vitamine und -ähnliche Subst.
Vitamin E	Embial®	Merck Produkte	Vitamin-E-Mangel	apothekenpflichtig	Vitamine und -ähnliche Subst.
Vitamin E	Ephynal Roche	Roche	Vitamin-E-Mangel	apothekenpflichtig	Vitamine und -ähnliche Subst.
Vitamin E	Puncto® E	Asta Medica	Vitamin-E-Mangel	apothekenpflichtig	Vitamine und -ähnliche Subst.
Vitamin K	Kanavit® Tropfen	medphano	Vitamin-K-Mangel	apothekenpflichtig	Vitamine und -ähnliche Subst.
Vitamin K	Konakion® Kaudragees	Roche	Vitamin-K-Mangel	apothekenpflichtig	Vitamine und -ähnliche Subst.
Wachstumshormon (Somatotropin)	Humatrope®	Lilly	Wachstumshormonmangel	rezeptpflichtig	Hormone
Wachstumshormon (Somatotropin)	Norditropin®	Novo Nordisk	Wachstumshormonmangel	rezeptpflichtig	Hormone
Wachstumshormon (Somatotropin)	Genotopin®	Pharmecia	Wachsumshomonmangel	rezeptpflichtig	Hormone
Yohimbin	Yocon-Glenwood® Tabletten	Glenwood	Klimakterium virile	rezeptpflichtig	Mittel für die Libido
Yohimbin	Yohimbin Spiegel®	Solvay Arzneimittel	Klimakterium virile	rezeptpflichtig	Mittel für die Libido
Zink	Curazink®	RedinoMedica	Zinkmangel	apothekenpflichtig	Mineralien, Spurenelemente

Zink	Zink-Sandoz®	Novartis Consumer Health	Zinkmangel	apothekenpflichtig	Mineralien, Spurenelemente
Zink	Unizink®	Köhler Pharma	Zinkmangel	apothekenpflichtig	Radikalfänger
Zink	Zink-Sandoz®	Novartis Consumer Health	Zinkmangel	apothekenpflichtig	Radikalfänger

Für weitere Informationen können Sie sich auch
an den Verein ANDROX wenden:

Androx – The Society for the Aging Male and Female
Rotenturmstraße 29
A-1010 Wien
Tel. 0043-1/5330805
Fax 0043-1/5324678
e-mail androx@mmc.at
www.androx.com

Anmerkungen

Einleitung

1 Für nähere Informationen: International Society for Stemcell Research, Rotenturmstraße 29, A-1010 Wien, Tel. 0043-1/5 33 08 05

Hormone: Botenstoffe der Jugend

1 Aus dem Passalaquas-Papyrus. Zur Erklärung: Papyri werden nach ihren Entdeckern bzw. Übersetzern benannt. Auch die Ebers- und Hearst-Papyri sind medizinhistorisch interessante Quellen.

2 Corpas, E. et al., »Continous Subcutaneous Infusions of Growth Hormone Releasing Hormone 1–44 for 14 days Increase GH and Insulin-like Growth Factor-1 Levels in Old Men«, *Journal of Clinical Endocrinology and Metabolism* 1993; Vol. 76(1): 134–138.

3 Kelley, K. W. et al., »GH3 Pituitary Adenoma Implants Can Reverse Thymic Aging«, *Proceedings of the National Academy of Sciences*, USA 1986; Vol. 83: 5663–5667.

4 Klatz, R., *Ten Weeks To A Younger You*, New York, 1999, S. 73.

5 Inzucchi, S. E., and Robbins, R. J., »Effects of Growth Hormone on Human Bone«, *Journal of Clinical Endocrinology and Metabolism* 1994; Vol. 79 (3): 691–694.

6 Metka, M., Wieser, F., Sator, M., Gruber, D., Worda, C., Huber, J. C., »Royal jelly, perga and selected bee pollen in treatment of the aging male«. Poster f. the 9th International Congress on Menopause, Autumn 1999, Yokohama, Japan.

7 Klatz, a. a. O., S. 35.

8 Klatz, a. a. O., S. 35.

9 Khansari, D. N., Gustad, T., »Effects of Long-Term, Low Dose Growth Hormone Therapy on Immune Function and Life Expectancy of Mice«, *Mechanisms of Ageing and Development* 1991; 57:87–100.

10 Isidori, A., Lo Monaco, A., Cappa, M., »A study of growth hormone release in man after oral administration of amino acids«, *Current Medical Research and Opinion* (1981), 7, 475.

11 Metka, M., Wieser, F., Sator, M., Gruber, D., Worda, C., Huber, J. C., a. a. O.

12 Borst et al., »Studies of GH Secretagogues in Man«, *Journal of the American Geriatrics Society*, Mai 42(5): 532–534, 1995.

13 N. N., »Die Attraktivitätskurve für den Mann«, *Lancet*, 363: 1500. 1999.

14 Ferro, B., *Biologische Signale in der Außenwerbung*, Diplomarbeit am Institut für Stadtethologie, Naturwissenschaftliche Fakultät der Universität Wien, 1997.

15 Meryn, S., Metka, M., Kindel, G., *Der Mann 2000*, Wien 1999, S. 73.

16 Yen, S. S. C., Morales, A. J., and Khorram, O., »Replacement of DHEA in Aging Men and Women«, in Bellino, F. et al., eds., »Dehydroepiandrosterone (DHEA) and Aging«, *Annals of the New York Academy of Sciences*, 774: 128–142, 1995.

17 Regelson, W., Kalimi, M., »DHEA-A Pleiotropic Steroid: How Can One Steroid Do So Much?« In: Klatz, R. M., *Advances in Anti-Aging Medicine*, Vol. 1, New York 1996.

18 Orlock, C., *Die innere Uhr. In natürlichen Rhythmen leben*, Stuttgart 1995. S. 83.

19 Klatz, a. a. O., S. 10.

20 Pierpaoli, W., et. al., *The Melatonin Miracle*, New York, 1995, S. 29–30.

21 Pierpaoli, a. a. O.

22 Klatz, a. a. O., S. 99.

23 Lissoni, P., et al., »A randomized study of immunotherapy with low-dose subcutaneous interleukin-2 plus melatonin«, *Tumori*, 1994, Vol. 80, S. 464–467.

24 N. N., *Journal of Pineal Research*, Nr. 5, 1993.

25 Patientenberichte aus der Praxis. M. M.

26 Patientenberichte aus der Praxis. M. M.

27 Persönlicher Expeditionsbericht El Dorado, Peru, 1978, M. M.

28 Braden, A. W. H., Thain, R. I., Shutt, D. A., »Comparison of plasma phyto-oestrogen levels in sheep and cattle after feeding on fresh clover«, *Aust. Journal of Agriculture Research*, 22, 663–670, 1971.

29 Dornstauder, E., Unterrieder, I., Krenn, L., Kubelka, W., Jungbauer, A., *Estrogenic activity of a standardized red clover extract (menoflavon) intended for large scale use in hormone replace-*

ment therapy, Abstract submitted to the 14th International Symposium of the J. Steroid Biochem Mol Biol, 2000.

30 Adlercreutz, H., »Phytooestrogens: Epidemology and a possible role in cancer protection«, *Environmental Health Perspectives*, 103 (Suppl. 7), 103–112, 1995.

31 Metka, M., »Phytoöstrogene, Phytogestagene und Phytoandrogene«, *Journal für Menopause* (eingereicht 2000).

32 Liu, W. K.; Xu, S. X, Che, C. T., »Anti-proliferative effect of ginseng saponins on human prostate cancer cell line«, *Life Science* 67 (11), 1297–1306, 2000.

33 Chen, J. C., Xu, M. X., Chen, L. D., Chen, Y. N., Chiu, T. H., »Effect of Panax notoginseng saponins on sperm motility and progression in vitro«, *Phytomedicine*, 5(4): 289–292, 2000.

Maximizing Manhood: Sex als Anti-Aging-Medizin

1 Weeks, D. J., James, J., *Secrets of the Superyoung: The Scientific Reasons Some People Look Ten Years Younger Than They Really Are – And How You Can, Too*, Berkeley Publ. Group, December 1999.

2 Smith, G. D., Frankel, S., Yarnell, J., »Sex and death: are they related? Findings from the Caephilly Cohort Study«, *British Medical Journal* 315 (1995), S.1641–1645.

3 Engelmann, U., »Epidemiologie einer verschwiegenen Männerkrankheit.« Vortrag beim Symposium Die Zukunft der ED-Behandlung, 16.10.1999, Berlin. Zit. n. Porst, H.: *Manual der Impotenz*, Bremen, 2000.

4 Shabsigh, R., Klein, L. T., Seidmann, S. et. al., »Incidence of depressive symptoms in men with ED«, *Int. J. Impotence Res.* 10, Suppl. 3 (1998), S.14.

5 Vgl. Balch, J. F., *Mysteries of Sex and Healing*, Palm Beach Gardens 2000.

6 Choe, H. K., Seong, D. H., Rha, K. H., »Clinical efficacy of Korean red ginseng for erectile Dysfunction«, *Inter. J. Impotence Res.* 7 (1995), S.181–186.

7 *Journal of Urology* 4 (2000).

8 Mindell, E., *Die Nährstoffbibel, Handbuch der Nahrungsergänzungsmittel*, S. 302, München 1999.

9 Zit. n. Mindell, E., a.a.O., S. 234.

10 Gingko hat einen stimulierenden Effekt auf die Prostacyclin-Synthese in der Gefäßwand und einen hemmenden Einfluß auf die Thromboxanbildung. Außerdem besteht

eine spezifische Hemmwirkung auf den die Blutplättchen aktivierenden Faktor PAF.

11 Sikora, R., Sohn, M. H., Engelke, B. et al., »Randomized placebo-controlled study on the effects of oral treatment with Gingko Biloba Extract in patients with erectile dysfunction«, *Journal of Urology* 159, No. 5 (1998), Suppl. 240.

12 Metka, M., et al., »Royal jelly, perga and selected bee pollen in treatment of the aging male«, a. a. O.

13 Cutler, W. B., Garcia; C. R., Krieger, A., »Sporadic sexual frequency and biphasic ovulatory type menstrual cycles«, *Physiol. Behav.* 34 (1985), S. 805–810, und dies., »Sexual behavior and human axillary secretions influence women's menstrual cycles: The role of donor extract from man«, *Horm. Behav.* 20 (1986), S. 463–473.

14 Die Zusammenfassung über die Erforschung und die TOP-100-Tabelle an Pheromonen findet sich im *Journal of Steroid Biochemistry and Molecular Biology* 39 (1991), No 4B, S. 45–68.

15 Meryn, S., Metka, M., Kindel, G., *Der Mann 2000*, a. a. O., S. 257.

16 Festgelegt von der WHO im Jahr 1992.

17 Metka, M., Haromy, T. und Huber, J., in *Wien. Med. Wschr.* 135: 55–59 (1985) sowie Metka, M., Haromy, T., Huber, J. und Schurz, B., »Apperative Insemination mit Hilfe der Mikromanipulators, *Fertilität* 1: 41–44 (1985).

Lifestyle

1 N. N., *Lebenserwartung in Industrieländern*, WHO 2000.

2 Persönliche Mitteilung an Prof. Markus Metka beim internationalen Kongreß der International Menopause Society, 1993.

3 Furthmayr-Schulz, A., *Postmoderne Ernährung. Food-Design statt Eßkultur*, Stuttgart 1993, S. 36f.

4 Vgl. Teuteberg, H. J. u. a. (Hg.), *Essen und kulturelle Identität*, Berlin 1997.

5 *Statistische Jahrbücher:* Mortalität, Todesursachenstatistik.

6 Vgl. Lopez, D. A., Williams, R. M., Miehlke, K., *Enzymes. The Fountain of Life*, München 1994.

7 Melor, S., Ravenscroft, J. u. a., »Extension of life-span with superoxide dismutase/catalase minetics«, *Science*, 9/2000, 289 (5484): 1567–1569.

8 Worldwatch Institute, *State of the World. Report on Progress*

Toward a Sustainable Society. Appreciating the Benefits of Plant Diversity, Washington D. C. 1999.

9 Mitscher, L. A., Jung, M. et al., »Chemoprotection: A Review of the Potential Therapeutic Antioxidant Properties of Green Tea (Camellia sinensis) and Certain of Its Constituents«, *Medical Research Reviews,* 1997, Vol. 17, No. 4, S. 327–365.

10 Kurzer, M. S., Mind S., Xu, Xia, »Dietary Phytoestrogens«, *Annual Reviews of Nutrition.* 1997, Vol. 17, S. 353–381.

11 Klatz, R., Goldman, R., *Stopping the clock,* S. 227, New Canaan 1996.

12 Sears, B., *The Anti-Aging Zone,* S. 138 ff., New York 1999.

13 Kubitschek, J., »Fischöl senkt Triglyceridwerte«, *DGE-spezial,* 1999, Nr. 2.

14 Kubitschek, J., ebd.

15 Brinton, E. A. u. a., »A low-fat diet decreases high density lipoprotein (HDL) cholesterol levels by decreasing HDL apolipoprotein transport rates«, *Journal of Clinical Investigation,* 1990, Nr. 85, S. 144–151.

16 *Bericht der Drei-Länder-Tagung der Gesellschaften für Ernährung der Schweiz, Österreich und Deutschland,* September 1996, Zürich.

17 Weintraub, M. S., »Chronic and acute effects of fat saturation on postprandial lipoprotein metabolism«, *Journal of Clinical Investigation,* 1988, Nr. 82, S. 1884–1893.

18 Lopez u. a., *Enzymes. The Fountain of Life,* München 1994.

19 Klatz, R., Goldman, R., *Stopping the Clock,* a. a. O., S. 121.

20 Klatz, R., Goldman, R., *Stopping the Clock,* a. a. O., S. 122.

21 Mylander, M., *Der vitale Mann. Das umfassende Gesundheitsbuch für Männer und ihre Frauen,* München 1998, S. 27.

22 Meryn, S., Metka, M., Kindel, G., *Der Mann 2000,* a. a. O., S. 131.

23 Worldwatch Institute, *State of the World. Report on Progress Toward a Sustainable Society. Feeding Nine Billion,* Washington D. C. 1999.

24 Kongreßunterlagen zu: Third International Symposium on the Role of Soy in Preventing and Treating Chronic Disease. October 31 to November 3, 1999, Omni Shoreham Hotel, Washington D. C., USA.

25 Klatz, R., Goldman, R., *Stopping the Clock,* a. a. O., S. 227.

26 Auch für Ginkgo biloba erst kürzlich nachgewiesen: Bastianetto, S., Ramassamy, C., Dore, S., Christen, Y., Poirier, J., Quirion, R., »The Ginkgo biloba extract protects hippocam-

pal neurons against cell death induced by (beta)-amyloid«. *European Journal of Neuroscience* 2000, Vol. 12, Issue 6, S. 1882.

27 Pfannhauser, W., »Antioxidants and Health«, *Nutrion* (1997) 21, 11, S. 496 f.

28 Orgogozo, J. M., Dartigues, J. F., Lafont, S., Letenneur, L., Commenges, D., Salomon, R., Renaud, S., Breteler, M. B., »Wine consumption and dementia in the elderly: a prospective community study in the Bordeaux area«, *Revue Neuroligique* (1997), 153, S. 185–192.

29 Obisesan, T. O., Hirsh, R., Kosoko, O., Carlson, L. U., Parrot, M., »Moderate wine consumption is associated with decreased odds of developing age-related macular degeneration«, in: NHANES-1, *J. Am. Ger. Society* (1998): S. 1–7.

30 Platen, P. et al., »Zunahme der hypophysären Stimulierbarkeit mit Gonadotropin-Releasing-Hormone und Corticotropin-Releasing-Hormone bei Sportlerinnen nach hohen Trainingsumfängen in Kombination mit hypocalorischen Diäten«, in: Liesen, H., Weiss, N., Baum, N. (Hg.), *Regulations- und Repair-Mechanismen*, Dt. Ärzteverlag, 1994.

31 Lehman und Keul, »Age-associated changes of exercise-induced plasma katecholamine responses«, *Eu. J. Appl. Physiol.* 55 (1986): 302.

32 Pruet, E. D. R., »Glucose and insulin during prolonged workstress in men lifing on different diets«, *J. Appl Physiol.* 28 (1970): 199.

33 Fagard, R. H., Tipon, C. N., *Physical activity, fitness and hypertension*, in: Bouchard, C., Shepard, R. J., Stephens, T. (Eds.), »Physical activity, fitness and health: International proceedings and consensus statement«, Human Cinetics, Campaign/III (1994).

34 W. Hollmann und Th. Hettinger, *Sportmedizin*, 4. Auflage, Schattauer Verlag (2000).

35 Hakim, A. A., et al., »Effects of walking on mortalitiy among nonsmoking retired men«, *New England Journal Medicine*, 338: 94, 1998.

36 Trock et al., »A Double-Blind Trial of the Clinical Effects of Pulsed Electromagnetic Field in Osteoarthritis«, *Journal of Rheumatology*, 20 (3/1993): 456–460.

37 Hung. E. L. et. al., »Surpression of Intrarticular responses of Interleukin 1 by transfer of interleukin 1 rezeptor antagonist gene to synovium«, *Genetherapy* 1 (1994): 65–69, sowie Reineke et al., »Current status of gene therapy for rheumatoid arthritis«, *biodrugs* 2 (1999): 103–114.

38 Martin, R., *Beethoven's Hair, a Scientific Mystery Solved*, Broadway Books, 2000.

Männerleiden

1 Fair, W. R., »Back to the Future – The role of complementary medicine in urology«, *The Journal of Urology*, Vol. 162 (1999): 411–420.

2 Fair, a. a. O.

3 O'Leary, A., »Stress, emotion, and human immune function«, *Psychol. Bull.*, 108 (1990): 363.

4 Wynder, E. L., and Fair, W. R., »Editorial: prostate cancer – nutrition adjunct therapy«, *J. Urol.*, 156 (1996): 1364.

5 Die Rechnung basiert auf folgenden Annahmen: Ein 75 Kilo schwerer Mann braucht rund 2000 kcal pro Tag. Ein Gramm Fett hat den Brennwert von 9 kcal. Damit ergibt sich bei einem 20prozentigen Fettanteil eine Tagesration von 44,4 Gramm.

6 Zit. n. Fair, a. a. O.

7 Mayer-Davis, E. J., D'Agostino, R., Jr., Karter, A. J., Haffner, S. M., Rewers, J., Saad, M. and Bergmann, R. N., »Intensity and amount of physical activity in relation to insulin sensitivity: the Insulin Resistance Atherosclerosis Study«, *J. A. M. A.* (1998) 279:669.

8 Kushi, L. H., Fee, R. M., Folsom, A. R., Mink, P. J., Anderson, K. E. and Sellers, T. A., »Physical activity and mortality in postmenopausal women«, *J. A. M. A.* (1997) 277: 1287.

9 Hakim A. A., Petrovitch, H., Burchfield, C. M., Ross, G. W., Rodriguez, B. L., »Effects of walking on mortality among nonsmoking retired Men«, *New Engl. J. Med.* (1998) 338: 94.

10 Sakr, W., Haas, G., Cassin, B., Pontes, J., and Crissman, J., »The frequency of carcinoma an intraepithelial neolasia of the prostate in young male patients«, *J. Urol.*, 20 (1993): 680.

11 Chodak G. W., Thisted R. A., Gerber, G. S., Johansson, J. E., Adolfsson, J., Jones, G. W., Chisholm, G. D., Moskovitz, B., Livne, P. M., Warner, J., »Results of conservative management of clinically localized prostate cancer«, *NEJM*, 330 (4): 242. 1994, siehe auch Catalona W. J., Scardino, P. T., Beck, J. R., Miles, B. L., Chodak G. W., Thisted, R. A., »Conservative management of prostate cancer«, *NEJM* 330 (25): 1830 – Correspondence.

12 Muir, C. S., Nectoux, J., and Staszewski, J., »The epidemio-

logy of prostata cancer. Geographical distribution and time-trends«, *Acta Oncol.*, 30 (1991): 133.

13 Giovanucci, E., Rimm, E. B., Colditz, G. A., Stampfer, M. J., Ascherio, A., Chut, C. C., and Willett, W. C., »A prospective study of dietary fat and risk of prostate cancer«, *N. Natl. Cancer Inst.*, 85 (1993): 1671.

14 »The Alpha-Tocopherol BCCPSG: The effect of vitamin E and beta carotene on the incidence of lung cancer and other cancers in male smokers«, *New Engl. J. Med.*, 330 (1994): 1029.

15 London, S. J. et al., »Isothiocyanates, gluthatuione S-transferase M1 and T1 polymorphisms, and lung-cancer risk: a prospective study of men in Shanghai«, *The Lancet* 356 (2000): 724–729.

16 Wilt, T. et al., »Serenoa repens for benign prostatic hyperplasia«, *The Cochrane Library* 4 (2000).

17 Sökeland, J., Albrecht, J., in: *Der Urologe* 36 (1997): 327–333.

18 Vergl. dazu, N. N., »Consensus Statement: Prevention of a First Stroke, A Review of Guidelines and a Multidisciplinary Consensus Statement From the National Stroke Association«, *J. A. M. A.* (1999), Vol. 281, No. 12, March 24/31.

19 Nesu, M., Sugimoto, T., Kaji, H., Chihara, K., »Estrogen modulates osteoblast proliferation and function regulated by parathyroid hormone in osteoblastic SaOS-2 cells: role of insulin-like growth factor (IGF)-1 and IGF-binding protein-5«, *Journal of Endocrinology* 11/2000, 167 (2): 305–313. Siehe auch Riggs, B. L., Khosla, S., Melton, L. J., »Primary osteoporosis in men: role of sex steroid deficiency«, Division of Endocrinology, Metabolism, Nutrition, and Internal Medicine, Mayo Clinic Rochester, Minnes., USA, *Mayo Clin Proc* 75 (1/2000): Suppl: S. 46–50, sowie Riggs, B. L., Khosla, S., Melton, L. J., »A unitary model for involutional osteoporosis: estrogen deficiency causes both type I and type II osteoporosis in postmenopausal women and contributes to bone loss in aging men«, Division of Endocrinology, Nutrition, Metabolism, and Internal Medicine, Mayo Clinic and Mayo Foundation, Rochester, Minnes., USA, *J. Bone Miner Res.* 13 (5/1998): 763–73.

20 Woelk, H., »Comparisation of St John's word and imipramine for treating depression: randomise controlled trial«, *BMJ* 321: 536–539, 2000, oder: Linse, K., Ramirez, G., Mulrow, D. D., Pauls, A., Weidenhammer W., and Melchart, D., »St John's word for depression – an overview and meta-analysis of randomised clinical trials«, *BMJ* 1996, 313: 253–258.

21 *Pharmako-psychiatrie*, 30 (1997), Suppl. 2: 86–8.
22 Hibbeln, J.R., Salem, N., Jr., »Dietary polyunsaturated fatty acids and depression: when cholesterol does not satisfy«, *Am. J. Clin Nutr* 62 (7/1995): 1–9.

Register

Michael Lerner
Wege zur Heilung

Das Buch der Krebstherapien aus Schul- und Alternativmedizin.
Aus dem Amerikanischen von Hainer Kober. Herausgeber der
deutschen Ausgabe: Prof. Dr. med. Kurt Zänker und Dr. med.
Bernd Niggemann. 704 Seiten. Geb.

Diagnose Krebs – ein Schock für die Betroffenen und ihre Angehö-
rigen. Und dann Fragen über Fragen: An wen soll ich mich wenden?
Was soll ich tun, was nicht? Wem soll ich glauben? Was soll ich
fragen? Was ist gesichert? Wie soll ich mich entscheiden? Welche
Behandlungsmethoden soll ich miteinander verbinden? Wie reagiert
meine Familie?
Michael Lerners umfassendes Buch zum Thema »Krebstherapien«
setzt hier ein. Da es für viele Krebserkrankungen zur Zeit keine
einfachen Heilungen gibt, erkunden die Patienten auch entlegene
Therapieansätze. Lerner gelingt es, in den unübersichtlichen
Territorien der Schul- und Alternativmedizin eine wissenschaftlich
fundierte Orientierung zu geben. Damit hilft sein Buch den
Patienten bei der Suche nach dem eigenen Weg zur Heilung,
etwa bei der Kombination von Therapien.
Kurt Zänker und Bernd Niggemann, Ärzte in Witten/Herdecke,
haben Lerners Buch für deutschsprachige Leser bearbeitet und
durch Adressen und Informationen ergänzt.

PIPER

Dr. Bob Arnot
Das Anti-Brustkrebs-Buch

Vorbeugung durch richtige Ernährung und Lebensweise.
Aus dem Amerikanischen von Helga Migura. 276 Seiten. Geb.

Die Brustkrebsforschung in aller Welt läuft auf Hochtouren. Und
endlich gibt es Hoffnung, daß Frauen durch richtige Ernährung und
Lebensweise dieser Krankheit vorbeugen können. Dr. Bob Arnots
Buch bietet das richtungsweisende Ernährungsprogramm.
Gibt es doch Möglichkeiten, dem Brustkrebs vorzubeugen, damit
das Risiko einer Erkrankung zu senken? Jahrzehnte hindurch nahm
Brustkrebs deshalb eine Sonderstellung unter den schweren Krank-
heiten ein, weil es praktisch keine Präventivmaßnahmen gab. Die
intensiven Forschungen über die möglichen Zusammenhänge zwi-
schen Brustkrebs und Ernährung bündelt Dr. Bob Arnot, in den USA
ein führender Mediziner, in der Aussage: Die individuell richtige
Ernährung kann einen dramatischen Einfluß darauf haben, ob eine
Frau an Brustkrebs erkrankt oder nicht. Deshalb bietet sein Buch ein
Ernährungs- und Gesundheitsprogramm für alle Frauen.

Dr. Peter J. D'Adamo
mit Catherine Whitney
4 Blutgruppen – 4 Strategien
für ein gesundes Leben

PIPER

Überarbeitete Ausgabe mit neuem Rezeptteil. Aus dem
Amerikanischen von Michael Benthack, Maren Klostermann,
Lexa Katrin von Nostitz und Erica Mertens Feldbausch.
415 Seiten mit 7 Abbildungen und 84 Tabellen. Geb.

Wissen Sie, daß Ihre Blutgruppe für die Gesundheit entscheidend ist?
Warum bleiben manche Menschen ihr Leben lang schlank und fit,
während andere gegen Krankheiten und Übergewicht ankämpfen?
Zwischen der Blutgruppe, der Anfälligkeit für Krankheiten, der
Vitalität, der psychischen Befindlichkeit, der Ernährung und der
körperlichen Aktivität gibt es eindeutige Zusammenhänge. Für jede
Blutgruppe finden Sie hier eine eigene Gesundheitsstrategie.

4 Blutgruppen – Das Kochbuch
für ein gesundes Leben

Aus dem Amerikanischen von Erica Mertens-Feldbausch.
350 Seiten. Geb.

Wie wir uns sinnvoll ernähren sollten, wird von unserer Blutgruppe
bestimmt. Das neue Kochbuch bietet für jede der 4 Blutgruppen eine Fülle von schmackhaften Rezepten und Ernährungsplänen, die
der Autor in Zusammenarbeit mit zahlreichen Küchenchefs entwickelt hat. Ob Sie Vegetarier sind oder Fleisch essen – wenn Sie
etwas für Ihre Gesundheit tun wollen, dann ist dieses leicht ver-
ständliche Ernährungsprogramm genau das Richtige für Sie.